AF258569

RECHERCHES

SUR

LE POULS,

PAR RAPPORT

AUX CRISES.

In vitium ducit culpæ fuga si caret arte.
HORAT. de Art. Poët.

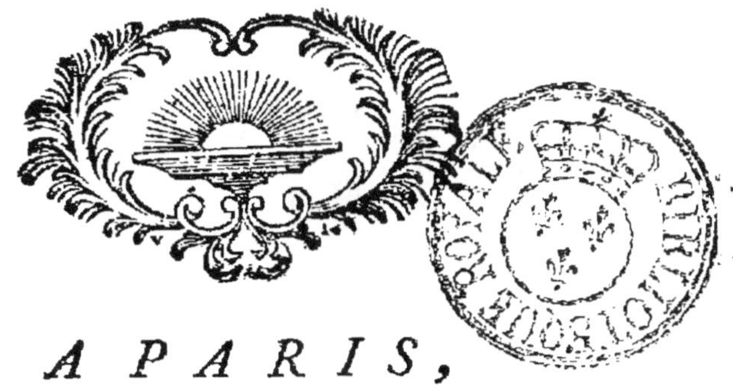

A PARIS,

Chez DE BURE l'aîné, Quay des
Augustins, à Saint Paul.

M. DCC. LVI.

Avec Approbation & Privilége du Roy.

DISCOURS

PRELIMINAIRE.

CET ouvrage n'eſt qu'un enchaînement d'obſervations
faites avec la plus ſcrupuleuſe attention ; la matiére en eſt nouvelle, & n'eſt pas moins inté-
reſſante pour la théorie que pour
la pratique de la Médecine.

Pour bien juger de ces Recherches, il eſt eſſentiel de mettre ab-
ſolument à part les préjugés
contraires ; & ſi on entreprend
de les vérifier, il faut ſouvent réi-
térer les épreuves, & ne croire
aucun article décidé qu'autant
qu'on ſera fondé ſur des réſultats
confirmés par pluſieurs examens.

En attendant que de bons Ob-

a ij

fervateurs fe foient ainfi affurés de la vérité de tous ces faits, n'en doit-on pas au moins préfumer favorablement par les obferva-tions rapportées dans ce Traité? Ce fera une opinion d'autant moins hazardée, que plufieurs de ces obfervations ont été fai-tes fur des perfonnes dont le té-moignage ne fçauroit fouffrir de contradiction, & qu'il feroit dif-ficile de faire intervenir des foup-çons affez vraifemblables d'illu-fion, ou de prévention pour af-foiblir un pareil témoignage.

Il faut pourtant convenir que ces raifons, quoique très-plaufi-bles, ne peuvent d'abord donner que bien peu de fécurité fur les obftacles que les vérités naiffan-tes ne manquent jamais de trou-ver.

M. Fagon foutint le premier à Paris *l'exiftence* de la circu-lation du fang; ce fut avec toute la force des preuves qu'on sçait qu'il y a à alléguer pour l'appui de cette vérité ; » les vieux Doc- » teurs donnèrent des éloges au » Récipiendaire, & convinrent » que pour un aussi étrange para- » doxe il ne s'en étoit pas mal » tiré (1) : « or connoissons-nous quelque vérité en Médecine, qui puisse se produire avec des preuves aussi invincibles ?

Ce seul exemple nous eut peut-être fait renoncer à notre entreprise si nous n'avions pensé que , grace à l'esprit Philosophi- que qui depuis quelque tems pâ- roit se répandre de plus en plus , on est à présent plus adroit à sai- sir le vrai qu'on ne l'étoit dans les siécles précédens.

Les Pyrrhoniens de toutes les espéces sont aujourd'hui renfer- més dans de justes bornes ; on

____

(1) M. Fontenelle , éloge de M. Fagon.

ne les écoute point dès qu'on les en voit sortir : le défaut d'autorités, un bon mot ne peuvent plus ternir une vérité au point de l'empêcher de se montrer : les jugemens prématurés sont donc d'autant moins à craindre, que ces changemens se font réellement faits dans la disposition des esprits.

Mais il est, dit-on, démontré par ce qu'il y a de plus clair dans les principes de l'art, qu'il est impossible de déterminer & de classer assez distinctement les différentes modifications du pouls, pour établir sur ces différences les signes propres à chaque évacuation critique : on ajoute qu'à peine la vie d'un homme suffiroit à s'instruire & s'exercer comme il faut l'être pour faire usage de ces régles.

Nous pouvons d'abord avancer après un Critique célébre (1)

(1) Bayle.

que „ la raifon eft un inftrument
„ vague, voltigeant, qu'on tour-
„ ne de toutes maniéres comme
„ une girouette « : Montagne,
dit auffi que „ la raifon eft une
„ régle de plomb & de cire al-
„ longeable, ployable & accom-
„ modable à tous biais & à tou-
„ tes mefures «. D'ailleurs le feul
raifonnement peut-il être de quelque poids dans une matiére qui
eft principalement du reffort de
l'obfervation, à plus forte raifon
s'il n'eft fondé que fur des principes contredits par des faits ?

Or de cette contradiction,
ainfi que de la facilité de concevoir & d'appliquer les régles dont
il s'agit ici, nous en pouvons alléguer une preuve fans replique;
c'eft qu'en moins de quatre mois
on eft parvenu dans un Hôpital
à former fi bien à l'ufage de ces
régles un jeune Médecin, qui
n'en avoit aucune connoiffance,

a iiij

que depuis ce tems-là il ne s'y méprenoit que rarement (1).

Au surplus qui est-ce qui ignore qu'il est une *manière* propre à tout Peintre, à tout Ecrivain, qui les décèle bientôt aux yeux des connoisseurs ? Qui est-ce qui ne sçait que dans tous les arts il y a un coup d'œil qui fait d'abord appercevoir aux maîtres, ce qu'à peine les apprentifs peuvent remarquer avec le secours de la plus grande attention ? Il en est de même des différentes modifications critiques du pouls, à peine sensibles pour ceux qui ne sont pas habitués à cet examen, elles deviennent frappantes pour ceux qui y sont exercés.

Solano de Luques, Médecin Espagnol, qui vivoit à *Antequera*, au commencement de ce siécle, & dont il sera souvent ques-

(1) M. M**. Docteur de la Faculté de Montpellier.

tion dans la fuite de ces Recherches, a fait des obfervations neuves fur le pouls ; il en a rendu compte dans un ouvrage, qui a pour titre, *Lapis Lydius Apollinis* ; cet ouvrage tomba entre les mains de M. Nihell, Médecin Irlandois, établi alors à Cadix (1) ; il le trouva fi obfcur qu'il prit le parti d'aller à *Antequera*, pour demander à l'Auteur les éclairciffemens dont il avoit befoin : Solano le rendit plufieurs fois témoin de la juftefle des prédictions faites fuivant fes principes ; depuis ce tems-là il eft fouvent arrivé à M. Nihell de faire d'heureufes applications de ces régles ; c'eft ce dont il rend compte dans un recueil d'obfervations qu'il a publié fur ce fujet & qu'il a dédié au Docteur Mead, célébre Médecin de Londres.

Ce recueil contient les princi-

(1) En 1743.

pales obſervations de Solano, celles de douze Médecins Eſpagnols
faites d'après les principes de cet
Obſervateur, enſuite les obſervations propres à l'Auteur, auxquelles il a joint beaucoup d'excellentes remarques ſur le parti qu'on
peut tirer de cette découverte.

M. Lavirotte, Médecin des
Facultés de Paris & de Montpellier, a donné en 1748 une
traduction de l'ouvrage de M.
Nihell, avec une Préface dans
laquelle il fait très - bien ſentir
l'importance de la matiére traitée dans cet ouvrage (1).

M. Senac, premier Médecin du
Roi, dont les lumiéres ainſi que
ſon zéle pour les progrès de l'art
ſont généralement connus par ſes
ſuccès & par ſes excellens ouvra-

____

(1) Obſervations nouvelles & extraordinaires ſur la prédiction des criſes, &c. par *D.*
Franciſco Solano de Luques, enrichies de pluſieurs cas nouveaux, par *M. Nihell*, *M. D.*
à Paris, chez de Bure l'aîné, 1748.

ges, fut bientôt frappé de l'utilité des observations de Solano ;
& pour les vérifier, ,, il fit mettre
,, étant à Bruxelles , plusieurs
,, soldats malades dans une sale
,, particuliére de l'Hôpital ; il ob-
,, serva toujours le pouls rebon-
,, dissant annoncer les hémorrha-
,, gies ; il vit aussi que le flux de
,, ventre étoit prévu très-souvent
,, par le pouls intermittent ; il a
,, trouvé qu'il étoit beaucoup
,, plus difficile de distinguer le
,, pouls *inciduus* , & par là de
,, prédire la sueur (1) ,,.

M. Van-Swieten dit en par-
lant des observations de Solano &
de M. Nihell, ,, que ce sujet est
,, si important, qu'il mérite l'at-
,, tention de tous ceux qui s'ap-
,, pliquent à la Médecine ,,.

Enfin M. Noortwyk a cru devoir traduire en latin l'ouvrage

______

(1) Dissertation sur les Crises , à Paris, chez
Prault fils, 1752.

de M. Nihell (1); il y a ajouté
une Préface dans laquelle il fe
déclare en faveur des régles de
Solano, & il rapporte une obfervation finguliére au fujet du pouls
qui annonce la fueur. (2)

L'Auteur de ces Recherches
ne doit fes premiéres idées fur ce
fujet qu'à la maniére dont il fut
plufieurs fois frappé de quelques
modifications du pouls qui lui
paroiffoient finguliéres ; cependant il n'ofoit encore les regarder
que comme des mouvemens bizarres & prefque de nulle confé-
quence ; ce ne fut qu'après avoir
vu la traduction de M. Laviror-
te, qu'il comprit l'importance de
fes premiéres obfervations, &
qu'il s'attacha férieufement à les
fuivre, foit dans des Hôpitaux, foit dans le cours de fa
pratique journaliére.

(1) En 1746.
(2) Voy. le Chapitre 18 du Pouls de la fueur.

» Dans l'année 1707, lorſque
» Solano alors étudiant en Mé-
» decine, ſuivoit en pratique
» Joſeph Pablo, Profeſſeur &
» Vice-Doyen de l'Univerſité
» de Grenade, dans l'Hôpital
» Royal, celui de ſaint Jean de
» Dieu, & du Refuge, il obſerva
» ſouvent le pouls rebondiſſant;
» il demanda la raiſon de ce qu'il
» ſignifioit à Pablo; celui-ci qui
» étoit un homme d'un tempé-
» rament très-violent, lui dit de
» ne pas faire attention à de tel-
» les bagatelles qui ne prove-
» noient que des vapeurs fuligi-
» neuſes; heureuſement Sola-
» no ne ſe rebuta point (1) «.

Si Pablo avoit répondu, comme pouroient faire les Modernes, que ces variations bizarres
du pouls n'étoient que des irrégularités de peu d'importance,
fort communes à de certains états

______
(1) Obſerv. nouvelles & extraord. &c.

d'irritation ou de spasme, il eût donné une explication moins ridicule : mais il n'en auroit pas moins substitué des idées vagues, aux nouvelles observations qu'il s'agissoit de faire sur un fait qui méritoit d'être approfondi : cet exemple peut être présenté en manière d'apologue à ceux qui seroient tentés d'être aussi prompts dans leur décision sur cette matière, que le fut Joseph Pablo.

Tous les Médecins sçavent que Galien a donné un système trèsétendu sur le pouls : il en est peu qui ne regardent ce système comme entièrement détruit par les idées des Modernes : il est en effet tombé dans l'oubli.

Une chose néanmoins fort importante à remarquer, c'est que parmi toutes les espéces de pouls décrites par Galien, on trouve la description d'une espéce par-

ticuliére qui annonce la fueur :
cette efpéce a réfifté à toutes les
critiques ; elle a été, depuis Galien, admife par tous les Praticiens : n'auroit-on pas dû préfumer que puifque la fueur eft annoncée par une efpéce particuliére de pouls, toutes les excrétions peuvent & doivent de même être précédées d'un pouls qui
leur eft propre ?

Galien, en faifant fon traité
du pouls, raifonna beaucoup plus
qu'il n'avoit obfervé : il comprit
pourtant que les différentes efpéces de pouls devoient être dif-
tribuées en plufieurs claffes : mais
il y avoit de la difficulté à les caractérifer, à les rendre reconnoiffables, & encore à les exprimer
d'une maniére affez intelligible ;
il prit le parti de défigner ces diverfes efpéces de pouls par leurs
rapports avec des chofes qu'il re-
garda comme bien connues ; il

prétendit avoir trouvé des pouls
qui ressembloient à la marche des
fourmis, il les appella *formicans*;
d'autres qui alloient en diminuant comme la queue d'un rat,
il les nomma *miures*; & il appella, d'après Herophile, pouls *caprizans*, ceux qu'il crut repré-
senter les sauts d'une chevre.

Les Chinois qui passent pour
être fort experts dans la connoissance du pouls, & qui se sont de
tout tems fort occupés de cette
partie de la Médecine, ont pris
le même parti que Galien à l'é-
gard de cette *nomenclature*; il se
peut même que les anciens Médecins Egyptiens, avoient jetté les
premiers fondemens des idées
communes à Galien & aux Chinois: quoi qu'il en soit ces derniers ont parlé d'un pouls *roulant*,
de celui qui va comme une *gre-
nouille*, de celui qui ressemble au
frétillement d'un poisson, d'un au-

tré qui a du rapport au *bouillon-
nement d'une marmite* , & d'un
autre qui ressemble au *bec d'une
poule* (1).

C'est contre la *nomenclature* de
Galien adoptée par les vieilles
Ecoles, que les Modernes ont
principalement écrit ; il n'étoit
pas difficile de jetter un ridicule
sur tous les points de comparaison adoptés par Galien : aussi les
pouls *formicans*, les *miures*, les
caprizans, & tous les autres de
cette espéce ont-ils été entiérement bannis.

Les Modernes s'en sont tenus
à des divisions & à des dénominations plus simples, même en
apparence plus significatives : on
a divisé les pouls en *forts* & *foibles,
fréquens* & *lents, grands* & *petits,
durs* & *mols*, &c. Ces dénomi-

(1) *Vid. Joh. Conr. Barchusen de Medecina
origin. & progress. dissert. de Chinens. Medici-
nâ. Vid. etiam Cloier Medulla. Medicin. &c.*

nations étoient auſſi employées par Galien.

Mais il eſt facile d'apperce-voir que cette *nomenclature* adop-tée par les Modernes, a preſ-qu'autant de défauts que celle qu'ils ont rejettée, parce que dans le fait ces dénominations n'expri-ment rien d'aſſez précis; il n'eſt pas poſſible de déterminer à quel ſigne on doit juger dans les mala-dies que le pouls eſt par exemple *dur* ou *mol*, *grand* ou *petit*; ſa *petiteſſe* & *ſa grandeur*, *ſa molef-ſe* & *ſa dureté*, étant dans l'état de ſanté, a des dégrès fort diffé-rens ſuivant les diverſes conſtitu-tions des corps; ce jugement ſup-poſe donc une comparaiſon à fai-re entre le pouls qui par ſa na-ture eſt cenſé être *dur*, ou *mol*, *grand* ou *petit*, & celui qui au moment qu'on l'examine ſe trou-ve avoir quelqu'une de ces quali-tés : la première eſpéce, ſçavoir le pouls naturel , manque à l'obſervateur au moment dans lequel il tâte le pouls qu'il doit juger : d'ailleurs il n'arrive que trop ſouvent qu'un pouls qui eſt trouvé *grand* ou *dur* par un Medécin, paroîtra *petit* ou *mol* à un autre : ainſi ces définitions ou ces dénominations ne peuvent rien exprimer d'aſſez poſitif.

Pour éviter de tomber dans l'écueil auquel Galien & les Modernes ont échoué par rapport à la *nomenclature* des diverſes modifications du pouls , on n'a ici employé pour en déterminer les eſpéces principales que des diviſions & des dénominations claires & ſimples.

On a obſervé qu'un pouls d'une eſpéce particuliére annonçoit une évacuation du côté de la tête, on a nommé ce pouls *capital* ; lorſque l'évacuation devoit ſe faire par les organes excrétoires de la poitrine, on l'a nommé *pecto-ral*; & on l'a appellé *inteſtinal* ou *ventral* lorſqu'elle ſe préparoit par les viſceres du bas-ventre.

Quant aux caractéres diſtinc-tifs de chaque eſpéce de pouls, on les a déterminés de maniére qu'un obſervateur peut diſtin-guer le pouls *pectoral*, le *capital*, l'*inteſtinal*, &c. ſans être obligé de faire aucune comparaiſon avec des choſes inconnues ou éloi-gnées.

L'égalité & *l'inégalité des pul-ſations*, *l'égalité* & *l'inégalité des eſpaces qui ſe trouvent entre elles*, modifications fort aiſées à re-connoître, ſont les ſources de la plûpart des caractéres & des dénominations des principales eſpéces de pouls décrites dans cet ouvrage; cette maniére de carac-tériſer les eſpéces de pouls a donc pluſieurs avantages ſenſi-bles ſur celle de Galien & des Modernes.

voir le pouls naturel , manque à l'obſervateur au moment dans lequel il tâte le pouls qu'il doit juger : d'ailleurs il n'arrive que trop ſouvent qu'un pouls qui eſt trouvé *grand* ou *dur* par un Medécin, paroîtra *petit* ou *mol* à un autre : ainſi ces définitions ou ces dénominations ne peuvent rien exprimer d'aſſez poſitif.

Pour éviter de tomber dans l'écueil auquel Galien & les Modernes ont échoué par rapport à la *nomenclature* des diverſes modifications du pouls , on n'a ici employé pour en déterminer les eſpéces principales que des diviſions & des dénominations claires & ſimples.

On a obſervé qu'un pouls d'une eſpéce particuliére annonçoit une évacuation du côté de la tête, on a nommé ce pouls *capital* ; lorſque l'évacuation devoit ſe faire par les organes excrétoires de la poitrine, on l'a nommé *pecto-ral*; & on l'a appellé *intestinal* ou *ventral* lorsqu'elle se préparoit par les visceres du bas-ventre.

Quant aux caractéres distinc-tifs de chaque espéce de pouls, on les a déterminés de maniére qu'un observateur peut distin-guer le pouls *pectoral*, le *capital*, l'*intestinal*, &c. sans être obligé de faire aucune comparaison avec des choses inconnues ou éloi-gnées.

L'égalité & l'inégalité des pul-sations, l'égalité & l'inégalité des espaces qui se trouvent entre elles, modifications fort aisées à re-connoître, sont les sources de la plûpart des caractéres & des dénominations des principales espéces de pouls décrites dans cet ouvrage; cette maniére de carac-tériser les espéces de pouls a donc plusieurs avantages sensi-bles sur celle de Galien & des Modernes.

Les dénominations, ou les mots de *pectoral*, *capital* & *inteftinal*, font tirés de l'Anatomie, ce font des expreſſions reçues & employées journellement en Medecine : on dit, l'artére *capitale*, *gutturale*, *nazale*, *inteftinale*; on diftingue des remédes *pectoraux*, *ftomachiques*, *céphaliques*; ainſi ces dénominations appliquées aux modifications du pouls n'ont rien qui doive furprendre; elles doivent même paroître d'autant plus appropriées, qu'elles indiquent la marche de la Nature dans chaque efpéce de pouls.

On ne fe portera peut-être pas jufqu'à dire, ou penfer, que cette *nomenclature* ait eté employée pour déguifer ou rapporter en d'autres termes & fous des dénominations particuliéres, ce qui dans le fonds fe trouve dans d'autres ouvrages; quoi qu'il en ar-

rive , nous affurons d'avance
qu'entre le fyftême de Galien ,
des Chinois & des Modernes ,
& celui de ces Recherches, il n'y a
d'autre rapport que celui qui doit
néceffairement fe trouver entre
des ouvrages faits fur la même
matiére ; mais l'objet, les vûes,
les preuves, tout y eft différent ;
& ces différences font fi marquées qu'on ne fçauroit trouver
aucun moyen , non feulement
de foutenir, mais même de foupçonner le contraire.

Ceux qui voudront s'en mieux
affurer , n'ont qu'à confulter
l'hiftoire de la Médecine par le
Clerc ; on y trouve un extrait
exact du Traité de Galien fur le
pouls; ce qu'on fçait de plus po-
fitif du fyftême des Chinois, eft
rapporté dans un ouvrage connu (1). Enfin le Dictionnaire de

(1) Hiftoire des Chinois & des Japonnois,
&c.

Médecine contient une expofition très-détaillée du fyftême des
Modernes.

On dira qu'au moins cet ouvrage n'eft qu'une expofition &
une répétition des obfervations
de Solano : il eft certain qu'on ne
peut difputer à ce grand Obfervateur d'avoir eu des idées neuves fur le pouls ; il a jetté les
fondemens d'un fyftême qui doit
renverfer tout ce qu'on a publié
jufqu'ici fur cette matiére ; &
quoique M. Nihell ait beaucoup
ajouté aux obfervations de Solano , il ne fçauroit pourtant , de
ce côté-là , entrer en concurren-
ce avec lui ; mais il n'y a qu'à
comparer ces Recherches avec
l'ouvrage de Solano , & même
avec les additions de M. Nihell,
pour en appercevoir les différences qui font en grand nombre.

Solano n'a parlé ni de pouls

critique, ni de pouls *non-critique*; il n'a pas observé le pouls qui annonce les crachats critiques; il n'a pas dit un mot du pouls des régles, non plus que de celui des hémorrhoïdes; il n'a pas connu les pouls *compliqués*, qu'il est cependant très-important de bien distinguer: Solano n'a rien dit de l'action des remédes sur le pouls; il a omis de faire des remarques sur le pouls dans l'état de santé, remarques sans lesquelles on ne peut presque rien statuer sur les pouls dans l'état de maladie.

Solano n'a presque rien observé sur les exceptions qu'il y a à faire aux régles qu'il a établies, (à quoi M. Nihell a néanmoins un peu suppléé, ainsi qu'à d'autres articles. Solano n'a parlé que fort légérement du pouls du vomissement, & de celui des urines; ce qu'il a avancé

cé fur le pouls du dévoyement
eft auffi très-incomplet ; il à beaucoup trop généralifé fes Obfervations ou fes régles fur le faignement de nez ; fa méthode
pour annoncer, d'après les changemens du pouls, le jour d'une
évacuation critique eft obfcure &
très - imparfaite ; il n'a prefque
rien dit des pouls *compofés*, ou
des pouls *fimples* combinés entre
eux, ce qui eft une partie affez
confidérable de l'hiftoire des diverfes modifications du pouls.

Enfin, & c'eft ici une différence bien importante entre cet
ouvrage & celui de Solano, c'eft
que tout ce qu'il a publié fur cette matiére, fe réduit à quelques
obfervations fort détachées ; il ne
paroît feulement pas s'être douté
qu'on pût les pouffer beaucoup
plus loin, & les ramener par-là
à des principes généraux propres
à répandre fur la théorie de l'art,

autant de lumiére que fur la pratique : au lieu que ce font là les vûes qui forment l'objet principal de ces Recherches : partout on s'y attache à comparer d'après une fcrupuleufe obfervation, la marche, les phénoménes, & les événemens des maladies livrées à elles-mêmes, ou traitées fuivant les préceptes de l'art, avec toutes les diverfes modifications critiques ou non-critiques du pouls, obfervées pendant les différens tems, les divers dégrés, & les diverfes tournures de ces maladies.

Il eft vrai que dans le commencement de cet ouvrage, on trouvera beaucoup moins de cet efprit de comparaifon, d'analyfe, de difcuffion, qu'il n'y en a dans la fuite ; c'eft qu'en effet le fujet ne le permet pas : il falloit néceffairement commencer par l'expofition des caractéres des pouls qu'on a nommés pouls *fimples*, avant que de venir à celle des pouls *compofés* & des pouls *compliqués*.

Les maladies dont les crifes font précédées & annoncées par des pouls *fimples*, ne font jamais des maladies de mauvaife efpéce ; celles au contraire dans lefquelles fe trouvent les pouls *compliqués*, font ordinairement des maladies graves : or, comme il s'en faut beaucoup que les différens refforts du jeu de l'œconomie animale fe rendent auffi fenfibles, auffi reconnoiffables dans de médiocres léfions des fonctions que dans un état de grande maladie ; ce n'eft donc que dans l'expofition des pouls *compliqués* qu'on a dû placer les examens & les difcuffions qui ont conduit aux principes féconds & aux importantes régles qu'on a cherché à établir.

Au reſte, qu'il nous ſoit permis de remarquer que les matiéres contenues dans toutes les parties de cet ouvrage, ſont liées
entre elles & par conſéquent traitées de maniére à ſe prêter réciproquement des forces : ce n'eſt
donc qu'après avoir bien examiné leurs rapports, qu'on en pourra ſolidement juger.

RECHERCHES

RECHERCHES
SUR
LE POULS.

CHAPITRE PREMIER.

*Idée générale du Pouls & de ses diffé-
rentes espéces.*

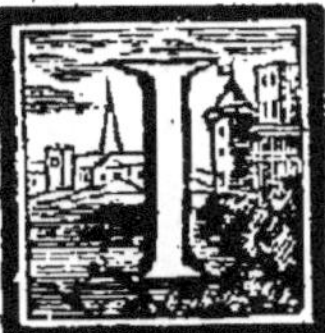L ne faut pas s'attendre à trouver ici les définitions élémentaires sur la nature du pouls & sur ses diffé-rences : ces questions qui n'ont été que trop multipliées, sont de pure spéculation, & n'appartiennent point à cet ouvrage uniquement fondé sur la pratique.

Le pouls ne peut se connoître que par le tact ; il n'y a qu'à le tâter pour

A

en avoir une idée , & pour s'en former une image : c'eſt ainſi qu'on acquiert par l'expérience , & non par
le raiſonnement , l'idée des couleurs ,
celle du mouvement , celle du ſon &
de la chaleur.

Il eſt pourtant vrai que l'Anatomie
des parties dont les oſcillations
conſtituent le pouls , peut , ainſi que
les remarques des Médecins Théoriciens ſur l'uſage de toutes ces parties , devenir utile pour avoir des
notions claires de la nature du pouls :
mais ces connoiſſances ſont ſuppoſées
dans cet ouvrage.

Lorſqu'on tâte un pouls , on le
trouve *dur* ou *mol* , *foible* ou *vigoureux* , *lent* ou *fréquent* , *grand* ou *petit* ,
&c. mais les difficultés arrêtent au
premier pas ; comment faut-il qu'un
pouls ſe trouve pour être appellé *dur*
ou *mol* , *foible* ou *vigoureux* , *lent* ou *fréquent* , *grand* ou *petit?* Par quels ſignes
connoit-on qu'il eſt tel qu'on l'annonce ? *La dureté , la moleſſe , la grandeur , la fréquence , &c.* ne ſont que
des états , des modes relatifs qui ne peuvent être évalués que par une meſure
commune & fixe , à laquelle on puiſ-

se rapporter toutes ces variations.

Cette mesure manque (1) ; & de là naît la difficulté qu'il y a à bien connoître le pouls : c'est à ce défaut de mesure fixe qu'il faut attribuer une bonne partie des jugemens divers apportés quelquefois sur le même pouls. On verra dans le Chapitre suivant qu'un des avantages de la méthode proposée dans cet ouvrage est de se trouver moins assujettie, que les méthodes ordinaires, à la nécessité ou au besoin de cette mesure.

D'ailleurs, l'usage des épreuves réitérées, l'expérience, suppléent ici au défaut des régles & des mesures exactes. Il n'y a qu'à tâter souvent le pouls à des personnes de tout âge, de tout sexe, de toute constitution, à des malades, à des gens qui se portent bien : cette opération réitérée, à plusieurs reprises, forme insensiblement la finesse du *tact* qui distingue le Praticien de l'homme peu expérimenté.

On acquiert, par ce moyen, l'ha-

____

(1) La fréquence & la lenteur font une exception dont il sera parlé dans le Chap. suivant.

bitude de juger de l'état d'un pouls,
pour ainſi dire, ſans y penſer, & quelquefois ſans pouvoir bien exprimer
les différences qu'on apperçoit. Cette difficulté caractériſe même, en
quelque maniére, le tact exquis du
Praticien, qui ne conſiſte que dans
la faculté de juger plus ſainement &
plus ſurement qu'on ne le fait ordinairement.

La diſpoſition naturelle des organes, leur fineſſe, leur aptitude,
contribuent infiniment à faire bien
ſaiſir les nuances qui différencient
les pouls : mais il n'eſt pas impoſſible d'appercevoir ces nuances, ſans
cette fineſſe du tact ; ainſi les connoiſſances particuliéres que les Médecins peuvent acquérir ſur le pouls,
doivent moins être attribuées à une
délicateſſe particuliére de leur tact,
qu'à leur expérience.

On n'eſt pas long-tems à appercevoir des différences bien marquées,
entre le pouls naturel des enfans &
celui des vieillards. Ce ſont là les
deux premiers points fixes auxquels
on peut rapporter toutes les eſpéces
de pouls dont il eſt bon de ſe for-

mer, dans la mémoire, une liste, pour ainsi dire, graduée.

Le pouls naturel des vieillards est beaucoup plus *fort*, beaucoup plus *dilaté*, beaucoup plus *dur* que celui des enfans. Celui-ci est beaucoup plus *fréquent* que celui des vieillards: c'est un fait connu; & même susceptible de calcul; c'est-à-dire qu'on peut mesurer, au moins à peu de chose près, l'excès de la fréquence du pouls des enfans, sur celui des vieillards; on ne sçauroit enfin confondre ces deux espéces de pouls.

Le pouls naturel des adultes bien constitués & qui jouissent d'une très-bonne santé, fait une autre sorte de point fixe, qui sert à juger toutes les autres espéces: on y sent une *souplesse*, une *plénitude* médiocres : les pulsations sont *faciles*, *libres*, bien *distinctes*, bien *égales*; elles sont *fortes* sans être *brusques*, *sensibles* sans trop de *plénitude*, & sans trop de *molesse*.

Ce pouls paroît *composé* de celui des enfans & de celui des vieillards; il a *l'aisance* & la *souplesse* du premier sans en avoir la *précipitation*; il a la *force* & la *plénitude* du pouls des vieil-

A iij

lards, fans en avoir la *lenteur*, la *rôi-
deur*, la *sécheresse* : c'est l'état parfait du pouls : celui des enfans ne
demande qu'à *s'étendre* ; il est *vif*, il
est *pressé* ; celui des vieillards fe *durcit*, & fe *resserre*, il *s'embarrasse*, il
s'éteint.

Les pouls naturels des âges qui fe
trouvent entre ces trois points fixes
fe ressemblent plus ou moins, à proportion qu'ils s'éloignent ou qu'ils
s'approchent des deux termes entre
lesquels ils fe trouvent : on monte par
dégrés, du pouls des enfans à celui des adultes, en paffant par tous
les âges intermédiaires : le pouls des
enfans fe *dilate*, fe *ralentit*, *acquiert*
du *corps* & de *l'aifance*, jufqu'à ce
qu'il foit parvenu à l'état de *maturité*,
ou de *confiftance* du pouls de l'âge
adulte ; celui-ci perd de fa *foupleffe*,
de fa *vigueur*, de fa *liberté* ; il fe *durcit*, à proportion qu'on approche de
la vieilleffe.

Le pouls naturel des femmes eft,
en général, plus *vif*, & plus approchant de celui des enfans & de la
jeuneffe, que le pouls des hommes,
il a fes dégrés particuliers, *fa jeuneffe,
fon âge moyen, fa vieilleffe.*

En partant donc de quelques points fixes aisés à vérifier, sur la nature & les différences du pouls, où étend & on arrange ses connoissances; on apprend à mettre toutes les espéces de pouls sous un point de vue où l'on peut les considérer, les classer, suivant l'ordre de la nature, dans la *table*, ou la *liste* générale que l'esprit en fait pour son usage.

Les Médecins les plus clairvoyans & les plus assurés sur ce genre de connoissances, sont ceux dont la tête est la mieux fournie de toutes les images des différentes espéces de pouls; ceux dans lesquels ces images sont si bien placées, si bien arrangées, qu'il ne puisse presque pas y avoir de confusion, & que la mémoire leur présente distinctement l'idée de l'espéce de pouls ressemblant à celui qu'ils tâtent.

C'est au moyen de cette provision de faits, que les Médecins s'entendent entr'eux, & que lorsqu'ils avancent qu'un pouls est *dur, mol, fréquent, foible,* &c. ils sous-entendent toujours l'état auquel ces dénominations doivent être comparées, fans quoi elles n'auroient aucune fignification.

C'eft auffi pour la même raifon , & par l'effet de la netteté de ces idées que les Médecins, dont le *taĉt* eft bien exercé, fe décident quelquefois, fur l'état du pouls, par une premiére fenfation prefque machinale & fouvent précieufe : heureufe forte d'enthoufiafme dont les génies froids & pareffeux ne font pas capables , & dont les connoiffeurs fentent feuls le prix !

CHAPITRE II.

De la maniére particuliére dont les dif-
férentes efpéces de Pouls feront dif-
tinguées dans cet ouvrage.

DE tous les moyens propres à bien caractérifer les différentes efpéces de pouls, le moins fujet à tromper eft celui par lequel on peut peindre chaque pouls, de maniére qu'un obfervateur n'ait pas befoin de fe rappeller un pouls qu'il a tâté autrefois, pour mettre celui qu'il tâte actuellement, dans la claſſe qui lui appartient.

Un exemple va ſervir à éclaircir cette propoſition : il eſt dit dans le Chapitre précédent, que les dénominations du pouls *grand*, *foible*, *mol*, *dur*, *plein*, *vuide*, n'ayant qu'un ſens vague & indéterminé, il faut que celui qui veut juger le pouls connoiſſe une meſure commune à laquelle il puiſſe comparer *la grandeur*, *la foibleſſe*, *la dureté* ; il doit donc avoir dans l'eſprit la piéce ou le pouls de comparaiſon, auquel il puiſſe rapporter celui qu'il veut juger.

Il eſt aiſé de comprendre que l'attention ſe partage entre ces deux objets, & que l'opération par laquelle l'ame met en parallèle le pouls *préſent* avec un pouls *abſent*, ſuppoſe un effort conſidérable : il peut arriver que la mémoire repréſenter foiblement l'image du pouls tâté autrefois, ou bien que le *tact* ſera diſtrait de ſon objet actuel ; de là doit naître, aiſément, une très-grande confuſion.

Au lieu que ſi les eſpéces de pouls

A v

font déterminés de façon que pour en juger, un obfervateur puiffe ne s'occuper que du pouls qu'il tâte actuellement, & qu'il foit affuré d'en découvrir les caractères diftinctifs, fans être obligé de fe rappeller les efpéces de pouls auxquelles il faille les comparer, le *tact* & le jugement du pouls deviennent bien plus aifés & plus certains.

Or quelques-uns des principaux caractères donnés au pouls, dans cet ouvrage, font précifément de nature à pouvoir être apperçus, fans s'occuper d'aucun autre pouls que de celui qu'on tâte.

En effet, *l'égalité* & *l'inégalité* des pulfations font deux principales fources d'où l'on tirera les différences des pouls : *l'égalité* des pulfations eft une chofe fort aifée à vérifier, ainfi que leur *inégalité* : les pulfations qu'il faut comparer fe fuivent immédiatement ; à peine a-t'on fenti l'une qu'on fent l'autre ; l'impreffion de la premiére eft à peine détruite dans le doigt, qu'il fent la feconde, qui produit un même effet, ou un effet différent, d'où réfultent *l'égalité*, & *l'inégalité*.

Elles doivent être encore confidérées d'une autre maniere ; car les diftances ou les intervalles qui font entre
les pulfations peuvent être *égaux*,
ou *inégaux*, ce qu'il n'eft pas difficile de fentir, à peu de chofe près ;
ces diftances ou ces intervalles fourniffent un nouveau moyen de juger
de l'état du pouls, & ce moyen eft
auffi fimple que le précédent.

On peut déja juger de l'avantage
de cette méthode particuliére fur la
méthode générale, dont il eft parlé
dans le Chapitre précédent, à laquelle
il fera néceffaire d'avoir quelquefois
recours.

Il y a, par exemple, des pouls
qui feront appellés *petits*, *ferrés*, *durs*,
pleins, *dilatés*, *développés* ; c'eft comme fi on difoit qu'ils font plus *petits*,
plus *pleins*, plus *mols*, plus *dévelop-*
pés, que dans l'état ordinaire ou naturel au fujet qu'on examine : il faudra donc être muni d'obfervations
antérieures, qui donnent une idée
de ces qualités naturelles du pouls ;
c'eft-à-dire qu'on doit s'être exercé à
tâter beaucoup de pouls, & fur-tout
avoir été conduit dans fes effais, par
un bon Praticien.   A vj

La *fréquence* du pouls, sa *célérité*, sa *vitesse* peuvent être prises pour la même modification, pour ne pas entrer dans bien des disputes qui ont partagé quelques Auteurs sur la différence qu'il faut mettre entre la *célérité*, la *fréquence* & la *vitesse*.

Quoi qu'il en soit, la *fréquence* du pouls peut être mesurée exactement ; & il est fort aisé de comparer la *fréquence* naturelle avec la *fréquence* contre nature, comme quelques Médecins l'ont déja entrepris.

Le nombre des pulsations s'estime par le tems, qu'on peut mesurer en tâtant le pouls : on voit exactement, combien de fois un pouls bat pendant une minute, pendant un quart-d'heure, au moyen d'une montre, ou d'une sorte de pendule. Ce pendule n'est qu'une balle de plomb suspendue à un fil qu'on met en mouvement & dont les oscillations ou les vibrations sont plus ou moins lentes suivant la longueur du fil, ou suivant la distance de la balle, au point où le fil est arrêté.

Chaque sujet, dit peut-être trop scrupuleusement un Auteur moderne,

pourroit , dans un befoin , avoir fon
pendule à pouls , apprendre au Médecin combien de fois fon pouls bat
ordinairement dans une minute : le
Médecin auroit donc le moyen de
juger bien exactement de la *fréquence*
du pouls contre nature ; mais cette
méthode a des inconvéniens qui ne
font pas médiocres ; le principal eft
de ne pouvoir indiquer *l'égalité* &
l'inégalité des pulfations & de leurs
intervalles.

D'ailleurs , il fera fouvent queftion ,
dans cet ouvrage, de la *fréquence* , fans
qu'elle foit prife pour un caractère
diftinctif des différentes efpéces de
pouls : elle fera jugée & évaluée à
la maniére des Praticiens ordinaires,
c'eft-à-dire, en comparant la *fréquence*
naturelle avec la *fréquence* contre nature , d'après les obfervations précédentes , & les notions acquifes par
l'expérience , fans montre , fans pendule à pouls.

Il eft à propos de remarquer , que
l'égalité & *l'inégalité* des pulfations
font des phénomènes auxquels prefque tous les Médecins ont toujours
fait attention depuis Galien ; mais

ces deux modifications du pouls n'ont
pas été confidérées comme elles le
feront dans cet ouvrage.

Au refte quel que foit l'ufage qu'on
peut faire du pouls pour juger de la
nature & des événemens des maladies, il ne faut pas penfer qu'on doive s'en tenir uniquement au pouls,
pour porter ces jugemens ; il faut,
à l'exemple de tous les Médecins,
raffembler, lorfqu'on juge de l'état
d'une maladie, tous les fymptômes,
& pefer toutes les circonftances : dans
combien d'écueils ne tomberoit-on
pas fans cette précaution ?

On peut trouver, par exemple, des
perfonnes qui fe portent bien & dont
le pouls paroît *fort mauvais en foi,* & il
y a des malades prêts à entrer dans l'a-
gonie dans lefquels le pouls paroit
bon en foi : ces cas, qui font affez
rares, feront détaillés & mis à leur
place.

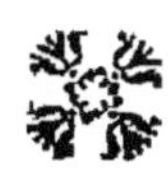

CHAPITRE III.

Division générale du Pouls.

LE pouls *naturel & parfait des adultes* indiqué & décrit dans le Chapitre I. eſt le point dont il faut partir pour ſe former une idée exacte de la diviſion la plus générale du pouls.

Ce pouls eſt *égal, ſes pulſations ſe reſſemblent parfaitement, elles ſont à des diſtances parfaitement égales ; il eſt molet, ſouple, libre, point fréquent, point lent, vigoureux, ſans paroître faire aucune ſorte d'effort.*

Il ſemble que l'harmonie qui réſulte de l'action de toutes les parties, forme & entretienne l'exiſtence & la durée de ce pouls parfait : quelle que ſoit la maniére dont les organes concourent aux mouvemens du cœur & des artéres, il paroit certain que l'aiſance de leurs fonctions, & les compreſſions ou les efforts gradués & ménagés qui en ſont la ſuite, ſont la vraie cauſe de l'aiſance, & de la liberté du pouls : les vaiſſeaux éclateteroient s'ils n'étoient pas contenus; s'ils font trop comprimés les mouvemens du fang en fouffrent : la dilatation & la conftriction des artéres ne font, peut être, que l'effet du contrebalancement perpétuel de toutes les parties *fenfibles*.

Mais fi quelque partie fe dérange par quelque caufe que ce puiffe être, l'harmonie des mouvemens du corps eft troublée ; le pouls fe reffent de ce trouble : femblable au mouvement d'un vaiffeau qui fent la mer à pleines voiles, par un vent favorable, & qui eft aifément dérangé dans fa *courfe* par les changemens que le vent & les cordages peuvent faire dans l'effet des voiles ; le pouls eft de même troublé dans fa marche dès que quelque organe du corps fait un effort, une compreffion, un tiraillement extraordinaire.

Il eft enfin démontré par mille expériences, trop aifées à faire, que le pouls fe dérange jufqu'à un certain point par la plus petite douleur, par le moindre effort, par une paffion un peu vive.

Or le pouls naturel des adultes,

duquel il est question , se dérange
de deux maniéres principales, sur-tout
dans les maladies : le pouls de *libre ,
dilaté , souple , molet , & d'assez plein*
qu'il étoit , se *resserre* , il devient *fréquent , vif , dur , sec , pressé ;* il acquiert des modifications *semblables à
celles du pouls des enfans , quelquefois
sans perdre son égalité ;* ou bien il se
dilate, il devient plus *saillant, plein, fort,
fréquent , & souvent inégal ;* voila donc
deux changemens considérables &
presque directement opposés : l'un apprend à se former une idée de l'autre.

La premiére espéce de pouls sera
appellée *pouls avec trop de sensibilité ,
pouls d'irritation , nerveux , convulsif ,
non critique ;* ce pouls n'annonce pas
d'excrétion critique , ce qui est démontré par l'expérience ; il est très-
ordinaire dans les commencemens
des maladies, & sur-tout dans les maladies *nerveuses ;* il mérite d'être étu-
dié avec beaucoup de soin : un Médecin prudent devient très-circons-
pect lorsqu'il le trouve , sçachant bien,
par son expérience , que ce pouls exclut toute crise favorable. (1)

(1) Voyez le Chapitre 24.

La deuxiéme espéce de pouls sera appellée pouls *dilaté*, *développé*, *ramoli*, *étendu*, *critique*, parce qu'il précéde les évacuations critiques surtout lorsqu'il se montre avec des *inégalités*.

Ce pouls *développé* est connu des Médecins ; il est toujours d'assez bon augure, pourvu qu'il se soutienne pendant un certain tems ; si ses pulsations sont égales en tout, & par leurs distances & par la force de l'artere, alors il n'annonce qu'une disposition aux évacuations en général, & non point à quelque évacuation particuliére : la révolution qu'on appelle *coction*, ou la préparation des humeurs qui feront la matiére de l'excrétion critique, se fait dans ce tems-là ; mais l'organe par lequel l'excrétion va se faire n'est pas déterminé.

Ce pouls ne demeure pas long-tems dans cette indécision, sur-tout dans les maladies qui parcourent promptement leurs tems, à peine se montre-t'il dans quelques unes de ces maladies ; c'est dans leur milieu, ou dans leur *état* qu'on l'apperçoit ordinairement.

Il faut le regarder comme une condition nécessaire pour que la crise soit complette & heureuse; s'il arrive que les excrétions qui semblent critiques ne soient pas précédées du pouls *développé*, &, ce qui est pire encore, qu'elles se fassent avec le pouls *d'irritation*, alors il y a tout à craindre; c'est le cas des *complications* qui seront examinées plus loin. (1)

Toutes ces vérités seront étendues & éclaircies dans la suite : l'histoire du pouls *développé & critique*, ou qui annonce des excrétions critiques, va précéder celle du pouls *d'irritation* ou *non critique*.

CHAPITRE IV.

Division du pouls développé *ou* critique.

HIPPOCRATE a donné dans ses Aphorismes (2), une division générale des maladies dont les Commentateurs ne paroissent point avoir

(1) Voy. les Chapitres 27, 28, &c.
(2) Aphor. 18. sect. 4.

senti l'importance & l'étendue : elles
sont, dit-il, *au-dessus, ou au-dessous du
diaphragme.*

Hippocrate n'avoit d'autre modéle
que la nature ; il ne la perdoit jamais
de vue, & il savoit la suivre exactement ; il se trouve en effet que le
diaphragme divise le corps en deux
parties, & qu'il résulte de cette division plusieurs effets très remarquables ; les maladies de même genre ont
dans leur marche, des différences
essentielles selon qu'elles sont au dessus ou au-dessous du diaphragme.

On trouvera en son lieu, dans la
suite de cet ouvrage, les remarques
qu'il y a à faire au sujet d'une autre
division du corps par son axe qui le
partage en deux moitiés latérales.

Il est à propos de jetter un coup
d'œil sur la maniére dont la premiére
de ces divisions peut être justifiée aux
yeux des Anatomistes, relativement
aux loix générales de la circulation.

Les troncs des gros vaisseaux sanguins percent le diaphragme : les
orifices sont disposés de maniére que
le cours du sang ne sçauroit être entiérement suspendu, & intercepté par

les mouvemens de ce muscle singulier ; mais est-il possible de démontrer à la rigueur, vû la maniére dont
l'aorte passe derriére le diaphragme,
& dont elle est contenue entre ce
muscle & l'épine du dos, qu'aucun
effort du diaphragme ne puisse influer
sur les mouvemens du sang ?

Il seroit trop long de rapporter &
de discuter ici tout ce qui regarde
cette question, qui est bien digne
de l'attention des Anatomistes, ainsi
que l'examen du passage de la veine
cave à travers le diaphragme, & son
union, de même que celle de l'aorte, avec la plevre & le péritoine.

Quoi qu'il en soit, si, comme on
l'a avancé dans le Chapitre III, toutes les parties influent sur l'action
du cœur & des vaisseaux sanguins,
& par conséquent sur les mouvemens du pouls ; les parties qui sont
dans des régions différentes, doivent
produire des changemens différens ;
ces changemens doivent avoir quelque ressemblance entr'eux, lorsqu'ils
sont l'effet de l'action des parties qui
se trouvent dans la même région,
sous la direction & dans le *départe-*

ment des nerfs qui viennent des mêmes plexus.

Il fuit de cette remarque, que l'action des organes du bas-ventre doit opérer fur le pouls une modification particuliére ; celle des organes de la poitrine une autre, ainfi que celle des organes de la tête.

On ne s'attend pas à trouver ici des expofitions Anatomiques, non plus que des difcuffions de Théorie ; d'autant plus que tout ce qui peut réfulter des différences de l'action des nerfs fur le mouvement du cœur & fur celui des vaiffeaux fanguins, eft affez connu, en général, pour qu'il foit aifé d'en faire quelque application aux efforts refpectifs des parties organiques.

Mais l'obfervation qui eft la principale bouffole à confulter, démontre qu'il y a une différence marquée entre les pouls des maladies dans lefquelles les évacuations critiques fe font par les organes fitués au deffus du diaphragme, & celui des maladies dont les excrétions fe font par les organes fitués au deffous du diaphragme ; il n'y a qu'à voir des malades

pour vérifier ce fait, que les obfervations rapportées dans cet ouvrage
mettront dans tout fon jour.

On peut, ce femble, appeller
l'un de ces pouls *fupérieur*, puifqu'il
paroit principalement déterminé ou
régi, par l'action des parties fupérieures au diaphragme; & l'autre *inférieur*, puifqu'il paroit dépendre des
efforts des parties inférieures; ils ont
chacun leur caractére particulier &
très-reconnoiffable, comme on va le
voir dans les Chapitres fuivans.

CHAPITRE V.

Du Pouls fupérieur *& de fes différentes*
efpéces.

LE pouls *fupérieur* indique l'embarras des organes fitués au deffus du
diaphragme, il précede l'excrétion
critique de ces organes; cette efpéce
de pouls a fes caractéres particuliers
très-diftincts, du moins lorfqu'il eft
bien décidé *fupérieur.*

Il eft toujours remarquable *par une*
réduplication précipitée dans les pulfa-

tions des artéres ; cette réduplication qui le constitue essentiellement, ne paroît être que le fonds d'une seule pulsation partagée en deux tems ou en deux pulsations ; elle est sujette à laisser de tems en tems des intervalles ; ces intervalles sont plus ou moins longs, ou plus ou moins fréquens selon la nature ou le dégré de la maladie.

Cette dilatation qui se fait en deux tems ou par un double effort, paroît assez comparable à l'effet d'un piston qui pousseroit une liqueur dans un cylindre élastique, de maniére que le second jet de la liqueur n'attendît pas que le premier se fût répandu dans le vaisseau.

Ce qui caractérise donc le pouls *supérieur*, n'est que la dilatation qui devroit se faire naturellement en un tems, qui cependant se fait en deux tems ou par deux efforts sensibles, & qui succéde à une contraction naturelle de l'artere.

On peut compter trois espéces de pouls *supérieur-critique* ; la premiére est celle qui annonce, qui suit, ou qui accompagne les excrétions de la poitrine ; & par cette raison il ne paroit

roit guére poffible de la mieux défigner que par la dénomination de
pouls pectoral.

La deuxieme efpéce eft le pouls
guttural, celui qu'on trouve, par
exemple, à la fin de la plupart des
maux de gorge ordinaires & fimples,
& qui eft fuivi de crachats qui viennent des glandes de la gorge.

La troifiéme efpéce de pouls *fupérieur* eft *le nazal* qui précéde les
excrétions qui fe font par le nez;
cette troifiéme efpéce eft fujette à des
variations qui fembleroient former
une quatriéme efpéce, lorfque toutes les parties de la tête participent
à l'effort excrétoire, comme on le
verra dans fon lieu.

Il s'agit à préfent de bien décrire
le pouls *pectoral*, le *guttural* & le *capital*; ces différentes efpéces de pouls
font quelquefois feules, c'eft lorfque l'excrétion fe fait par un organe feulement : dans ces cas là le
pouls fera nommé *fimple*; le pouls
compliqué, fera celui qui fe rencontre lorfque l'excrétion critique fe fait
affez librement, par deux ou plufieurs
organes : on pourroit appeller cette

B

efpéce de pouls *compofé*, & nommer *compliqué* celui qu'on obferve dans les cas où l'effort critique fe trouve interrompu ou contrarié, par un état d'*irritation* qui s'oppofe au progrès de la crife (1).

Dans quelque état que fe trouvent ces différentes efpéces de pouls *fupérieur*, elles confervent toujours un caractére général qui les fixe dans leur claffe. Tout cela fera établi & décrit exactement dans les obfervations détaillées aux Chapitres fuivans.

Il fera dabord queftion des pouls *fimples* pour paffer enfuite aux *compofés* & aux *compliqués*; c'eft l'ordre le plus facile & le plus naturel; mais tel eft l'enchaînement de ces matiéres que l'intelligence complette de l'une dépend toujours de celle de l'autre; il faut donc les examiner toutes avec le même fcrupule & la même attention, & furtout ne pas trop s'arrêter à des difficultés qu'on croiroit d'abord pouvoir fe faire.

(1) Voyez les Chapitres 17 & 24.

CHAPITRE VI.

Du Pouls des excrétions critiques de la poitrine, ou pectoral simple.

CE pouls est important à connoî-tre & fort commun, parce que les excrétions de la poitrine sont très-fréquentes, & que ces excrétions doi-vent être ménagées avec plus de pré-caution que toutes les autres.

Le pouls *pectoral simple* annonce l'excrétion critique de la poitrine ; il accompagne toujours cette excré-tion lorsqu'elle est complette & bien critique, c'est-à-dire, qu'elle n'est dé-rangée par aucune autre excrétion qui fasse plus d'impression sur le pouls, ou par quelqu'autre modifi-cation dont il peut être susceptible : le pouls *pectoral* ne cesse pas toujours, quoique l'excrétion soit déja faite ; & c'est alors, ordinairement, une marque que cette excrétion n'est pas complette ; c'est ce qu'il a de com-mun avec les autres pouls critiques.

Ces diverses circonstances du pouls

pectoral paroiſſent former trois états
particuliers , qui dans le fonds ne
diffèrent entr'eux que par le plus ou
le moins de facilité de l'effort critique ; ces différences ſont aſſez aiſées à
comprendre & à obſerver , pour qu'il
ſoit néceſſaire d'en faire un examen
plus particulier. Le point principal
eſt de bien différencier le pouls *pec-*
toral d'avec les autres eſpéces de pouls
critiques,

S'il en eſt quelqu'un avec lequel
on puiſſe le confondre , c'eſt le pouls
guttural, & enſuite le *nazal* ; mais
cette mépriſe ne ſeroit pas d'une grande conſéquence , elle pourroit être
plus dangereuſe ſi elle ſe faiſoit avec
les pouls *inférieurs* ; ce qui ne peut ,
ordinairement , arriver que par un
défaut d'attention de la part de l'obſervateur.

Les caractéres diſtinctifs & invaria-
bles du pouls *pectoral ſimple* & bien
déclaré, ſont les ſuivans ; il eſt *mol ,*
plein , dilaté , ſes pulſations ſont égales ;
on ſent dans chacune une eſpéce d'ondulation ; c'eſt-à-dire que la dilatation
de l'artere ſe fait en deux fois ; mais avec
une aiſance , une moleſſe & une
douce force d'oſcillations qui ne per-

mettent pas de confondre cette espéce de pouls avec les autres.

Il s'agit à préfent de conftater ces
caractéres par les obfervations qui
les ont fait connoître ; on fe contentera dans les obfervations où l'on
n'aura pour objet que d'expofer les
caractéres diftinctifs des pouls *fimples*, de rapporter feulement les détails qui prouveront l'exiftence de
ces pouls *fimples* ; & ce ne fera qu'a-
près avoir parlé des pouls *compliqués*
qu'on placera des obfervations propres à faire juger des avantages ou
des inconvéniens des différentes méthodes de traitement.

OBSERVATION I.

Une jeune fille naturellement bien
conftituée, qui étoit vers le onziéme
jour d'une fiévre continue avec des
redoublemens, étoit dans l'ufage du
quinquina à petite doze, & on avoit
fait précéder les remédes convenables
à la maladie ; c'eft dans ce tems-là
que je fus appellé pour la premiére
fois ; ayant trouvé le pouls *pectoral*
affez déclaré, je fus d'avis de fuppri-
mer l'ufage du quinquina.

On m'objecta qu'il n'y avoit ni toux, ni point de côté, ni difficulté de respirer : le pouls tâté à plusieurs reprises, m'ayant toujours paru décisivement *pectoral*, c'est-à-dire, *mol, plein, fréquent, redoublé, se soutenant dans cet état*, je persistai dans mon avis & j'annonçai que bientôt (1) la malade cracheroit des matiéres *cuites* & comme purulentes, ce qui termineroit la maladie.

Deux jours après, c'étoit vers le quatorziéme jour de la maladie, la malade eut une extinction de voix qui dura trois jours ; elle toussa beaucoup & cracha fort abondamment ; la maladie fut terminée vers le vingt.

OBSERVATION II.

Fiévre continue avec des redoublemens dans un jeune homme assez bien constitué ; plusieurs saignées & purgations qui paroissoient avoir été placées à propos, n'avoient apporté aucun changement notable ; le pouls

______

(1) On trouvera dans la suite de cet ouvrage, des remarques au sujet du temps auquel doivent arriver les excrétions annoncées par le pouls.

avoit été *convulsif & non critique* pendant les treize premiers jours ; il se *développa* vers le quatorziéme, & devint *pectoral* ; le ventre se boufit un peu ; des évacuations produites par des apozemes purgatifs se supprimerent.

J'annonçai que la maladie se termineroit par des crachats peut-être purulens : trois jeunes Médecins témoins de ce pronostic, déclarérent qu'ils en doutoient beaucoup parce qu'il n'y avoit point de toux, & que rien n'indiquoit que la poitrine fût engagée ; trois jours se passérent sans presque aucune évacuation du ventre, & avec peu d'urines ; le pouls demeura *pectoral* quoiqu'avec de fréquentes interruptions, mais légéres ; vers le dix-huitiéme jour de la maladie, il survint une toux violente, les crachats furent très-abondans & un peu suspects pendant plusieurs jours : la maladie fut terminée quoiqu'imparfaitement.

OBSERVATION III.

Le pouls étant *plein, mol, redoublé, point trop fréquent*, & par consé-

quent *pectoral* dès le quatriéme jour
d'une fiévre légère dans un sujet de
moyen âge ; je jugeai que la crise ne
tarderoit pas à se faire par les crachats ; ils viennent en assez grande
quantité dès le sixiéme jour ; ils sont
cuits quoiqu'un peu sanguinolens ;
le pouls se soutient *pectoral* quoique
souvent *compliqué* avec le pouls *inférieur* jusqu'au dixiéme jour ; alors il
devient *inférieur* décidé ; la bile coule abondamment , & le malade entre
en convalescence.

OBSERVATION IV.

Fluxion catharreuse avec fiévre ,
& toux assez vive , dans un vieillard :
le pouls est *convulsif* & *non critique*
pendant les quatre premiers jours ;
alors il se *développe* , il s'étend , il *se ramolit* , il *devient redoublé avec une égalité & une plénitude marquées* , il est
pectoral : j'annonçai les crachats qui
furent très-abondans , *muqueux* &
presque puriformes, à commencer du
cinquiéme & sixiéme jour jusques
vers le onziéme ; le ventre fut resserré pendant ce tems-là ; le pouls cessa d'être *pectoral* , le ventre devint

libre, & la maladie fut terminée.

OBSERVATION V.

Fluxion de poitrine avec crachement de fang au cinquiéme jour, dans
un homme de moyen âge ; des fymptômes effrayans dans le fixiéme ; du
feptiéme au huitiéme le pouls devient
pectoral ; les crachats viennent enfuite fort épais, abondans, & ils font
rendus avec aifance ; le pouls ceffe
d'être *pectoral*, le ventre s'ouvre, les
évacuations font abondantes, les crachats femblent épuifés ; mais le pouls
fe relevant de nouveau, fe *développant*
davantage, & redevenant *pectoral*,
ce qui arrive dans l'intervalle du quatorziéme jour au vingtiéme, les crachats reparoiffent & la maladie fe
termine par-là.

On pourroit rapporter beaucoup
d'obfervations pareilles à celle-ci &
faites dans des fujets de différens
âges & de différentes complexions,
par lefquelles on verroit que de pareils changemens du pouls ont été
le fymptôme le plus fixe ; il eft même effentiel de remarquer, que cette
marche du pouls s'eft non-feulement

B v

foutenue dans des fujets différens d'âge & de complexion, mais même avec des différentes méthodes de traitement, lorfque ces méthodes n'ont pas été trop actives.

OBSERVATION VI.

Le pouls eft bien évidemment *pectoral*, *plein*, *redoublé*, *mol*, *égal & ondulant avec liberté* du dixiéme au onziéme jour d'une fiévre continue; les crachats qu'on avoit jugé devoir arriver vers le quatorziéme, arrivent en effet, ils font épais, cuits, abon-dans, & ils terminent la maladie.

OBSERVATION VII.

Une femme dont les vuidanges al-loient très-bien, trois jours après fes couches, avoit le pouls *inférieur*, comme cela eft affez ordinaire (1); les vuidanges s'arrêtérent, le pouls devint, quelque tems après, *redoublé dans chaque pulfation*, *fouple*, *plein*, *égal*, c'eft-à-dire *pectoral*; la malade cracha du onziéme au quatorziéme jour une prodigieufe quantité d'hu-meurs glaireufes, comme purulen-

(1) Voyez Chap. 12.

tes, & sa poitrine resta longtems affectée : le pouls eut quelque chose
de *pectoral* jusqu'à ce que les régles
s'étant bien décidées, il redevint
inférieur, & la maladie fut terminée.

OBSERVATION VIII.

Deux malades qui ont craché des
vomiques ont eu constamment, pendant le cours de leurs maladies, le
pouls *redoublé*, *plein*, *pectoral*, mais
avec une *dureté* considérable ; on
voit bien que cette dureté a dû être
la suite de l'état *d'irritation* essentielle
à de pareilles maladies. (Voyez les
Chapitres des pouls *compliqués*.)

OBSERVATION IX.

Le pouls *pectoral* pendant plusieurs
jours dans des maladies graves &
dans des complexions & des âges
différens, il arrive vers le onziéme
ou vers le quatorziéme jour, que ce
pouls se *complique* avec le pouls d'irritation ; les crachats mal conditionnés
viennent quelquefois abondamment
du vingt au vingt-cinq ou environ,
mais les malades font morts après cette expectoration : ces exemples mal-

heureufement ne font pas rares , &
font allégués ici pour prouver que
les crachats font toujours précédés du
pouls *pectoral.*

OBSERVATION X.

Un enfant auquel on avoit fait l'o-
pération de la taille & dont le pouls
fut d'abord *convulfif ,* comme cela eft
ordinaire , eut vers le fixiéme jour de
l'opération , le pouls *dilaté , redoublé , pectoral ;* il cracha les jours fuivans beaucoup de matiéres épaiffes
& il guérit : au lieu qu'un adulte ,
qui avoit auffi fouffert l'opération de
la taille , & dont le pouls devint *pectoral ,* mais *compliqué* avec un pouls
très-*convulfif,* mourut en crachant des
matiéres purulentes.

OBSERVATION XI.

Un foldat reçut un coup d'épée
qui lui bleffa le poumon droit ; le
pouls fut , pendant quelque tems ,
dans l'état *d'irritation ;* il fe *ramolit*
enfuite , il devint *plein , redoublé ,
comme ondulant ,* il fut *pectoral* décidé , & les crachats qui avoient été
fanguinolens pendant les premiers

temps, furent bien liés & bien cuits ; le pouls redevint *convulsif*, les crachats furent purulens, & le malade mourut vers le trentiéme jour.

Observation XII.

Un hydropique dans lequel tout le tissu cellulaire étoit engorgé, sans qu'il y eut des signes d'épanchement dans aucune des cavités, avoit le pouls *vif, petit, fréquent, peu régulier*, c'est-à-dire *convulsif* ; le malade eut un point de côté & cracha du sang, le pouls se *développa*, devint *pectoral* & fut suivi de l'expectoration d'une grande quantité de matiéres muqueuses, puriformes ; le malade mourut long-tems après, hydropique de poitrine.

Observation XIII.

Le pouls est tâté à différentes reprises à plus de trente malades, devant des personnes curieuses de vérifier l'existence du pouls *pectoral* ; ces malades sont la plupart vers la fin de la maladie, du quatorze au vingt-cinq ; leur pouls est bien *pectoral, plein, moileux, redoublé avec souplesse, aisé* ou *libre* dans ses mou-

vemens, *conftant*, *égal dans toutes
fes pulfations* ; leurs crachoirs font
pleins de matiére *graffe*, *cuite*, *comme
purulente* ; la plûpart de ces malades
ont le ventre ferré.

Les obfervations qu'on vient de
lire fuffifent pour établir l'exiftence
& le caractére diftinctif du pouls *pectoral* ; on voit comment ce pouls, lorfqu'il eft bien déclaré, eft conftamment fuivi de l'excrétion des crachats : mais il eft bon de remarquer
qu'il ne faut pas s'attendre à trouver
ces efpéces d'obfervations les mêmes
dans toutes leurs circonftances que
celles qu'on vient de rapporter.

D'ailleurs on ne fçauroit efpérer de
faifir exactement toutes ces circonftances dans les premiéres tentatives qu'on
fera de cette maniére d'obferver ;
ce n'eft qu'après s'en être formé l'habitude qu'on parvient à diftinguer
heureufement les cas *fimples* & les
compliqués, ainfi que toutes les nuances ou les différences qui feront expofées dans cet ouvrage.

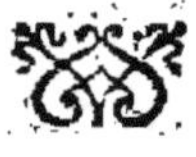

CHAPITRE VII.

Du Pouls des excrétions critiques de la gorge, ou guttural simple.

LE pouls *guttural simple* ou qui n'annonce simplement que les excrétions des glandes de la gorge est assez rare ; il est fort ordinaire de trouver ce pouls *compliqué* avec le pouls *d'irritation*, ou combiné avec le *pectoral* ou le *nazal* ; examinons d'abord le pouls *guttural simple*.

Ce pouls est *développé*, comme le *pectoral*, qualité essentielle, ainsi qu'on l'a déja remarqué, à toute sorte de pouls bien *critique* ; il tient évidemment de la disposition qui caractérise le pouls supérieur, c'est-à-dire qu'il est fort, avec un redoublement dans chaque batement, il est moins mol, moins plein, souvent plus fréquent que le pouls pectoral ; il paroît être intermédiaire entre le pouls pectoral décrit dans le Chapitre précédent, & le nazal qui sera décrit dans le Chapitre suivant ; il faut donc pour connoître ce pouls avoir une idée exacte du pouls *pectoral* & du *nazal* ; il tient de l'un & de l'autre de ces deux pouls ; & il se trouve souvent si confondu avec eux qu'il est difficile de le distinguer d'abord ; mais on verra dans la suite, que cette méprise seroit de petite conséquence. ; Au reste les qualités moyennes du pouls *guttural* entre celles du *pectoral* & du *nazal* peuvent être, naturellement, déduites de la position de la gorge, entre le nez & les poumons.

OBSERVATION XIV.

Un homme qui avoit la machoire inférieure très-petite & très-reculée, étoit sujet à des maux de gorge & en avoit déja eu à l'âge de trente ans, neuf attaques avec fiévre, gonflement des amigdales &c. son pouls étoit au commencement d'une de ces attaques très-*vif*. très-*petit*, *serré*, *dur* ; il se *ramolit* & se *développa un peu* vers le quatriéme jour ; les glandes de la gorge devinrent alors prodigieusement gonflées, & vers le sixiéme le pouls devint *redoublé*, *à peu près comme le pectoral*, *mais il étoit moins souple*, *moins libre* ; *les redoublemens* de l'artere étoient moins égaux, plus durs, plus secs, & les batemens plus fréquens qu'ils ne le sont ordinairement dans le pouls pectoral ; le malade cracha du neuf au douze, une quantité prodigieuse de mucosité un peu *puriforme* qui paroissoit évidemment sortir des glandes de la gorge ; la maladie se termina par cette évacuation.

OBSERVATION XV.

Un personne qui avoit un gouetre assez considérable avec un gonflement habituel de toutes les glandes de la gorge, étoit fort sujette, dans tous les changemens de tems, à des maux de gorge violens, le pouls étoit *tendu*, *sec*, & *assez dur* dans les commencemens de la fiévre qui accompagnoit toujours ces sortes de paroxismes, avec une inflammation de tous les corps glanduleux de l'arriére-bouche.

Lorsque la fiévre étoit dans ses derniers tems, le malade rendoit une grande quantité de matiére *muqueuse*, *glaireuse & presque purulente*, & les glandes de la gorge se dégorgeoient considérablement; le pouls étoit cons-

tamment pendant le tems de cette excrétion & deux ou trois jours avant, *di-*
laté, vif, redoublé, avec quelque chose d'ai-
gu dans les pulsations ; le malade avoit
lui-même remarqué que lorsque les
évacuations des glaires ne se faisoient
pas avec aisance, la chaleur & la
fièvre augmentoient, & il y avoit un
saignement de nez plus ou moins abondant ; on en trouvera la raison dans
le Chapitre suivant.

OBSERVATION XVI.

Une fille âgée de quarante ans qui
étoit au point de perdre ses régles,
eut un mal de gorge dans lequel les
amigdales furent extrêmement prises ;
il en sortit dans les derniers tems de
la maladie beaucoup de petits paquets
de matiéres comme purulentes ; le
pouls étoit *vif, concentré & fréquent*
dans le commencement de la maladie, il se *dilata* beaucoup vers le
sixiéme jour, *il devint redoublé avec*
une vivacité remarquable, & depuis ce
jour jusqu'au onze, les excrétions de
la gorge furent très-abondantes ; il
ne sortit que quelques goutes de sang
du nez, & un peu de mucosité ou de

matiéres *cuites*, vers la terminaison de
la maladie.

OBSERVATION XVII.

Une angine se termine par la suppuration dans les glandes amigdales ;
le pouls est sur la fin de la maladie
*dilaté, fréquent, redoublé, & le second
coup de l'artére dans chacune des pulsations doubles est notablement plus aigu
que le précédent.*

Un malade auquel on a percé un
dépot dans une des amigdales depuis deux jours, a le pouls *vif & convulsif* ; il y a des *redoublemens évidens*
dans les pulsations ; il sort beaucoup
de matiéres de l'ouverture qui a été
faite dans le corps de l'amigdale ; ce
pouls continue jusqu'au déclin de la
suppuration. On fera voir en traitant
du pouls propre à la suppuration,
quelles sont les qualités qui le ca-
ractérisent.

OBSERVATION XVIII.

Gonflement considérable d'une des
glandes maxillaires & de l'amigdale
du même côté, accompagné de fiévre avec un pouls qui est d'abord *con-*

vulsif, & qui vers le septiéme jour
de la maladie devient *dur*, *plein*,
légérement redoublé, à proportion qu'il
se fait une évacuation considérable
de mucosité par la gorge, & que les
glandes affectées reviennent dans leur
état naturel.

OBSERVATION XIX.

Fiévre putride maligne sur la fin
de laquelle le pouls devient *plein, assez
dur, redoublé avec une vitesse remarquable, & faisant sur le doigt* l'impression
d'une sorte de *pulsation aiguë* ; ce
pouls fut suivi d'une excrétion abondante de crachats qui paroissoient venir de la gorge.

On l'a déja dit au commencement
de ce Chapitre, le pouls *guttural simple* est assez rare, il est pour l'ordinaire combiné avec le pouls *pectoral*
& le *nazal* ; ce pouls de la gorge est
aussi souvent *compliqué* avec le pouls
d'irritation. Voy. les Chap. 23. 24. &c.

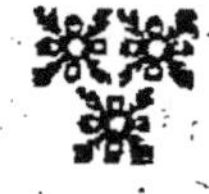

CHAPITRE VIII.

Du Pouls des excrétions du nez ou nazal simple.

LE pouls *nazal simple* est celui qui indique que les humeurs sont portées à la tête, principalement vers les émonctoires & les vaisseaux du nez, qui sont les voyes ordinaires des excrétions de la tête.

Or comme les évacuations du nez sont communément aussi pituiteuses ou *muqueuses* que sanguinolentes, il arrive souvent que le pouls *nazal* indique une évacuation pituiteuse : d'ailleurs l'excrétion du nez étant la plus commune de toutes celles de la tête, il suit que le pouls du nez ou *nazal*, pourroit être pris pour le pouls qui indique l'abord des humeurs du côté de la tête.

Ce pouls a, vraisemblablement, ses espéces particuliéres, & chaque espéce ses signes caractéristiques ; mais il n'est question ici, que du pouls *nazal simple* comme le plus ordinaire,

Il eſt bon de remarquer d'avance, par rapport au pouls *nazal*, que quoiqu'il ſoit appellé *ſimple*, il eſt néanmoins preſque toujours *compliqué* avec le pouls *d'irritation*; auſſi eſt-il rare que l'excrétion du ſang par les narines ſoit bien critique & termine une maladie; elle eſt, le plus ſouvent, ſymptomatique, & ne juge qu'imparfaitement.

Cependant Hippocrate dit, ,, que ,, ceux qui ayant des fiévres aiguës ,, ont eu un flux abondant & copieux ,, de ſang par le nez, ſont tous échap,, pés, & il n'en eſt mort aucun en ,, cette conſtitution. La fille de La,, riſſea qui avoit une fiévre ardente ,, fut parfaitement jugée au ſixiéme ,, jour (quoique ce jour ſoit mau,, vais en ſoi) par une abondante hé,, morrhagie du nez, & reſta ſans fié,, vre : Methon fut jugé à la ſanté, ,, le cinquiéme jour par un flux de ,, ſang de la narine gauche.

Quoi qu'il en ſoit, voici les caractéres du pouls *nazal : il eſt redoublé ainſi que le pouls guttural, mais il eſt plus plein, plus dur ; il a beaucoup plus de force & de célérité.*

Solano appelle ce pouls *dicrotus*, après les Anciens ; (terme qui a été rendu en françois par celui de *rebondiſſant*) il regarde ce pouls *dicrotus*, comme un ſigne certain d'une hémorrhagie critique par le nez ; mais des obſervations faites avec plus de ſoin démontrent que ce pouls n'eſt pas toujours ſuivi d'hémorrhagie, & que cette hémorrhagie lorſqu'elle ſurvient, n'eſt pas toujours critique ; voici les principales remarques qu'il y ait à faire ſur cette eſpéce de pouls.

Premiérement ſi le pouls eſt *dur*, *plein*, *rebondiſſant avec vivacité*, & qu'il ſe ſoutienne un certain tems dans cet état, il ſera preſque toujours ſuivi du ſaignement de nez, ſur-tout ſi on ne fait point des remédes qui ſont quelquefois capables d'interrompre ou de détourner cet effort : cette eſpéce de pouls, preſque toujours accompagné d'un dégré conſidérable *d'irritation*, ne ſçauroit, par cette raiſon, être auſſi ſouvent *critique* que Solano l'a prétendu.

En ſecond lieu le pouls *moins dur*, *moins plein*, *& rebondiſſant avec beaucoup moins de véhémence & de conſtan-*

ce, eſt une deuxiéme eſpéce de pouls *nazal* qui paroit être plus *criti-que*, plus *excréteur* que le précédent ; il annonce une excrétion comme-puru-lente, *muqueuſe*, ou pituiteuſe par les narines ; cette excrétion eſt plus naturelle & paroit être plus ſûrement *critique* que le ſaignement de nez : les obſervations ſuivantes feront voir que l'excrétion *muqueuſe* des narines ar-rive plus ſouvent vers la fin des ma-ladies, au lieu que le ſaignement de nez arrive ſouvent au commence-ment ; ce qui prouve que la premiére évacuation eſt *critique* & que l'autre n'eſt preſque que *ſymptomatique*.

Troiſiémement lorſque les évacua-tions critiques ou ſymptomatiques an-noncées par le pouls *nazal* ne peu-vent point s'exécuter, par un dé-faut de diſpoſition dans l'organe, ou d'une détermination convenable de la part de l'effort critique ; il ar-rive des délires, des affections ſopo-reuſes, des eriſipeles au viſage, des ſaignemens d'oreilles, des ophtalmies; ces événemens ſont déterminés par une ſi prompte révolution dans la marche de l'effort critique, qu'à peine peut-on peut-on faisir les changemens que cette révolution doit produire dans les caractéres du pouls *nazal*.

On a pourtant remarqué que les évacuations indiquées par le pouls *nazal* étant interrompues par des caufes propres à produire l'érefipele du vifage, ou à déterminer le faignement des oreilles, le pouls *nazal*, pendant ce tems-là, ne perd prefque point fon caractére ordinaire; au lieu que dans les affections foporeufes qui y fuccedent, il cefse tout d'un coup d'être *nazal* & devient *convulfif & noncritique*, comme dans les commencemens des maladies graves, furtout d'efpéce *nerveufe*, & dans leurs funeftes terminaifons. (1)

Venons aux obfervations qui démontrent l'exiftence de ces trois prinpales efpéces de pouls *nazal*.

Le pouls nazal fimple *fuivi pour l'ordinaire du faignement de nez.*

OBSERVATION XX.

Un jeune homme d'une conftitu-

(1) On trouvera dans les Chapitres 14 & 21 beaucoup de chofes qui ont du rapport au Chapitre préfent.

C

tion robuste paroissant être à peu près dans son état ordinaire de santé, me demanda de lui tâter le pouls ; l'ayant trouvé *nazal* bien déclaré, je dis que s'il étoit dans un état de maladie, je le croirois au moment d'avoir un saignement de nez ; il me répondit avec un air d'étonnement, qu'il avoit saigné du nez la veille, & ce jour-là même.

OBSERVATION XXI.

Un jeune homme de forte complexion est sujet presque tous les mois à des saignemens de nez très-abondans : il sent cette évacuation se préparer deux ou trois jours avant qu'elle n'arrive ; la tête devient lourde, le visage rougit considérablement : je lui ai tâté plusieurs fois le pouls dans ces circonstances & en différens tems ; je l'ai trouvé *plein, dur, vigoureux, rebondissant avec effort presque à chaque pulsation* ; bien clairement *nazal* ; l'hémorrhagie du nez annoncée n'a jamais manqué d'arriver ; lorsqu'elle cesse, le pouls devient *égal, souple,* conservant cependant toujours une sorte de pente au *rebondissement.*

OBSERVATION XXII.

Une fille âgée de dix-neuf ans qui paroit très-bien conftituée, n'a jamais eu fes régles ; elle eft fujette prefque chaque mois à un faignement de nez abondant ; il eft précédé d'un abbattement général à quoi fe joint un *violent rebondiffement* du pouls qui devient toujours *dur, plein, fréquent*, plus ou moins *redoublé* dans les différentes pulfations : ayant trouvé le pouls dans cet état, j'annonçai que vraifemblablement dans trois ou quatre jours il y auroit un faignement de nez, ce dont la fille ne fut point étonnée, parce qu'elle y étoit fujette ; ce faignement arriva en effet au troifiéme jour. Cette fille a défiré d'apprendre à connoître l'état du pouls qui annonce l'hémorrhagie, & elle y a très-bien réuffi.

OBSERVATION XXIII.

Fiévre continue fans redoublemens bien marqués : le pouls eft *fréquent, ferré, égal*, pendant les quatre premiers jours : du quatriéme au fixiéme le pouls fe *dilate*, il devient *plein* & *souple* ; il est vers le septiéme *dur*, *fréquent*, *vigoureux*, *rebondiſſant* à peu près de trois en trois pulſations ; j'annonçai le ſaignement de nez pour le neuviéme où le onziéme jour de la maladie, le pouls eſt *rebondiſſant* juſqu'au neuf ; depuis ce jour-là juſques vers le quatorziéme il y a un ſaignement de nez qui a paru à pluſieurs repriſes : vers le vingt le pouls redevient à peu près naturel, & le malade entre en convaleſcence.

OBSERVATION XXIV.

Fiévre continue avec des redou-blemens, ſans friſſon : le pouls eſt reſté, malgré les remédes ordinaires, *indécis*, *ſerré*, *convulſif*, *fréquent*, juſques vers le onziéme jour de la maladie ; alors le pouls devient *rebondiſſant* à peu près à chaque ſeptiéme ou huitiéme pulſation : j'annonçai le ſaignement de nez, ſans oſer me hazarder à déterminer le jour. Le *rebondiſſement* fut plus manifeſte & preſque à chaque pulſation au treiziéme ; il ſortit quelques goutes de ſang du nez au quatorziéme : le *rebondiſſement* fut encore plus marqué

OBSERVATION XXII.

Une fille âgée de dix-neuf ans qui paroit très-bien conftituée, n'a jamais eu fes régles ; elle eft fujette prefque chaque mois à un faignement de nez abondant ; il eft précédé d'un abbattement général à quoi fe joint un *violent rebondiffement* du pouls qui devient toujours *dur*, *plein*, *fréquent*, plus ou moins *redoublé* dans les différentes pulfations : ayant trouvé le pouls dans cet état, j'annonçai que vraifemblablement dans trois ou quatre jours il y auroit un faignement de nez, ce dont la fille ne fut point étonnée, parce qu'elle y étoit fujette ; ce faignement arriva en effet au troifiéme jour. Cette fille a défiré d'apprendre à connoître l'état du pouls qui annonce l'hémorrhagie, & elle y a très-bien réuffi.

OBSERVATION XXIII.

Fiévre continue fans redoublemens bien marqués : le pouls eft *fréquent*, *ferré*, *égal*, pendant les quatre premiers jours : du quatriéme au fixiéme le pouls fe *dilate*, il devient *plein & souple* ; il est vers le septiéme *dur*, *fréquent*, *vigoureux*, *rebondis-* *sant* à peu près de trois en trois pulsa- *tions* ; j'annonçai le saignement de nez pour le neuviéme ou le onziéme jour de la maladie, le pouls est *rebondis-* *sant* jusqu'au neuf ; depuis ce jour-là jusques vers le quatorziéme il y a un saignement de nez qui a paru à plusieurs reprises : vers le vingt le pouls redevient à peu près naturel, & le malade entre en convalescence.

OBSERVATION XXIV.

Fiévre continue avec des redou- blemens, sans frisson : le pouls est resté, malgré les remédes ordinaires, *indécis*, *serré*, *convulsif*, *fréquent*, jusques vers le onziéme jour de la maladie ; alors le pouls devient *re-* *bondissant* à peu près à chaque sep- tiéme ou huitiéme pulsation : j'an- nonçai le saignement de nez, sans oser me hazarder à déterminer le jour. Le *rebondissement* fut plus manifeste & presque à chaque pulsation au trei- ziéme ; il sortit quelques goutes de sang du nez au quatorziéme : le *re-* *bondissement* fut encore plus marqué

au quinziéme ; au seiziéme d'hémorrhagie du nez fut plus considérable ; au
dix-huitiéme le *rebondissement* devint
continuel, & le sang se mit à couler par
petites goutes sans discontinuer jusqu'au vingtiéme ; du vingt au vingt-
cinq le *rebondissement* du pouls reparut & fut suivi à peu près de la même espéce de saignement de nez ; du
vingt-cinq au trente le pouls revint
dans son état naturel, & le malade
parut entrer en convalescence.

Observation XXV.

Un jeune homme âgé de vingt-
cinq ans ou environ, qui n'a point
de luete, & dont le voile du palais
est très-repoussé vers les orifices de
l'arriére-narine, est fort sujet à l'enchifrenement, & aux excrétions muqueuses du nez ; le sang paroît souvent se porter à la tête : le pouls
est naturellement *fréquent*, *plein*,
assez fort, *tendant au rebondissement* :
la fiévre le prit, le pouls devint
bientôt très-*redoublé presque à chaque
pulsation* ; vers le cinquiéme jour il
devint *très-dur* & *très-fort*, j'annonçai que le saignement de nez vien-

droit inceſſamment ; il arriva en effet du ſix au ſept & très-abondamment.

OBSERVATION XXVI.

Ereſipele au viſage dans une fille :
le pouls eſt *dur, fréquent, vigoureux,
rebondiſſant* preſque à chaque pulſation, au quatriéme jour de la maladie : le pouls étant dans cet état,
je préſumai que malgré l'éreſipele il
falloit s'attendre à un ſaignement de
nez ; il arriva en effet fort abondamment & à pluſieurs repriſes du neuf au
onze ; la malade entra en convaleſcence dès le treiziéme jour, l'éreſipele
ayant parcouru tous ſes tems.

OBSERVATION XXVII.

Un homme tomba d'un lieu élevé ;
il eut une contuſion conſidérable à
la tête & un côté du viſage fort meur-
tri : le pouls devint trois jours après
la chute, *dur, tendu, redoublé preſque
à chaque pulſation* ; il ſe ſoutint dans
cet état malgré trois ſaignées, deux du
bras, une du pied ; il ſurvint vers le
ſeptiéme jour de la chute un ſaignement de nez qui dura pluſieurs jours

à diverses reprises ; les accidens diminuerent à proportion , & le pouls
redevint dans son état naturel. Voy.
les Chapitres 18. 21. 27.

Le pouls nazal simple *qui n'est suivi ni
d'hémorrhagie ni d'aucune excrétion
par le nez.*

OBSERVATION XXVIII.

Une fille âgée de vingt-ans étoit
vers le seiziéme jour d'une fiévre
continue avec des redoublemens ; le
pouls devint tout d'un coup *assez plein
& rebondissant presque à chaque pulsation ;* il étoit cependant moins *dur*
que lorsqu'il est certainement suivi
du saignement de nez ; différence
qui ne m'empêcha point d'annoncer
ce saignement : au lieu de l'hémorrhagie il survint du dix - septiéme
au dix-huitiéme sur tout le visage ,
une érésipele considérable qui dura
plusieurs jours.

OBSERVATION XXIX.

Douleur sourde qui subsiste depuis
quatre jours, dans un homme très-
bien constitué ; elle occupoit les

gencives supérieures & inférieures du côté droit : le pouls fut au quatriéme jour *vif, fréquent* mais médiocrement *rebondissant* & seulement par intervalles : j'attendois un saignement de nez qui ne vint point ; il survint du six au sept, une grosseur considérable à la parotide qui vint à suppuration ; le pouls resta *rebondissant* pendant les premiers jours de l'engorgement de cette glande.

OBSERVATION XXX.

Une fille âgée de trente-cinq ans, très-bien constituée ou du moins qui le paroissoit, n'avoit jamais eu ses régles qu'une fois ; elle avoit chaque mois à la place de cette évacuation une espéce de tumeur générale du visage qui avoit l'air d'une érelipele, & qui restoit dans cet état pendant deux ou trois jours : elle avoit habituellement le pouls *développé, fort, un peu redoublé,* & pendant l'accident il devenoit décisivement *rebondissant, nazal,* avec une certaine *molesse* qui ne m'empêchoit pas de soupçonner qu'il arriveroit un saignement de nez ; ce saignement ne paroissoit pourtant que

très-rarement : le pouls revenoit dans
son état ordinaire après chaque pa-
roxisme, & souvent l'épiderme du
visage tomboit par écailles dans les
endroits où il avoit été fort affecté.

OBSERVATION XXXI.

Un jeune homme très-vigoureux,
ayant cependant la peau d'un jaune
rembruni, eut une fiévre continue
dans laquelle le pouls se montra un
peu *rebondissant* vers le quatriéme
jour, il sortoit en même tems quelques goutes de sang de la narine
droite : le *rebondissement* augmenta
vers le quatorziéme jour ; il annonçoit par conséquent un saignement
de nez plus considérable ; mais il en
arriva tout autrement ; la tête s'em-
barrassa avec un léger délire vers le
dix-huitiéme ; deux jours après il
survint un assoupissement létargique,
auquel succéda une hemiplegie du
côté droit.

Il faut observer que ce malade fut
saigné plusieurs fois du bras & du
pied, & qu'il avoit eu l'année précédente une maladie à peu près du
même genre, mais beaucoup moins

considérable qui s'étoit heureusement terminée par un saignement de nez fort abondant.

OBSERVATION XXXII.

Une fille âgée de vingt ans, bien constituée & bien réglée se plaignoit d'un peu de mal à la tête, & eut un peu de fiévre le jour avant d'avoir ses régles ; elle se fit saigner du bras, & elle tomba dix heures après la saignée en une sorte d'apoplexie. Je fus appellé ; je trouvai le pouls un peu *rebondissant* mais *petit, fréquent, fort convulsif* ; je fis faire plusieurs saignées du pied, avec peu de succès ; il sortit quelques goutes de sang du nez : mais la malade mourut bientôt après. On trouva la base du crâne & les ventricules du cerveau pleins de sang : les tégumens de la tête étoient *échimosés*, comme meurtris.

OBSERVATION. XXXIII.

Un homme de forte constitution eut un accès de colére si violent que quatre personnes pouvoient à peine le retenir, & il paroissoit être en phrénésie ; après s'être fort tourmenté il

tomba dans une espéce d'assoupissement ; il avoit le visage fort rouge
ainsi que les oreilles , & toute la
peau de la tête ; le pouls étoit extrêmement *vif , fréquent , concentré ,
rebondissant presque à chaque pulsation ;*
cet homme eut quelques heures de
sommeil ; il se releva se portant mieux
& n'eut point de saignement de nez.
On trouvera l'explication de cet
événement dans le Chapitre qui regarde le tems pour lequel le pouls
annonce les évacuations.

OBSERVATION XXXIV.

Une femme âgée de trente ans,
qui n'avoit point eu ses régles depuis
trois mois , devint sujette à un mal
de tête presque habituel ; elle saigna
très-peu du nez ; on la saigna du
pied , & deux jours après elle eut
une attaque de convulsion fort ap-
prochante de l'épilepsie , à laquelle
succéda une légère attaque d'apoplexie ; la malade revint de cette attaque & resta dans un état d'étonnement & d'égarement pendant lequel elle avoit le pouls *rebondissant
presque à chaque pulsation , mais très-*

convulfif ; elle fut faignée du pied ,
& quelque tems après elle eut une
autre attaque dont elle mourut fans
avoir eu de faignement de nez.

On trouve fouvent le pouls *rebondiffant* à la fuite des coups violens à la tête , & des fractures du
crâne; mais il n'y a pas toujours de faignement de nez : ce pouls *redoublé*
fe trouve auffi quelquefois dans les
apoplexies , fans faignement de nez.

Ces obfervations prouvent que le
pouls *rebondiffant* n'eft pas toujours
fuivi du faignement de nez : mais elles prouvent auffi que ce pouls eft
certainement l'effet d'un abord extraordinaire d'humeurs vers la tête.
C'eft ce que M. Nihell a bien remarqué dans l'Ouvrage cité dans la
Préface.

Au refte il paroit qu'il y a fi peu
de différence entre le faignement de
nez , & celui des oreilles , qu'on ne
rappelle ce dernier qu'en paffant ;
on l'a quelquefois vu fe joindre au faignement de nez , & je l'ai trouvé deux
fois précédé du pouls *rebondiffant* ,
fans qu'il y eût de faignement de nez ;
avec ceci de fingulier que le pouls du

côté de l'oreille par laquelle se faisoit l'hémorrhagie étoit beaucoup plus fort & plus *redoublé* que l'autre (1).

Le pouls nazal *simple suivi d'excrétions muqueuses.*

Cette espéce de pouls *nazal, simple* n'est pas moins rare que celle qui précéde les saignemens de nez : on la trouve, ainsi que l'autre, presque toujours *compliquée* avec le pouls *d'irritation* (2).

OBSERVATION XXXV.

Une fille âgée de quinze ans qui n'a pas encore été réglée, est fort sujette à l'enchifrenement ; il y a même quelque chose de périodique dans cette incommodité ; elle revient à peu près tous les mois , & elle finit constamment par une excrétion abondante de sucs *muqueux* par les narines : le pouls est toujours *nazal* pendant le tems qui précéde & qui accompagne cette excrétion ; il est sur-tout plus *redoublé* vers la fin du jour : les pulsations sont bien moins

(1) Voy. Chap. 31.
(2) Voy. Chap. 17, 18, &c.

dures que pour le ſaignement de
nez ; elles le ſont plus que dans les
excrétions *critiques* de la poitrine.

OBSERVATION XXXVI.

Le pouls devient *redoublé* & bien
naʒal vers le quatorziéme jour d'une
fiévre continue : j'annonçai un prochain ſaignement de nez ; le ſur-len-
demain le pouls fut moins *dur*, le *rebondiſſement* moins vif ; il ſurvint vers
le vingtiéme une ſorte de fluxion
catharreuſe qui ſe jetta également
ſur le nez & ſur les yeux, avec une
excrétion fort abondante de pituite,
ou de *mucoſité purulente* par le nez ;
cette *mucoſité* n'étoit que jaune &
point teinte de ſang, comme cela
arrive ſouvent ; c'eſt par-là que la
maladie fut terminée.

OBSERVATION XXXVII.

Ereſipele au viſage : le pouls eſt
naʒal vers le quatriéme jour : il ſort au
ſixiéme trois ou quatre goutes de ſang
de la narine du côté le plus affecté,
qui étoit le droit ; vers le douziéme & le ſeiziéme il ſort du nez
beaucoup de mucoſité purulente,

& beaucoup de glaires ou de fucs pituiteux ; & la maladie fut heureufement terminée par cette excrétion.

OBSERVATION XXXVIII.

Fiévre maligne avec une féchereffe confidérable de la bouche, noirceur
de la langue, tenfion & gonflement du
ventre , *rebondiffement* évident du
pouls , qui étoit d'ailleurs *petit*, *vif*,
fréquent, *très-convulfif :* cette maladie
paroit jugée vers le vingt-cinquiéme
jour par une copieufe excrétion de
mucofité purulente qui fort du nez : le
pouls refte néanmoins dans le même
état : le malade meurt vers le trentiéme ; il fort du nez , pendant l'a-
gonie & même après la mort, une
quantité prodigieufe de la même mucofité.

Il eft affez ordinaire de voir finir
les fiévres putrides par une excrétion
des narines ; tout le monde fçait que
lorfqu'elles font féches , c'eft un
mauvais figne , & que lorfqu'elles
commencent à s'humecter , ainfi que
la langue , la maladie entre dans fes
derniers tems.

On a souvent trouvé dans ces sortes de maladies, quelle qu'en ait été la terminaison, que le pouls avoit été *rebondissant* vers le commencement sans être suivi de saignement de nez ; lorsqu'à la fin de la maladie , le pouls ayant perdu de sa force & de sa *dureté* , il se faisoit par les narines des excrétions *muqueuses* ou purulentes , le pouls *nazal* demeuroit plus ou moins *rebondissant* , plus ou moins *dilaté* & *souple* , selon qu'il y avoit plus ou moins d'obstacle à la crise.

OBSERVATION XXXIX.

Un jeune homme a l'intérieur des narines plein de croutes ou de gales qui augmentent en de certains tems ; il survient alors des maux de tête violens ; le pouls est évidemment *redoublé* ; le mal de tête cesse lorsqu'il coule par les deux narines une grande quantité de sérosité & de mucosité : ce flux *muqueux* est pour ainsi dire périodique ; il n'est pas rare d'en trouver de cette espéce.

OBSERVATION XL.

Un jeune homme âgé de dix-neuf

ans à un polype au nez : ce polype devient douloureux périodiquement ;
le pouls eſt *rebondiſſant* pendant la
fin de ces accès de douleur & quelquefois vers les commencemens ; ces
ſortes d'accès finiſſent par une abondante évacuation muqueuſe, & quelquefois légérement teinte de ſang.

OBSERVATION XLI.

Un homme âgé de quarante ans eſt
ſujet à des rhumatiſmes paſſagers,
mais fort douloureux ; il a de tems
en tems pendant l'accès, des douleurs
vives au fondement : il ſurvient enſui-
re un enchifrenement qui eſt ſuivi
d'une abondante évacuation de pitui-
té par le nez ; ce qui termine le paroxiſme ; cet homme paroît avoir habituellement le pouls tendant au *rebondiſſement* qui devient évident lorſque l'évacuation du nez ſe décide.

OBSERVATION XLII.

Une femme qui s'expoſa trop tôt
à l'air à la ſuite de ſa troiſiéme couche ne fut point réglée, comme elle
avoit accoutumé de l'être le deuxiéme
mois ; elle fut attaquée d'une violen-

te douleur comme rhumatifmale vers les parties fupérieures des épaules, & celles du fternum ; la douleur s'étendit peu à peu jufqu'aux oreilles & jufqu'à la tête, furtout vers les finus frontaux ; la fiévre étoit vive avec des redoublemens tous les foirs ; le pouls parut *rebondiffant en quelques pulfations* vers le quatorziéme jour ; les redoublemens de la fiévre diminuerent ; le pouls fut prefque continuellement *rebondiffant*, & un peu *mol* vers le vingtiéme ; du vingt-cinquiéme au trentiéme il fortit par le nez à différentes reprifes, une grande quantité de matiére *muqueufe*, *purulente*, mélée de beaucoup de matiére féreufe; la malade demeura pourtant avec un enchifrenement confidérable ; fes yeux étoient très-chargés ; le derriére des oreilles étoit fort humide ; l'évacuation des narines fe foutenoit toujours ; le pouls étoit continuellement *rebondiffant*; il changea enfin, il devint *inférieur*, & les régles parurent, qui terminerent la maladie.

OBSERVATION XLIII.

Un malade qui avoit les os propres

du nez cariés , ainfi que l'Ethmoïde ,
& une portion des os du palais ,
évacuoit de tems en tems beaucoup de pus & de matiéres ichoreu-
fes par le nez; il avoit fouvent le pouls
rebondiffant.

La même chofe arrivoit à un homme qui s'étoit fracturé les os du nez ;
mais quoique l'écoulement des matiéres fût prefque conftant, le pouls
n'étoit pas toujours *rebondiffant.*

Un homme qui a reçu un coup
violent fur la tempe gauche , rend
fouvent par la narine de ce côté beaucoup de matiére puriforme & quelquefois du fang ; il a très-fouvent &
prefque habituellement le pouls *redoublé & nazal.*

On voit au refte par toutes ces obfervations la comparaifon qu'il y a à
faire dans le pouls *nazal* comme dans
toutes les autres efpéces de pouls critiques entre les mouvemens qui les caractérifent, & la nature de la maladie ;
il paroit que dans les maladies graves
ou dans celles qui arrivent à des corps
mal conftitués , il ne faut pas toujours abfolument compter fur les
événemens qui femblent être annon-

CHAPITRE IX.

Du Pouls inférieur *, & de ses différentes espéces.*

L E pouls *inférieur* est celui qui précéde , & qui annonce , par conséquent , les évacuations *critiques* qui
se font par les organes situés au-dessous du diaphragme ; ce pouls est très-
marqué & très-reconnoissable ; il n'est
pas même difficile d'apprendre à le
bien distinguer.

Son caractére principal est d'être
irrégulier , c'est-à-dire que les *pulsations sont inégales entr'elles , & ont des
intervalles inégaux ;* ces intervalles sont
quelquefois si considérables , qu'ils forment de véritables intermittences , selon
l'espéce de pouls inférieur & selon que
cette espéce se trouve plus ou moins déclarée ; on trouve aussi assez souvent une
sorte de sautillement de l'artére ; ce sautillement sert beaucoup à caractériser le
pouls inférieur. Ce pouls n'est jamais

aussi *développé*, aussi *souple*, aussi *égal*, que le pouls *supérieur*.

C'est ce qui fait que par le défaut d'habitude d'en juger, on pourroit quelquefois le confondre avec le pouls *convulsif* ou le pouls *d'irritation*, quoiqu'ils ayent cependant entr'eux des différences bien évidentes, ainsi qu'on le fera voir dans l'examen du pouls *convulsif*.

Mais comme il se trouve dans le bas-ventre beaucoup d'organes *excrétoires*, aussi le pouls *inférieur* qu'on peut appeller *ventral* ou *abdominal*, a-t-il beaucoup de différences, qu'on n'a pu parvenir à réduire en des classes bien distinctes qu'au moyen d'une infinité d'observations ; la difficulté a même été d'autant plus grande qu'il n'est pas rare de trouver que les excrétions se font en même tems par plusieurs organes du bas-ventre.

Il y a une espéce particuliére de pouls à la fonction excrétoire ou à l'effort critique de chaçun des viscéres du bas-ventre ; ces espéces particuliéres ont encore leurs variations propres selon les obstacles que l'effort critique trouve à son progrès ;

ainfi comme toutes les excrétions qui fe font par les vifcéres du bas-ventre ont chacune leur méchanifme propre, elles font de même précédées & accompagnées chacune de leur efpéce particuliére de pouls.

Il eft important de fe rappeller dans l'examen de ces efpéces de pouls, que le pouls *développé*, *dilaté*, qui précéde toujours, ainfi qu'on la déja remarqué, toutes les efpéces de pouls *critique*, refte quelquefois un certain tems dans une forte d'indétermination; c'eft ce qui doit rendre fort circonfpect fur le jugement qu'il faut porter dans la tranfition du pouls *développé* à quelque efpéce particuliére de pouls *critique*.

Au refte tous les pouls *inférieurs* ainfi que les *fupérieurs*, font *fimples* ou *compliqués* : le détail des obfervations qui conftatent les efpéces particuliéres du pouls *inférieur* va donner à tout ce qui eft énoncé dans ce Chapitre l'appui & la lucidité convenables ; les mêmes obfervations qui détermineront les différentes efpéces de ce pouls, prouveront auffi qu'il y a un caractére particulier & général qui les range nécessairement dans la classe du pouls *inférieur* ; par ce moyen l'existence de ce pouls *inférieur* ou *ventral* sera démontrée, ainsi que l'importance dont il est de le bien connoître en tous ses détails.

CHAPITRE X.

Du Pouls qui annonce le vomissement ; ou stomachal simple.

DE tous les pouls *inférieurs simples*, celui qui est le moins *développé* & qui approche par conséquent le plus du pouls *d'irritation*, c'est le pouls qui annonce ou qui accompagne le vomissement ; aussi ne doit-on pas toujours regarder le vomissement comme une véritable crise.

En effet le vomissement naturel & critique qui termine une maladie est très-rare, sur-tout dans l'usage où l'on est d'employer des vomitifs aux commencemens de la plûpart des maladies : l'effort naturel qui détermine cette évacuation, a toujours dans le fonds, quelque chose de symptomatique, lors même qu'on peut juger par la diminution des accidens qu'elle a pris sur la cause de la maladie.

Solano remarque *qu'il n'a jamais observé une simple crise par le vomisse-ment, sans une diarrhée ;* cependant on ne sçauroit nier qu'il n'y ait quelquefois des vomissemens naturels, ou excités par quelque reméde, qui soulagent au point de paroître emporter une maladie.

Le pouls *stomachal* est, comme nous l'avons déja dit, *le moins développé de tous les pouls critiques, il est moins inégal que toutes les autres espéces de pouls inférieur ; l'artére semble se roidir & frémir sous le doigt ; elle est souvent assez saillante ; les pulsations sont fréquentes & avec des intervalles assez égaux.*

La tension de l'artére jointe à l'inter-mission étoit pour Solano *un signe certain du vomissement ;* mais *l'intermission* annonce, en ce cas là, un pouls qui n'est pas *simple ;* c'est ce qui sera suffisamment éclairci dans son lieu.

Il est néanmoins à propos de re-remarquer ici que le pouls *stoma-chal* décrit par Solano est réellement un pouls *critique compliqué* avec le
pouls

ral qui les range néceſſairement dans la claſſe du pouls *inférieur* ; par ce moyen l'exiſtence de ce pouls *inférieur* ou *ventral* ſera démontrée , ainſi que l'importance dont il eſt de le bien connoître en tous ſes détails.

CHAPITRE X.

Du Pouls qui annonce le vomiſſement ;
ou ſtomachal ſimple.

DE tous les pouls *inférieurs ſim-ples* , celui qui eſt le moins *développé* & qui approche par conſé-quent le plus du pouls *d'irritation* , c'eſt le pouls qui annonce ou qui ac-compagne le vomiſſement ; auſſi ne doit-on pas toujours regarder le vo-miſſement comme une véritable criſe.

En effet le vomiſſement naturel & critique qui termine une maladie eſt très-rare , ſur-tout dans l'uſage où l'on eſt d'employer des vomitifs aux commencemens de la plûpart des ma-ladies : l'effort naturel qui détermine cette évacuation , a toujours dans le fonds , quelque choſe de ſymptomatique, lors même qu'on peut juger par la diminution des accidens qu'elle a pris sur la cause de la maladie.

Solano remarque *qu'il n'a jamais observé une simple crise par le vomisse-ment, sans une diarrhée;* cependant on ne sçauroit nier qu'il n'y ait quelquefois des vomissemens naturels, ou excités par quelque reméde, qui soulagent au point de paroître emporter une maladie.

Le pouls *stomachal* est, comme nous l'avons déja dit, *le moins développé de tous les pouls critiques, il est moins inégal que toutes les autres espéces de pouls inférieur; l'artére semble se roidir & frémir sous le doigt; elle est souvent assez saillante; les pulsations sont fréquentes & avec des intervalles assez égaux.*

La tension de l'artére jointe à l'intermission étoit pour Solano *un signe certain du vomissement;* mais *l'intermission* annonce, en ce cas là, un pouls qui n'est pas *simple;* c'est ce qui sera suffisamment éclairci dans son lieu.

Il est néanmoins à propos de re-remarquer ici que le pouls *stoma-chal* décrit par Solano est réellement un pouls *critique compliqué* avec le pouls

pouls *convulsif* ; & on peut avancer que le pouls *critique* de l'eſtomac ou vraiment *ſtomachal* eſt celui qui ſe rencontreroit , s'il étoit poſſible de le ſaiſir , lorſque l'action de l'eſtomac ſe trouve déterminée vers les voyes inférieures , c'eſt-à-dire , vers le pilore.

S'il eſt vrai que chaque viſcere employe à peu près un tems fixe & déterminé à s'acquitter de ſes fonctions , & que le tems que l'eſtomac met à faire la digeſtion , puiſſe être apperçu & meſuré par les ſignes qui accompagnent les divers tems de la digeſtion ; ſi les ſignes de ces différens tems peuvent être diſtingués , peut-être trouvera-t-on le moyen de fixer ou de peindre les variations que l'action naturelle de l'eſtomac opére vraiſemblablement ſur le pouls: l'effet des émetiques , celui des purgatifs & des poiſons pourroit ſervir à conſtater exactement les ſignes qui rendroient ces variations reconnoiſſables.

Tout ceci s'éclaircira par l'examen des mouvemens critiques déſignés par les autres eſpéces de pouls *inférieurs* critiques : on n'examine ici que le pouls du vomissement.

OBSERVATION XLIV.

Une fille âgée de vingt ans & mal réglée, vomit depuis trois mois tout ce qu'elle prend, excepté le caffé, excepté encore les eaux minérales savoneuses, appellées eaux *Bonnes* ; on a essayé inutilement toute sorte d'alimens & de boisson. L'intervalle qui précéde le vomissement est accompagné d'angoisses, de pâleur au visage, d'une sorte de tremblement général ; le pouls qui est naturellement assez *souple* & assez *égal* devient *dur* & *fréquent* ; *l'artére paroit* en quelque maniére *s'arrondir, elle devient plus saillante, les pulsations sont presque égales, on sent les parois de l'artére s'agiter par une espéce de tremblement* ; alors le vomissement ne tarde point à se déterminer ; & lorsque l'estomac est débarrassé le pouls revient dans son état ordinaire ; il est même plus *plein* quelquefois & plus *développé* pendant quelques heures.

OBSERVATION XLV.

Un vieux soldat qui est dans le maras-me vomit tout ce qu'il prend depuis cinq mois, il a la fièvre lente; le pouls est, comme il se trouve ordinairement dans ces cas-là, plus *net* le matin que pendant le reste de la journée ; il est *fréquent & petit*; il devient très-*convulsif* dans des accès irréguliers de douleur dont le siége est dans la région épi-gastrique; quelques heures après que le malade a pris de la nourriture, son pouls *s'éleve sensiblement*, *l'artére est tremblotante, dure, brusque & comme arrondie*; *les pulsations sont inégales* à peu près dans cet ordre ; à trois ou quatre *pulsations, égales il en succede deux ou trois un peu moins fortes, & puis les pulsations plus fortes reparoissent*; le vomissement survient, & ensuite le pouls reprend son état *d'irritation* & de fièvre : le malade meurt dans le dernier dégré de maigreur; on trou-ve le pilore ossifié, & les environs de cette ossification en suppuration.

OBSERVATION XLVI.

Un malade qui, depuis quelque
D ij

tems, se sent fort accablé, éprouve
constamment vers la région épigastrique une pesanteur singuliére; il vomit
tout ce qu'il prend; le pouls & la disposition au vomissement demeurent
toujours dans le même état, malgré
plusieurs saignées & l'usage des émetiques & des purgatifs. Le pouls est
concentré, petit, fréquent; deux ou
trois heures après que le malade a pris
quelque boisson un peu abondante
le pouls *se développe,* il *se durcit, l'artére est très-tendue & elle semble se mouvoir comme en serpentant sous le doigt;
les pulsations sont très-fréquentes & peu
inégales;* alors le malade vomit ce
qu'il a pris, & le pouls se rétablit dans
son état ordinaire: vers le dix-huitiéme jour le pouls se développe, il *devient plein, vigoureux, sensiblement inégal; il y a quelques intermittences, il est
assez souple;* le dévoyement survient,
& de légers purgatifs suivis d'abondantes évacuations terminent la maladie vers le vingt-cinquiéme jour.

OBSERVATION XLVII.

Fiévre continue avec des redoublemens; le malade n'appelle du secours

que vers le fixiéme jour ; la poitrine eft prife, les crachats font fanguinolens & un peu cuits au feptiéme ; trois faignées & des purgations
douces ne dérangent pas l'excrétion
établie des crachats jufques vers le
onziéme ; dans ce tems-là le pouls ,
au lieu de fe *développer* de plus en plus,
fe *refferre ;* on y fent *l'ondulation* & le
redoublement inftantané qui caracté-
rife le pouls *pectoral ;* mais il y a de
tems en tems des pulfations *vives avec
un tremblement & une roideur confidéra-
rables de l'artére ;* on en compte à différentes reprifes jufqu'à dix ou douze
de fuite de cette efpéce. Du quatorziéme au feiziéme la malade vomit
naturellement & en plufieurs fois une
grande quantité de matiéres glaireufes & bilieufes.

Le pouls eft , depuis cette évacuation, exactement *pectoral ;* on n'y
fent plus rien de *brufque* ni de *géné*
vers le dix-huitiéme ; & la maladie
fe termine par l'expectoration. Il paroit que le *ferrement ,* la *petiteffe & la
roideur du pouls* étoient produits par
la plénitude de l'eftomac , & n'é-
toient que les avant-coureurs du vomiffement.   D iij

Il n'est pas rare de trouver dans les maladies tant aigues que chroniques un *serrement particulier du pouls, avec une roideur considérable de l'artére, de la fréquence & de l'irrégularité* ; le pouls se *développe* ensuite & c'est ordinairement d'un bon augure ; ce *serrement* est très-souvent accompagné, si non d'un vomissement, du moins de naufées, d'anxiétés, d'une sorte d'oppression incommode vers la région épigastrique ; oppression qui n'échappe jamais à l'attention des malades dont les plaintes expriment à merveille au Médecin ce que le pouls lui indique déja, c'est-à-dire, l'embarras de l'estomac, les efforts de ce viscére, & l'état violent dans léquel il se trouve sous le poids des matiéres *glaireufes, bilieufes, indigestes.*

Ce *développement* du pouls que les Médecins fouhaitent tant fe montre fouvent après les faignées, & après l'action des émétiques & des purgatifs; ce qui ne prouve pas moins que le pouls, *dur, ferré, irrégulier, fréquent,* indique un degré confidérable d'embarras de l'estomac, & doit être pris pour le pouls *stomachal* avant-coureur du vomiffement.

Mais les observations rapportées dans ce Chapitre prouvent évidemment que le pouls *stomachal* est presque toujours *compliqué*. Ce qu'il y a à dire pour finir l'histoire de ce pouls regarde donc celle des pouls *compliqués* qu'il faut consulter, ainsi que celle des pouls qui succédent à l'usage des remédes.

CHAPITRE XI.

Du Pouls qui annonce les évacuations critiques du ventre, ou intestinal *simple.*

LE pouls *intestinal simple* est celui qui annonce & qui accompagne ordinairement les évacuations critiques qui se font par le canal intestinal; ce pouls subsiste aussi quelquefois, ainsi que les autres pouls *critiques* après que les évacutions sont faites ; ce qui n'arrive que parce que la crise n'a pas été complette pendant les premiers jours.

Les raisons de cette définition ne peuvent être bien entendues que par

D iiij

la comparaison de tout ce qu'il reste
à éclaircir dans les suites de cet ouvrage ; il s'agit simplement ici de
constater l'espéce de pouls qui précede les excrétions *critiques* intestinales
qui terminent les incommodités &
les maladies. On examinera ailleurs
ce qui a rapport aux excrétions symptomatiques.

Voici en quoi consiste la nature ou
l'état du pouls *intestinal critique ; il est
beaucoup plus développé que le pouls du
vomissement; ses pulsations sont assez fortes, comme arrondies , & surtout inégales,
tant dans leur force que dans leurs intervalles , ce qui est très-aisé à distinguer , puisqu'il arrive presque toujours
qu'après deux ou trois pulsations assez
égales & assez élevées , il en paroît
deux ou trois qui sont moins développées , plus promptes , plus rappro-
chées , & comme subintrantes ; de là résulte une sorte de sautillement ou d'ex-
plosion de l'artére plus ou moins régulier ;
aux irrégularités de ce pouls se joignent
souvent des intermittences très-remarqua-
bles. Il n'est jamais aussi plein , aussi développé que le pouls supérieur : il
n'a point nécessairement d'ordre marqué*

dans ses intermittences ; c'est au contraire par son désordre qu'il se rend reconnoissable.

Solano a avancé que *le pouls qui annonce le dévoyement est le pouls intermittent ;* cet Auteur n'a fait attention qu'aux *intermittences*, & c'est avec d'autant moins de raison qu'il n'est pas rare d'observer des dévoyemens critiques bien décidés, qui ne sont précédés & accompagnés que du pouls *intestinal* tel qu'il vient d'être décrit, sans qu'il y ait presque *d'intermittences*.

Il est vrai que *l'intermittence* du pouls est souvent suivie du dévoyement, mais cela n'arrive pas toujours ; & *l'intermittence* jointe aux *irrégularités* anonce plus certainement cette crise ; c'est donc à ces *irrégularités* qu'il faut d'abord faire attention lorsqu'il s'agit de juger du pouls du dévoyement critique : au reste on fera voir en son lieu combien il est important de distinguer ces irrégularités d'avec celles qui se trouvent dans les pouls *compliqués* avec le pouls *d'irritation*, car celles-ci ne sont pas toujours bien critiques (1). Il ne faut jamais

(1) Voy. Chap. 23 & les suivans.

perdre de vue que les pouls *excréteurs critiques*, dont il eſt actuellement queſtion, ſont toujours précédés d'un pouls bien *développé*.

OBSERVATION XLVIII.

Un jeune homme d'une forte conſtitution, qui ſe trouvoit un peu incommodé me demanda de lui tâter le pouls ; je le trouvai *fréquent*, *fort*, *très inégal*, *ſautillant à peu près à chaque troiſiéme pulſation*, il y avoit de tems en tems *quelque pulſation à peine ſenſible & tout près de former une vraie intermittence*, ce qui me fit dire qu'il ſe paſſoit quelque révolution extra-ordinaire dans les entrailles ; il ſe trouva en effet qu'il y avoit depuis la veille un léger dévoyement accompagné de quelques douleurs de colique ; ce dévoyement dura près de trois jours & ſe termina naturéllement.

Un jeune homme, d'une conſtitution délicate, m'ayant demandé de lui tâter le pouls, je le trouvai fort *irrégulier*, *inégal*, *ſautillant*, *intermittent*, *tantôt de quatre en quatre*, *tantôt de ſept en ſept pulſations* : je parlai d'une diſpoſition prochaine au dévoyement, & d'un embarras d'entrailles ;

à quoi le jeune homme me répondit qu'il étoit vrai qu'il avoit eu le dévoyement, mais qu'il ne l'avoit plus depuis deux jours, étant dans l'ufage de la rhubarbe prife à petites dofes; je répondis que le dévoyement reviendroit, ce qui arriva en effet dès le lendemain; cette évacuation qui fut fort abondante & qui dura plufieurs jours ne pouvoit être attribuée à la rhubarbe, puifqu'on en avoit pris très-peu; quoi qu'il en foit le pouls annonçoit l'évacuation du ventre.

OBSERVATION XLIX.

Une fille âgée de dix-neuf à vingt ans, qui fe trouve incommodée, a le pouls *plein, inégal, vif, avec quelques intermittences fréquentes qui viennent irréguliérement* ; j'annonçai un dévoyement prochain ; cette fille affura que cela ne fçauroit être parce qu'elle étoit naturellement très-conftipée; le ventre s'ouvrit pourtant la nuit fuivante & il y eut onze évacuations.

OBSERVATION L.

Un malade attaqué d'une fiévre

continue avoit eu pendant les neuf
premiers jours le pouls très-*ferré* &
de tems en tems un peu *variable*, furtout à la fuite des remédes ordinaires;
vers le onziéme le poüls devint *plus
développé*, *plus élevé*, *inégal*, *fautillant
avec quelques intermittences qui paroiffoient tantôt après fix*, *tantôt après neuf,
tantôt après dix pulfations*; il fut fuivi,
vers le quatorziéme de la maladie,
d'abondantes évacuations bilieufes,
qui jufques-là n'avôient point été de
cette qualité dans l'effet des émétiques & des purgatifs qui avoient précédé.

Cette crife dura trois ou quatre
jours; je tâtai fouvent le pouls dans
cet efpace de tems; il gardoit à peu
près le même ordre; mais de tems en
tems il *s'élevoit promptement*, il *fautil-
loit* plus qu'à *l'ordinaire*; cette *éléva-
tion* ou ce *fautillement* étoit conftamment fuivi d'une évacuation; ce qui
dura jufques vers le vingtiéme qui
fut le terme de la maladie.

Cette obfervation fur le *fautillement*
extraordinaire du pouls qui annonce
une évacuation très-prochaine, dans
l'état du dévoyement critique a été
fouvent répétée.

OBSERVATION LI.

Un jeune homme très-vigoureux , fut attaqué d'une fiévre fans redou-blemens bien marqués , & avec un violent mal à la tête ; le pouls fut *fer-ré & non critique* jufques vers le qua-triéme jour ; alors il devint *inégal ,* les *pulfations étoient tantôt dures , tantôt molles ; on auroit dit qu'il y avoit dans l'artére une forte de nœud qui la rendoit plus faillante dans de certaines pulfations que dans d'autres ; il y avoit , fur-tout , quelques intervalles très-confidérables ;* je jugeai qu'il y auroit des évacuations bilieufes ; elles arrivérent en effet du fixiéme au neuviéme , & elles dé-gagérent la tête ; ce que deux fai-gnées du pied & l'émétique n'avoient point opéré ; le pouls redevint fou-ple & *à peu près égal* vers le dixiéme jour ; le malade entra en convalef-cence vers le quatorziéme , après avoir pris un légér purgatif placé dans un tems où le pouls étoit rede-venu *inteftinal.*

OBSERVATION LII.

Un malade au cinquiéme jour d'une

fiévre putride, pour laquelle on a fait trois faignées & donné l'éméti- que, a le pouls *inteſtinal*: il y a deux ou trois pulſations *fortes & aſſez égales*, l'artére s'éleve enſuite comme en fur- ſaut & paroit, dans cet inſtant, rou- ler, pour ainſi dire, ſous le doigt : le malade prit au ſeptiéme jour, deux onces de manne & deux gros de ſel d'Epſom, qui produiſirent vingt & trois évacuations très-bilieuſes, & la maladie ſe termina bientôt après.

Un vieillard qui ſe ſentoit depuis deux ou trois jours très-abattu, fut attaqué d'une fiévre qui commença par un violent friſſon, le pouls qui étoit très-*concentré* les premiers jours, ſe *développa* vers le ſixiéme ; le lende- main il devint *inégal*, comme *tremblo- tant avec quelques intermittences irrégu- liéres* ; le ventre grouilloit beaucoup, le malade avoit d'inutiles & fréquen- tes envies d'aller ; pour déterminer les évacuations que le pouls annon- çoit, on donna deux onces de man- ne qui purgérent abondamment ; le pouls ſe *releva* enſuite, il devint *pectoral* vers le onziéme, & la criſe s'acheva par l'expectoration.

OBSERVATION LIII.

Le pouls devient *inteſtinal ; c'eſt-à-dire irrégulier, arrondi, intermittent à peu près à chaque quatriéme pulſation*, vers le ſixiéme jour d'une fiévre continue : le malade qui étoit jeune & bien conſtitué, eut un dévoyement critique qui dura pendant trois jours ; cette criſe vint à la ſuite d'un très-léger purgatif qu'il avoit pris le ſeptiéme ; il eſt bon de remarquer que le malade rendit près de trois aulnes de ver ſolitaire ; le pouls ayant repris ſon *égalité* vers le douziéme la maladie fut bientôt terminée.

OBSERVATION LIV.

Fiévre aſſez forte dans un homme vigoureux ; le pouls fut depuis le deuxiéme jour *intermittent* à chaque huitiéme pulſation, *irrégulier & ſautillant* ; il *ſe développa & devint plus fréquent*, vers le neuviéme ; le malade eut ce jour là un dévoyement abondant, & dès le dixiéme jour de la maladie le pouls fut preſque rétabli dans ſon état naturel.

O B S E R V A T I O N LV.

Douleurs de colique avec le pouls
fort *irrégulier* & *intermittent* à chaque
dix ou douziéme pulfation ; ces douleurs fe terminent par des évacuations
très-abondantes du quatriéme au feptiéme & du feptiéme au onziéme jour
de la maladie.

O B S E R V A T I O N LVI.

Fluxion de poitrine avec crachement de fang, dans un vieillard ; le
pouls refte *convulfif* & *indécis* jufques
vers le douziéme de la maladie , &
dans cet intervalle il n'y eut prefque
point d'évacuations , malgré l'ufage
de quelques légers purgatifs ; le pouls
fe *développe* alors , il devient *dur*, *iné-*
gal, *irrégulier*, *fautillant*; les évacuations bilieufes font annoncées, & elles font fort abondantes vers le quatorze ; le pouls change enfuite, il devient *pectoral*, les évacuations du ventre ceffent , les crachats font abondans & comme purulens, ils terminent
la maladie.

OBSERVATION LVII.

Un jeune homme robuste est attaqué d'une fiévre continue, avec une bouffissure de tout le corps, & un gonflement si considérable de la langue qu'elle sortoit hors de la bouche; le pouls est *dur, plein, égal, rebondissant presque à chaque pulsation;* il y a du saignement de nez du six au dix de la maladie; le ventre pendant ce tems-là demeure resserré malgré un usage journalier d'apozemes purgatifs; vers le onziéme le pouls change presque subitement; il se *développe* médiocrement, *ses pulsations sont inégales, & sur-tout à des distances très-différentes, il y a même quelques légéres intermittences;* vers le quatorziéme jour, il survient un dévoyement considérable, qui cependant ne termina pas la maladie.

OBSERVATION LVIII.

Fiévre continue, qui avoit pour principal accident une douleur vive du côté droit depuis l'aine jusques aux fausses côtes; malgré plusieurs saignées & l'usage des potions huileuses, le pouls demeura *concentré, vif, convulfif*, & le ventre très-refferré, pendant les cinq premiers jours de la maladie : vers le fixiéme le pouls devint plus *plein*, *moins égal*, *quelquefois intermittent & il y avoit des pulfations qui paroiffoient fubintrantes ;* du dix au onze, il furvint des évacuations bilieufes fort abondantes, entretenues par de légers purgatifs, & la maladie fut ainfi terminée en peu de jours.

OBSERVATION LIX.

Une femme après des couches, dont toutes les fuites paroiffoient fe bien paffer, mangea un potage le quatriéme jour ; dès le foir même elle eut un friffon ; le pouls étoit *vif* & *ferré* pendant le friffon ; il fe *développa* un peu pendant la chaleur, & le lendemain il devint *dur*, *irrégulier*, *intermittent*, le ventre fe bouffit, la malade rendit naturellément le fixiéme jour une quantité prodigieufe de matiéres bilieufes & laiteufes, le pouls fe *remit* peu à peu vers le neuviéme, & le lendemain le cours des vuidanges fut rétabli.

OBSERVATION LX.

Un homme de complexion délicate, qui cependant paroit jouir d'une bonne santé, a depuis trois ou quatre ans une excessive liberté de ventre au point d'aller ordinairement trois ou quatre fois par jour; il s'est apperçu lui-même que toutes les fois qu'une évacuation se prépare, son pouls s'*éléve*, sa chaleur augmente; il sent une révolution générale dans toute la machine; le pouls est habituellement *serré* & un peu *intestinal*, il se *développe* de tems en tems, il devient *inégal*, *sautillant*, *il y a des pulsations qui sont fort éloignées les unes des autres, d'autres sont si près que l'une n'attend pas l'autre*, & cette révolution du pouls est constamment suivie d'une évacuation, après quoi le pouls se remet dans son état ordinaire.

On trouvera à peu près les mêmes phénoménes dans presque tous les dévoyemens critiques, comme on l'a déja vu dans l'Observation 50.

Mais il y a des maladies accompagnées de dévoyement où le pouls est si *convulsif* qu'il ne peut presque

point obéir aux déterminations propres à le rendre *inteſtinal* ; ces évacuations ſont preſque toujours ſymptomatiques. Voy. Chap. 23 & les ſuivans.

Au reſte les occaſions de faire des
Obſervations pareilles à celles qu'on
vient de rapporter, ſont ſi communes,
que tout Praticien peut aiſément les
vérifier en peu de tems ; la propoſition qui fait le ſujet de ce Chapitre,
peut être établie d'une maniére à
laiſſer peu de doutes.

CHAPITRE XII.

Du Pouls des régles , ou du Pouls ſimple de la matrice.

LEs ſignes qui font diſtinguer ce
pouls de celui du dévoyement
critique, ne paroiſſent pas d'abord bien
aiſés à ſaiſir : *l'irrégularité dans les pul-*
ſations , & le ſautillement de l'artére
ſont communs à ces deux eſpéces de
pouls ; on ne ſçauroit par conséquent
les différencier que par d'autres ſignes.

Voici la maniére qui a paru la plus

propre à les diftinguer : *L'intermittence*
ne fe montre pas à beaucoup près auffi
communément avec le pouls qui annonce les régles, qu'avec celui du dévoyement critique. Il eft même rare
qu'il y ait des *intermittences* dans le
pouls des régles ; ou s'il s'y en trouve, c'eft lorfqu'elles font jointes au
dévoyement, & alors le pouls eft
compliqué & non point *fimple*.

Le pouls *fimple de la matrice* eft
en général *plus fort*, *plus plein* que
celui du dévoyement ; on pourroit
même dire plus *fanguin*, puifqu'il eft
de fait que le pouls qui précéde &
accompagne les hémorrhagies critiques eft fur-tout dans les commencemens beaucoup plus *fort*, plus *refif-
tent* que celui des autres excrétions.

Une autre différence remarquable
entre le pouls *fimple de la matrice*, &
le *pouls fimple inteftinal*, c'eft une *tendance* au caractére du pouls du faignement de nez, qu'on trouve ordinairement dans le pouls des régles, &
jamais dans *l'inteftinal fimple* ; on peut
même avancer que ce caractére eft
commun aux pouls de toutes les efpéces d'hémorrhagies.

Le pouls simple de la matrice est donc ordinairement plus élevé , plus développé que dans l'état naturel , ses pulsations sont inégales , il y a des rebondissemens , moins constans à la vérité , moins fréquens ou moins marqués que dans le pouls nazal , mais cependant assez sensibles.

Ce pouls est beaucoup plus aisé à reconnoître dans les jeunes filles qui sont à la veille d'être réglées , pour la premiére fois , parce qu'il arrive souvent que la révolution qui détermine cette crise est accompagnée d'un mouvement de fiévre , qui rend les modifications du pouls beaucoup plus sensibles , à moins que quelqu'autre cause jointe à l'effort qui produit cette fiévre ne rende le pouls *compliqué.*

Les femmes qui approchent du tems de perdre leurs régles ont aussi très-communément dans le tems que les régles doivent paroître , une sorte de fiévre qui indique une plus forte résistance de la part de la matrice ; celles qui sont sujettes à des pertes sont dans le même cas lorsque l'hémorrhagie se prépare.

Il y a une attention importante à faire à l'égard du pouls *simple de la*

matrice, c'eſt qu'il ne faut pas s'attendre à le trouver dans toutes les
femmes tel qu'il vient d'être décrit ;
il y en a dans leſquelles la révolution
des régles eſt, pour ainſi dire, inſenſible ; la criſe ſe fait ſans qu'il paroiſ-
ſe dans le pouls des changemens bien
conſidérables (1).

Il y a des femmes dans leſquelles le pouls au lieu de ſe *dilater* &
de ſe *développer*, ſe *reſſerre* au contraire à l'approche des régles ; néanmoins
les *rebondiſſemens* & *l'irrégularité* des
pulſations s'y trouvent aſſez ſouvent
malgré le *reſſerrement* ; c'eſt ce qu'on a
lieu d'éprouver, ſur-tout dans les
femmes un peu graſſes : tout cela regarde les pouls *compliqués*.

Il y a encore une attention à avoir
en examinant le pouls des perſonnes
du ſexe ; c'eſt qu'il s'en trouve de ſi
impreſſionables que la ſeule préſence
du Médecin les affecte au point de
changer bruſquement leur pouls, &
de lui donner un caractére oppoſé à
la diſpoſition réelle où elles ſe trouvent ; ce changement rend même quelquefois le pouls fort approchant de

(1) Voyez le dernier Chap.

celui des régles; on comprend bien qu'en ces cas là dont il n'est pas difficile de s'appercevoir, il faut avoir la précaution de tâter le pouls à plusieurs reprises.

Il faut observer aussi, que le pouls *simple de la matrice* n'annonce que le tems des régles, c'est-à-dire, qu'il n'est pas toujours facile de décider par l'état du pouls, si les régles sont à la veille de paroître, si elles paroissent actuellement, ou si elles ont fini depuis peu; ce n'est que par le grand usage qu'on peut parvenir à quelque précision là-dessus.

OBSERVATION LXI.

Je fus appellé pour une Dame, qui me dit qu'elle craignoit beaucoup pour sa poitrine, & qu'elle se croyoit d'autant plus disposée à cracher du pus, qu'elle avoit un point de côté & un rhume qui duroit depuis longtems; je lui répondis après avoir tâté son pouls, qu'on ne pouvoit point encore juger du tems où les crachats viendroient, principalement en ce moment-là que le pouls paroissoit indiquer les régles, (car il étoit *irrégulier, dur , tendant au nazal , fréquent ,* & un *peu faillant ;*) votre remarque eſt bien juſte, me dit cette Dame , je ſuis ſujette depuis quelque tems à des per- tes qui m'inquiettent bien autrement que ma poitrine , & je ſuis actuelle- ment dans cet état là ; elle me fit alors l'aveu de ſa petite ſurpercherie.

On peut ſouvent en éprouver de pareilles de la part de pluſieurs fem- mes qui étant aux approches de leurs régles, qui les ayant, ou qui ſortant de les avoir, demandent qu'on leur tâte le pouls ſous le prétexte de quelque in- commodité.

Il ne faut jamais oublier en pareil cas, qu'il y a des femmes dans leſquel- les les régles ne produiſent pas dans le pouls les changemens ordinaires ; & ſi on cherche la raiſon de ces excep- tions on trouvera que les femmes qui ſont dans ces cas-là , ont les unes des diſpoſitions habituelles , & les autres d'accidentelles , qui empâchent que l'effort critique des régles n'influe ſur le pouls , comme il le fait ordinaire- ment ; ce qui a déja été remarqué ci- deſſus.

E

OBSERVATION LXII.

Une fille âgée de treize ans , q
n'avoit pas encore eu fes régles avc
le pouls *fiévreux , plein , dur , un p*
rebondiſſant , les pulſations *étoient tr*
inégales & quelquefois preſque ſubintra
tes ; je jugeai que les régles étoie
au point de paroître , qu'il n'y avc
rien à faire qu'à prendre de tems (
tems quelque taſſe d'infuſion de ſ
fran , & laver les jambes dans l'e;
chaude , une fois par jour ; les régl
parurent en effet le quatriéme jour ;
après les régles , le pouls fut comme
l'ordinaire *ſoupl , eégal & bien conditior*

OBSERVATION LXIII.

Pluſieurs filles ayant les pâles co
leurs , n'étant point encore réglée;
ou l'étant mal , avoient le pouls , l
unes *convulſif* , les autres très-*irréguliє*
& d'autres fort *compliqué* ; elles n'o;
été ſoulagées de leurs infirmités qi
lorſque par les ſecours de l'art ou p
celui de la nature , leur pouls eſt d
venu *développé , vif , inégal , diſpoſé ɩ*
rebondiſſement , & qu'il s'eſt ſouten
pendant un tems aſſez conſidérabl

dans cet état ; les régles ont paru
après ces révolutions du pouls , plus
ou moins promptement , selon les dispositions plus ou moins favorables de
ces jeunes personnes.

OBSERVATION LXIV.

Une femme âgée de quarante-un
ans, n'a point eu ses régles depuis trois
mois ; elle a été dans un accablement
singulier pendant tout ce tems-là, son
pouls a été constamment *petit , vif ,
convulsif & dans un état bien marqué
d'irritation ; il vient à se développer & à
se dilater ; il est rebondissant presque à
chaque pulsation , ensuite il se durcit un
peu , il devient très-irrégulier , fort inégal,
& il reste dans cet état pendant trois ou
quatre jours ;* cette femme rend chaque jour quelques goutes de sang par
le nez ; je lui annonçai néanmoins
qu'elle auroit ses régles incessamment;
elles parurent vers le quatriéme jour si
abondamment qu'on pouvoit dire que
c'étoit une perte ; elle dura sept ou
huit jours presque avec la même abondance, & peu de tems avant la fin de
la perte le pouls redevint *souple , assez
égal , & presque point convulsif.*

OBSERVATION LXV.

Une femme sujette à des pe
considérables , a ordinairement
pouls *concentré , mince , fréquent*
les extrémités froides ; elle juge e
même du retour prochain de la p
par la chaleur qui lui vient aux ex
mités & qu'elle attribue à un moi
ment de fiévre ; en effet le pouls
léve sensiblement, *ses pulsations ,*
fort inégales , irrégulieres , il y *a des*
bondissemens légers , assez fréquens ,
perte paroît environ vingt - qua
heures après.

OBSERVATION LXVI.

Un frisson survenu le deuxiéme j
d'une couche qui paroissoit heureu
suspend toutes les évacuations ,
pouls devient très-*convulsif ,* les n
melles s'affaissent, la peau devient
che & rude ; je fis faire une saigi
du pied, le pouls se *releva* après ce
saignée, le ventre fut gonflé & ten
sans être trop sensible ; le pouls cc
tinue à se développer , il est *plein ,*
peu dur , irrégulier légérement *rebon*
sant ; il y avoit entre les pulsatic

les *intervalles fort inégaux* ; j'annonçai
e retour de la perte ; elle parut du
ix au sept, dura peu & tout se remit
dans l'ordre naturel.

OBSERVATION LXVII.

Deux jeunes femmes dont les ré-
les sont naturellement fort abondan-
ces deviennent grosses ; la premiére se
rouve incommodée le deuxiéme mois
de sa grossesse, elle garde le lit, le pouls
qui étoit *lent & plein devient un peu fré-*
quent ; il est *irrégulier*, il y a quelques
rebondissemens ou plutôt une sorte de sau-
tillement de l'artére qui donne pour ain-
si parler un coup aigu ; la malade fut
saignée du bras sans aucun effet favorable ; je jugeai qu'on devoit s'attendre à une fausse couche ; elle arriva
en effet la nuit suivante ; il faut remarquer que cette femme étoit alors dans
e deuxiéme période de ses régles.

L'autre femme grosse de trois mois
croit avoir fait un effort, elle sent
ses lassitudes dans tout le corps ; après
deux saignées du bras le pouls se *roidit*
& *se durcit*, il est *très-inégal & il y a des*
rebondissemens assez marqués; elle fit une
fausse couche six jours après l'effort.

E iij

prétendu ; celle-ci étoit auſſi dans le tems qui répondoit à celui où elle avoit ordinairement ſes régles.

On trouvera dans le Chapitre vingt-uniéme & dans quelques autres beaucoup de choſes qui ont du rapport au Chapitre préſent.

CHAPITRE XIII.

Du Pouls ſimple *du foie.*

QUELQUES Hiſtoriens rapportent que les Médecins Chinois qu'on dit être dans l'uſage de juger des maladies par les divers états du pouls, aſſurent qu'il y a un pouls *particulier pour le foie* (1) ; c'eſt ce qui a principalement donné l'idée d'examiner s'il y avoit réellement un pouls *hépatique* ; ſans chercher s'il étoit tel que les Médecins Chinois l'ont décrit ; parce que ce qu'ils ont dit à cet égard , ne mérite pas attention.

J'ai trouvé que les ictériques ont un pouls qui leur eſt propre ; il eſt à la vérité difficile à reconnoître d'abord ; mais il devient plus marqué

(1) Hiſt. des Chinois.

lorſqu'il commence à ſe faire dans le foie quelque mouvement critique ; & ce qui eſt très-remarquable, c'eſt que ce caractére particulier du pouls ſe montre beaucoup plus ſenſiblement du côté droit que du côté gauche.

Ce pouls eſt évidemment *inférieur*: après le *ſtomachal* il n'y a point de pouls *critique* auſſi *concentré* ; il n'a ni *dureté ni roideur*, il eſt *inégal* & cette *inégalité* conſiſte en ce que *deux ou trois pulſations inégales entr'elles, ſuccedent à deux ou trois pulſations parfaitement égales, & qui ſemblent ſouvent naturelles.*

Ce pouls eſt moins *fort*, moins *bruſque* que celui de la matrice, & encore moins *vif*, moins *irrégulier* que *l'inteſtinal;* on ne le trouve jamais *rebondiſſant* à moins qu'il ne ſoit *compliqué* avec quelqu'autre eſpéce de pouls *critique* à laquelle le *rebondiſſement* ſoit néceſſairement joint.

Mais ces marques qui caractériſent exactement le pouls *hépatique* ne ſuffiſent pas pour le faire reconnoître facilement ; il eſt ſi ſouvent *compliqué* avec d'autres eſpéces de pouls *critique*, principalement avec le *ſtomachal* & *l'inteſtinal,* que les occaſions de le trou-

E iiij

ver avec fon caractére *fimple*, font fort
rares , excepté le moment dans lequel la crife du foie fe détermine parfaitement.

Il faut d'ailleurs obferver qu'indépendamment de la jauniffe, le foie eft
fujet à plufieurs fortes d'embarras qui
ne peuvent manquer de produire dans
le pouls, des changemens qui tiennent du caractére *hépatique*. Lorfque
ces embarras ne fe trouvent pas être
fupérieurs à l'effort critique, les changemens du pouls fuivent à peu près
le même ordre que dans les jauniffes,
c'eft-à-dire, que ces changemens font
peu reconnoiffables dans les commencemens, & beaucoup plus marqués à proportion du progrès de la
crife.

Le pronoftic d'une jauniffe critique que Solano dit avoir fait par le
pouls eft fort remarquable ; ,, ce Mé-
,, decin voyoit avec deux ou trois cé-
,, lébres Praticiens de Madrid un ma-
,, lade qui tomba dans une mélancolie
,, opiniâtre caufée par le chagrin qu'il
,, conçut d'être louche ; Solano ap-
,, perçut le pouls *de la fueur* qu'il ap-
,, pelloit *inciduus* ,, (& qui n'eft qu'u-

ne gradation de deux ou trois pulſations qui vont en augmentant) c'étoit
» après chaque vingtiéme diaſtole
» avec une tenſion conſidérable à l'ar-
» tére ; ce pouls revenoit enſuite ré-
» guliérement entre la ſeptiéme & la
» huitiéme pulſation ; Solano dit
» alors que la criſe approchoit , &
» par la dureté du pouls & quel-
» ques autres circonſtances de la ma-
» ladie , il jugea & pronoſtiqua ouver-
» tement que ce ſeroit une jauniſſe ;
» le malade devint en effet tout jaune
» du troiſiéme au quatriéme jour de-
» puis le pronoſtic.

M. Nihell remarque » que Solano
» connut bien par la dureté du pouls
» que cette criſe ne ſeroit pas une
» ſueur, mais il ne dit pas , ajoute M.
» Nihell , **ce** qui le détermina à aſ-
» ſurer que ce ſeroit une jauniſſe ;
» à moins que comme il ſurvint au
» malade trois jours avant la criſe une
» douleur & une tenſion aux hypo-
» condres, Solano ne jugeât que cet-
» te maladie ne ſe termineroit pas
» par la diarrhée , le vomiſſement , &c.
» parce que le pouls annonçoit une
» autre eſpéce de criſe & que la jau-

E v

„ niſſe pouvoit être regardée comme
„ une conſéquence naturelle de l'état
„ de la maladie.

OBSERVATION LXVIII.

Un hypocondriaque rend des urines
rouges, chargées, le ventre eſt un
peu gonflé, le malade eſt tourmenté de flatuoſités, il y a des grouillemens conſidérables ; le pouls devient
inteſtinal bien décidé, la bile coule,
il y a des évacuations copieuſes juſques vers le ſixiéme jour, que le malade fut vivement affecté d'un chagrin qu'on lui cauſa ; le pouls devient
fort *concentré*, il perd beaucoup de
ſon reſſort & il n'eſt preſque plus
inégal ; les urines ſont claires, le ventre s'arrête, les grouillemens ſont ſuf-
pendus, & vers la fin du ſeptiéme jour
le malade devient extrémement jaune
par tout le corps ; le pouls reſte dans
le même état de *conſtriction & de foibleſſe* juſques vers le onziéme de la
maladie qu'il redevient *inteſtinal* ; la
bile coule abondamment enſuite, avec
le ſecours de quelques légers purgatifs, & la maladie eſt terminée.

Observation LXIX.

Un jeune homme qui a du chagrin tombe dans un abattement singulier ; il se plaint d'un bouleversement général qu'il dit se faire dans ses entrailles ; le pouls est *inférieur* sans être déterminé à aucune excrétion ; dans cet état, le malade mange beaucoup & se donne une indigestion qui se termine par des vomissemens ; le pouls qui a paru *convulsif*, *stomachal* pendant le travail de l'indigestion est le lendemain plus *tranquille*, plus *égal*, *mieux réglé* qu'il ne l'étoit avant le vomissement ; le ventre est resserré ; les urines coulent peu ; & deux jours après cette indigestion le malade devient très-jaune en peu d'heures.

Le pouls annonçoit un embarras dans le bas-ventre avant l'indigestion ; cet embarras qui auroit dû naturellement être suivi d'évacuations ne le fut point ; l'indigestion suspendit l'effort des entrailles ; elle changea le pouls ; si l'on avoit fait attention à ce changement & qu'on eût jugé que les matiéres qui ne s'étoient pas évacuées par les voyes ordinaires devoient devenir

E vj

uné caufe d'irritation qui ne pouvoit que changer l'ordre de l'action
des vifcéres ; on auroit pu légitimement foupçonner qu'il arriveroit une
jauniffe.

OBSERVATION LXX.

Abattement général, embarras d'entrailles , pefanteur de tête , fiévre
dans un vieux gouteux ; le pouls eft
très-*dérangé* les deux premiers jours ,
les pulfations font *inégales* , mais le
pouls n'eft pas exactement *inteftinal* ;
fon *irrégularité* eft plus évidente du
côté droit que du côté gauche : quoiqu'il n'y eût ni douleur ni tumeur du
côté du foie je jugeai néanmoins qu'il
étoit fort à craindre qu'il ne s'y for-
mât quelque embarras dans ce vifcére;
le malade fut faigné du bras , & on le
mit dans l'ufage d'apozemes faits avec
des plantes nitreufes ; ce qui n'empêcha pas qu'au quatriéme de la maladie le malade ne devînt jaune par tout
le corps ; vers le neuviéme le pouls
fe développe , il eft beaucoup plus
inégal ; il devient *inteftinal* bien déclaré , & la maladie fe termina par de
copieufes évacuations que produifi-

rent quelques légers purgatifs.

On voit par cette Obſervation que dans l'état où ſe trouvoit le pouls du côté droit au troiſiéme jour de la maladie, on auroit pu prédire une jauniſſe.

Observation LXXI.

Un jeune homme âgé de quinze ans avoit depuis ſon enfance un embarras marqué à la rate, il ſe plaignoit de tems en tems de douleurs très-vives dans tout l'hypocondre gauche; le pouls gauche étoit ordinairement & ſur-tout dans les paroxiſmes de cette douleur, plus *irrégulier*, plus *vif*, plus *tendu*, que celui du côté droit.

Il eſt à préſumer que les variations que l'action de la rate opére ſur le pouls doivent être rapportées à la claſſe du pouls *d'irritation*; cependant ſi la rate forme un réſervoir particulier pour le ſang, ce réſervoir fait vraiſemblablement, lorſqu'il ſe vuide ou lorſqu'il ſe remplit, des changemens ſur le pouls; ces changemens lorſqu'on ſera parvenu à les bien déterminer, ſerviront à caractériſer le pouls *ſimple de la rate*, que je n'ai pas eu occasion d'obferver affez pour en bien connoître les fignes diftinctifs.

CHAPITRE XIV.

Du Pouls fimple *des hémorrhoïdes*

CETTE efpéce de pouls tient un peu du pouls *fupérieur* fur-tout *du nazal*, & quoiqu'il foit examiné ici comme *fimple*, il eft pourtant très-communément *compliqué* avec le pouls *d'irritation*, peut-être même l'eft-il toujours.

Ce neft que par une fuite d'obfertions faites avec la plus grande attention, qu'on a pu parvenir à conftater exactement le caractére de cette efpéce de pouls, fouvent même il y a beaucoup de difficulté à le diftinguer du pouls des régles.

Stahl a remarqué qu'il y a beaucoup de reffemblance entre la difpofition des vaiffeaux hémorrhoïdaux & celle des vaiffeaux de l'interieur des narines, ainfi qu'entre plufieurs des affections auxquelles ces parties font fujettes ; il a remarqué auffi qu'il y

avoit un rapport particulier entr'elles;
en effet il n'eſt pas rare de voir l'hémorrhagie d'une de ces parties ſuccé-
der & ſuppléer à celle de l'autre.
Cette obſervation bien approfondie
ſeroit propre à jetter des doutes
ſur pluſieurs idées reçues au ſujet des
conſéquences tirées des loix de la circulation. Voy. Chap. 21.

L'état *d'irritation* qui paroit preſque inſéparable du pouls des hémorrhoïdes eſt cauſe qu'on a ſouvent de
la peine à juger ſi un flux hémorrhoïdal eſt critique, ou ſymptomatique; les
remarques que Stahl & ſes diſciples
ont faites ſur le flux hémorrhoïdal ,
quelque utiles qu'elles ſoient , n'ont
pourtant pas déterminé ce qui peut
ſervir à faire cette importante diſtinction : venons aux marques qui caractériſent le pouls hémorrhoïdal.

Ce pouls eſt inégal comme toutes les
autres eſpéces de pouls inférieur , mais
c'eſt d'une inégalité qui lui eſt particuliere,
ſes pulſations ſe reſſemblent peu entr'el-
les pour la force & encore moins pour
les intervalles ; ces pulſations lorſqu'elles
ſont moins inégales paroiſſent preſque
toujours tenir de l'etat d'irritation : il y

en a néanmoins de tems en tems quelques-unes de plus dilatées & où le resserrement est moins sensible ; ces pulsations
plus dilatées sont bientôt suivies de pulsations où il y a du rebondissement ; voici
l'ordre à peu près que ces changemens
ont accoutumé de suivre.

A trois ou quatre pulsations un peu
concentrées, vives, roides, presque égales,
succédent deux ou trois pulsations un peu
dilatées comme arrondies & moins égales;
les trois ou quatre pulsations suivantes
se font avec du rebondissement ; mais ces
diverses pulsations ont ceci de commun ,
c'est qu'on y trouve une sorte de tremblotement assez constant , plus de fréquence
& de fonds de resserrement que dans les
autres espéces de pouls inférieur.

On sent , pour ainsi dire , une sorte
de profondeur du pouls , & cette profondeur jointe au tremblotement des pulsations , semble être le caractére le plus dis-
tinctif entre le pouls des régles & celui des
hémorrhoïdes ; celui-ci est moins dilaté que
le premier ; celui des hémorrhoïdes n'est
jamais intermittent non plus que celui
des régles ; ou s'il l'est , le dévoyement se
joint aux hémorrhoïdes.

Au reste ce n'est qu'avec beaucoup
d'attention & en combinant la dif-

position, l'état habituel, l'âge & le tempérament du sujet qu'on examine qu'il faut se flatter de distinguer par l'état du pouls, l'engorgement des vaisseaux hémorroïdaux, le tenesme, ou le flux hémorrhoïdal rouge ou *muqueux* ; car ce sont là les incommodités que suit & qu'annonce le pouls des hémorrhoïdes, dont les differens degrés ne peuvent être bien reconnoissables qu'avec le secours de cette comparaison.

OBSERVATION LXXII.

Une femme âgée de près de soixante ans bien constituée naturellement, eut une affection convulsive dans la région épigastrique ; le principal accident étoit une espéce de hoquet presque continuel suivi dans ses intervalles de fréquentes nausées ; la malade disoit sentir sur la région de la poitrine & de l'estomac un resserrement fort incommode ; je ne fus appellé que le vingtiéme jour de la maladie pour laquelle on avoit déja mis en usage plusieurs sortes de remédes ; je fis faire une saignée du bras, & j'ordonnai pour le lendemain de l'ipecacuanha qui eut le fuccès qu'on en pouvoit attendre ; les accidens difpa-rûrent, mais ils revinrent vers le tren-te-cinquiéme jour, fans qu'on pût s'en prendre à aucun défaut notable de ré-gime ; ils fe calmèrent naturellement peu de tems après.

Il refta à la place de ces accidens un malaife général, une inquiétude finguliére dans l'efprit de la malade, un abattement extraordinaire, fans fiévre bien décidée ; on employa tou-tes fortes de remédes, les adouciffans, les toniques, les amers, toutes les efpéces de fels, la faignée du pied, &c. tout fut inutile, les remédes ne fai-foient même qu'aigrir le mal, & ils excitoient des bouffées de chaleur qui fembloient partir des entrailles & remonter à la tête ; les pieds étoient légérement enflés, les urines tantôt briquetées, tantôt claires, le ventre toujours molet & point douloureux.

Le pouls qui avoit été jufques là *fec, vif, concentré, un peu fréquent & égal, devint inégal, mais ferré dans bien des pulfations ; il y en avoit qui étoient dilatées ; on fentoit dans d'autres du re-bondiffement avec un tremblotement de*

l'artére ; plusieurs jours se passerent
sans qu'il arrivât rien de nouveau ;
déterminé par la persévérance de cette espéce de pouls, je soupçonnai une
disposition au flux hémorrhoïdal , &
je l'annonçai ; quelque jours après , &
le soixantiéme à peu près de la premiére attaque la malade rendit dans la
nuit trois ou quatre palettes de sang
par le fondement ; depuis cet instant
elle fut délivrée de toutes ses incommodités , & reprit sa gayeté naturelle.

OBSERVATION LXXIII.

Fiévre putride maligne ; la tête légérement prise, cinq saignées dont
deux du pied faites au cinquiéme jour,
le visage fort pâle , les extrémités froides , le pouls *irrégulier comme vuide ,
& néanmoins avec une roideur considérable , un tremblotement des parois de
l'artére & quelques légers rebondissemens.*
Quoique le ventre ne fût ni tendu ,
ni goufié , ni douloureux , je présu-
mai néanmoins qu'il y avoit de l'embarras & quelque tension singuliére
dans les vaisseaux du bas-ventre ; je
trouvai qu'on avoit donné ce jour-là

une décoction de tamarinds avec deux grains de tartre ftibié ; le malade mourut la nuit fuivante , c'eft-à-dire à l'entrée du fixiéme jour , rendant une grande quantité de fang par le fon-dement.

OBSERVATION LXXIV.

Un homme âgé d'environ foixante ans, fort adonné au vin , avoit eu long-tems la fiévre quarte;il tomba dans un abattement extraordinaire,perte d'ap-pétit , gêne dans toute l'étendue du bas-ventre ; le pouls eft *vif , dur , pro-fond* pendant près de trois femaines ; il fe *développe* un peu après un long ufage d'apozemes & de bols apéritifs, il devient *plein , dur , inégal avec quel-ques rebondiffemens peu fenfibles* ; il ref-te plufieurs jours dans cet état ; le malade rendit naturellement par bas , dans l'efpace de vingt-quatre heures , plus de fix pintes d'une matiére noire , avec beaucoup de petits caillots de fang mêlés de glaires ; quelque tems après il devint hydropique.

Observation LXXV.

Un mélancolique sujet au flux hémorroïdal a ordinairement le pouls *tendu, vif, assez plein, irrégulier;* pendant les cinq ou six jours qui précedent l'évacuation, le pouls se *dilate, sensiblement; il est très-inégal, tremblotant avec des rebondissemens inégaux entr'eux & assez fréquens;* le flux hémorrhoïdal survient, il est quelquefois très-abondant, & dès qu'il est fini le pouls reprend son état ordinaire. Cette personne a très-bien appris à juger par son pouls des approches du flux hémorrhoïdal.

Observation LXXVI.

Colique assez vive dans un autre sujet mélancolique; le pouls est *obscur, fréquent, serré;* ensuite *il se développe un peu, mais il reste une roideur considérable dans l'artére; ses battemens sont inégaux, il y a quelques foibles rebondissemens & des intermittences peu fréquentes.* On avoit saigné le malade une fois & on lui avoit donné beaucoup d'huile d'amandes douces; il y eut des évacuations bilieuses & assez considérables le sixiéme jour, le pouls devint un peu plus *mol* & ceſſa d'être *intermittent*, il y eu deux jours après un prodigieux engorgement des vaiſſeaux hémorrhoïdeaux ; on employa inutilement des ſaignées & des demi-bains pour diſſiper cet engorgement, le pouls étoit toujours dans le même état, mais encore plus *vif & plus convulſif* vers le ſoir & toutes les fois que les douleurs augmentoient.

Il ſortit enfin par le fondement une grande quantité de matiéres ſéreuſes, *muqueuſes* & ſanguinolentes ; les vaiſſeaux hémorroïdaux ſe dégagérent enſuite peu à peu, & le pouls revint, par dégrés, dans ſon état ordinaire.

OBSERVATION LXXVII.

Un melancolique adonné à ſes plaiſirs qui avoit fait pendant près de trois mois de violens exercices prétendoit être fort incommodé, & prit de lui-même pendant pluſieurs jours des eaux de Bannieres chaudes & ſalées & regardées comme très-purgatives ; il lui en reſta un flux hemorrhoïdal aſſez conſidérable ; c'eſt alors que je fus appellé ; je trouvai le pouls *irrégulier, un peu rebondiſſant, tantôt plein & tantôt reſſerré ;* on employa inutilement les remédes accoutumés ; l'hémorrhagie ſubſiſta toujours, & le malade mourut dans le maraſme : le pouls qui s'étoit toujours ſoutenu dans le même état quoique fort *affoibli* devint trois ou quatre jours avant la mort plus *ſerré,* plus *égal,* plus *convulſif.*

OBSERVATION LXXVIII.

Le pouls eſt *fréquent* & *ſerré* les trois premiers jours après l'opération d'une fiſtule conſidérable au fondement faite à un homme âgé de quarante cinq ans ; vers le quatriéme jour le pouls *ſe dilate,* il eſt *légérement rebondiſſant,* très-*tremblotant,* fort *irrégulier,* il ſurvient une hémorrhagie d'un panſement à l'autre ; le ſang perce tout l'appareil ; le rectum ſe remplit de gros caillots ; le malade eſt très-foible, le pouls redevient *petit, ſerré, tendu ;* il reprend enſuite des forces, la ſuppuration s'établit, elle dura un tems conſidérable & le malade guérit.

OBSERVATION LXXIX.

Pâles couleurs dans une fille âgée de 25 ans, inquiette, vaporeuſe, de complexion féche ; le pouls paroit chaque mois annoncer l'approche des régles ; il eſt *inégal*, *légérement re-bondiſſant*, *dur*, *ſerré*, *convulſif*, *tremblotant* ; au lieu des régles, il paroit quelques jours après un flux hémorrhoïdal.

OBSERVATION LXXX.

Une fille âgée de quarante ſept ans qui a ceſſé d'être réglée à quarante quatre, a ſouvent le pouls aſſez ſem-blable au pouls des régles, il *s'éleve*, *ſe durcit*, *eſt inégal*, *fort ſerré*, *un peu rebondiſſant* : les vaiſſeaux hémorrhoï-daux s'engorgent ; cet engorgement eſt quelquefois ſuivi d'un flux hémor--roïdal, & jamais les régles ne paroiſ-ſent.

OBSERVATION LXXXI.

Le pouls eſt *fiévreux*, *fréquent & petit* à la ſuite d'une ancienne dyſenterie dans un vieux homme infirme, il *s'é-leve de tems en tems*, il *eſt un peu rebon-diſſant*, *très-tremblotant*, *ſi profond quelquefois qu'il paroit ſe dérober au doigt* ; les pulſations ſont fort irrégu-liéres ;

liéres, tantôt une pulsation n'attend pas
l'autre ; tantôt il se trouve des intervalles
confidérables ; il y à un tenefme qui
réfifte à tous les remédes appropriés ;
il ne fort que des matiéres muqueufes
& enfanglantées & le malade meurt
enfin dans le marafme ayant les extrémités œdemateufes.

Le cadavre étant ouvert on trouva
dans le rectum & dans la plus grande
partie du colon une grande quantité de
tubercules noirâtres à peu près comme des meures, ou comme des efpéces de crétes fpongieufes d'où il fortoit du fang lorfqu'on les exprimoit.

OBSERVATION LXXXII.

J'ai obfervé plufieurs fois le
pouls *dur*, *irrégulier*, *légérement*
rebondiffant, *inégal*, deux & trois
mois, avant que le flux hémorrhoïdal ne fe déterminât, & c'étoit dans
des perfonnes qui n'y étoient point
encore fujettes ; on aura fouvent lieu
de faire la même obfervation pour le
pouls des régles dans des filles qui
n'étant pas encore réglées font arrivées
à peu près au tems de l'être.

Il femble que plus les périodes

d'une évacuation critique font étendues , & plus les fignes de cette évacuation fe font fentir de loin , fur-tout avant la premiére détermination critique. Ceci tient, aux révolutions des maladies chroniques : *Voy. les Chapitres* 26 , &c.

CHAPITRE XV.

Du Pouls fimple *de l'excrétion critique des urines.*

LA fécrétion ordinaire de l'urine *renale* peut être regardée comme une forte de filtration qui fe fait prefque fans aucun effort marqué de la part des reins(1); la modification particuliére que le pouls reçoit par l'action *critique* d'un organe n'eft vraifemblablement due qu'à l'effort que cet organe fait pour l'excrétion ; cette modification ne peut donc pas avoir des fignes évidens dans l'excrétion des reins ; fi leur action *excrétoire* n'eft pas fufceptible d'un changement propre à fe faire fentir dans le pouls.

(1) Voy. Recherches fur les Glandes , &c.

Hippocrate dit que ceux » qui
» ont les hypocondres élevés avec
» bruit, s'ils viennent à fentir de la
» douleur aux reins, leur ventre fe
» relâche & devient libre, à moins
» que les vents ne s'échappent par
» bas, ou qu'il ne leur furvienne un
» grand flux d'urines (1).

Cette obfervation fait voir qu'il y
a un grand rapport entre l'excrétion
par la voye des inteftins & celle qui fe
fait par la veffie; elle peut appuyer
l'opinion de ceux qui penfent que la
matiére des urines eft formée en partie de la rofée qui abonde dans la ca-
pacité du bas-ventre & que la veffie
ne ceffe d'abforber. L'obfervation
d'Hippocrate prouve auffi que les fignes antecédens de l'excrétion des inteftins, peuvent être confondus avec
ceux de l'excrétion de l'urine.

» Solano n'a point obfervé de crife
» fimple par les urines fans la compli-
» cation de la diarrhée, plus ou
» moins confidérable; il n'a connu au-
» cun figne nouveau de cette crife;
» il avance feulement, que la moleffe
» de l'artére jointe à l'intermiffion, eft

(1) Aphor. 73. fect. 4.

F ij

„ un figne certain d'une crife par les
„ urines compliquée avec la diarrhée.
Le pouls de l'excrétion des urines feroit donc, fuivant les obfervations de
Solano, toujours *compliqué* ou *compofé* & jamais *fimple*.

Ce pouls lorfqu'il eft bien critique
fe trouve avoir beaucoup de rapport
avec le pouls *inteftinal*, en ce que fes
pulfations font *inégales* ; mais il paroit
*que dans cette inégalité même, il y a une
forte de régularité qui manque au pouls
inteftinal : le pouls des urines a plufieurs
pulfations moindres les unes que les autres, & qui vont en diminuant jufqu'à
fe perdre, pour ainfi dire, fous le doigt ;
c'eft dans ce même ordre qu'elles reviennent de tems en tems ; les pulfations qui
fe font dans ces intervalles font plus développées, affez égales & un peu fautil-
lantes.*

Enfin il femble, & celle-là eft très-
remarquable, que ce pouls foit *l'in-
verfe* de celui de la fueur, dont il fera
parlé au Chapitre fuivant : c'eft ce
qui paroit indiqué par le petit nombre d'obfervations qu'on a pu faire
fur les fignes propres de l'excrétion
des urines.

OBSERVATION LXXXIII.

Un homme de moyen âge, très-bien conftitué, tomba dans un abattement & un état de mélancholie qui lui fit ardemment défirer de faire des remédes; il en avoit déja fait beaucoup lorfque je fus appellé; il me demanda de le voir pendant trois jours, & de lui tâter le pouls fans qu'il voulût entrer dans aucun détail fur fon état. Ayant examiné fon pouls avec beaucoup d'attention, pendant le tems convenu, je trouvai qu'il étoit *irrégulier, fans intermittences, tantôt fort, tantôt foible, il y avoit de tems en tems cinq ou fix pulfations qui alloient en diminuant, & puis les pulfations fortes reparoiffoient avec des inégalités remarquables.*

Le malade m'apprit alors, qu'il étoit tourmenté de beaucoup de vents, qu'il avoit des maux de reins continuels; & qu'il fentoit prefque toujours une pefanteur fort importune fur l'eftomac.

Je commençai par le mettre dans l'ufage de quelques apozémes nitreux. Il fut plus agité qu'à l'ordinaire pendant deux ou trois nuits consécutives, il y eut ensuite des évacuations bilieuses assez abondantes ; le malade fut purgé avec un purgatif ordinaire, & je le mis dans l'usage journalier de quelques verres d'une décoction de rhubarbe & de raisins secs.

Le désordre des entrailles, la douleur des reins & la pesanteur de l'estomac subsistérent, ainsi que l'état du pouls, pendant plusieurs jours ; enfin les urines devinrent épaisses & avec cela très-abondantes, durant trois nuits consécutives ; le pouls reprit son état naturel & le malade fut délivré de ses accidens & de ses inquiétudes.

OBSERVATION LXXXIV.

Une femme âgée de 26 ans soupçonnée d'avoir des embarras considérables au foie & à la matrice, est devenue hydropique ; le pouls a été constamment *serré, concentré, convulsif* ; enfin il a changé sans cause manifeste, il s'est *élevé*, il est devenu *nazal bien décidé* ; ce qu'il n'est pas rare d'observer dans les hydropisies un peu avancées ; la malade a eu un saignement de nez ; on a donné un vomitif, suivant des indications bien marquées ; ce vomitif a eu le succès qu'on en pouvoit attendre ; le pouls est resté à peu près dans le même état. On a donné ensuite six gros de nitre purifié dans deux verres d'eau commune, à une heure d'intervalle l'un de l'autre ; reméde éprouvé en pareil cas. Ce reméde n'a opéré ici que par les urines, elles ont coulé très-abondamment pendant trois jours , le volume du ventre a sensiblement diminué ainsi que l'enflure des extrémités inférieures.

Le pouls précédemment *supérieur* & un peu *convulsif* a été pendant l'opération du nitre, *inférieur*, *irrégulier*, *inégal ; il y avoit des pulsations assez fortes suivies de cinq ou six qui diminuoient à proportion qu'elles s'éloignoient de la première.* Le pouls a changé le quatriéme jour , il est redevenu *supérieur & nazal* ; le saignement de nez à reparu ; les urines sont rouges & en très - petite quantité ; l'enflure augmente & revient à son premier point.

OBSERVATION LXXXV.

Une fille âgée de quatorze ans & qui n'eſt pas encore réglée, a toutes les nuits, depuis les premiers tems de ſon enfance, une incontinence d'uri-ne ; elle n'en rend point dans la jour-née, & c'eſt pendant le ſommeil qu'el-le la rend abondamment ; on a eſſayé inutilement toute ſorte de remédes.

Cette fille a habituellement la peau ſéche & froide, le pouls très-*petit*, *ſerré, & aſſez égal* ; elle a chaque ſoir une ſorte de friſſon en entrant dans ſon lit, elle s'endort, ſon pouls *ſe dé-veloppe* pendant le ſommeil, il devient *inégal, quelques pulſations vont en di-minuant à proportion qu'elles s'éloignent de la premiére* ; l'excrétion de l'urine ſe fait vers minuit ſans que la fille s'en apperçoive, ſon pouls eſt le lende-main comme la véille *petit, ſerré convulſif.*

Il eſt certain que les évacuations critiques du ventre ſont aſſez ſouvent accompagnées d'une excrétion criti-que d'urines ; mais il n'eſt pas démon-tré, comme Solano paroit le croire, que cette derniére excrétion ſoit toujours jointe avec la diarrhée ; il eſt au moins auſſi douteux que les caractéres du pouls qui précéde l'excrétion critique des urines compliquée avec la diarrhée, ſe réduiſent, *à la moleſſe & à l'intermittence* : c'eſt ce qu'on peut conclure des obſervations rapportées. M. Nihell ne paroit pas être entiérement de l'avis de Solano à l'égard du pouls des urines.

Au reſte les Praticiens ſçavent que les excrétions abondantes d'urines crues, toujours précédées & accompagnées d'un pouls *un peu inégal, ſerré, convulſif*, ne ſont preſque jamais que ſymptomatiques ; d'ailleurs l'obſervation fait voir que les criſes complettes, par des urines abondantes, ſont extrêmement rares ; le flux critique d'urine, nommé par les anciens *Perirrhie*, étoit même conteſté parmi eux.

L'excrétion abondante d'urines nommée *diabetes* a été comparée fort à propos au dévoyement ; il faut ajouter pour rendre la comparaiſon plus parfaite, que ce dévoyement auquel le *diabetes* eſt comparable, eſt *ſymptomatique, colliquatif, non-criti-*

que; on ne doit donc pas s'attendre à un pouls bien critique dans le *diabetes*.

CHAPITRE XVI.

Du Pouls qui annonce la sueur critique.

IL est décidé par les Auteurs anciens & modernes que la sueur critique est précédée d'un pouls *plein, souple, ondulant* : ce pouls est le seul pouls critique décrit par Galien qu'on s'est longtems contenté de copier, sans faire des efforts pour aller plus loin que lui, & que les Modernes ont trop négligé au sujet de l'histoire du pouls.

Solano soutient que le pouls qui annonce la sueur critique, & qu'il nomme *inciduus*, est celui „ dans le‑ „ quel deux pulsations, trois ou qua‑ „ tre tout au plus, s'élèvent non-seu‑ „ lement au-dessus des autres, mais „ aussi par degrés, chacune au-dessus „ de la précédente, la seconde au‑ „ dessus de la première & ainsi de sui‑ „ te, jusqu'à la quatriéme inclusive‑

» ment; car Solano n'a jamais obfervé
» plus de quatre pulfations confécu-
» tives de cette forte. « M. Nihell n'a
jamais obfervé le pouls *inciduus*.

Ce pouls *inciduus* paroit être différent de *l'ondulant* avec lequel le
pouls *pectoral fimple* fe trouveroit avoir
plus de rapport.

On pourroit inférer de là, que les
cas où les Anciens ont trouvé le pouls
ondulant étoient des cas *compliqués*
d'un double mouvement critique ,
qui tendoit en même tems à l'excrétion des crachats & à celle de la fueur.

En effet le mêlange du pouls *pectoral* avec celui *de la fueur* n'eft pas rare ;
auffi n'eft il pas rare de voir des malades qui crachent & qui fuent abondamment en même tems : mais il n'eft
queftion ici que du pouls *fimple* de la
fueur.

Ce pouls lorfqu'il eft bien critique
eft conftamment *plein* , *fouple* , *développé* , *fort* ; il a tant de rapport avec
le pouls *fupérieur* , qu'à moins d'une
attention particuliére ou d'une grande habitude d'en juger, il eft difficile
de ne pas les confondre ; il eft au
contraire très-rare de le trouver joint

au pouls *inférieur* ; auffi les Anciens mettoient-ils la rougeur de la face qui indique le tranfport des humeurs vers les parties fupérieures , parmi les fignes les plus certains de la fueur.

Le *développement* qui eft un caractére du pouls de la *fueur* critique , eft prouvé même par les obfervations de Solano. Il dit *avoir trouvé le pouls de la fueur, mol* ; cette *moleffe* n'eft autre chofe que le *développement* qui , ainfi qu'on l'a dit en fon lieu , eft un figne propre à tous les pouls critiques.

Voici la defcription du pouls critique de la fueur. *Lorfque le pouls eft plein, fouple, développé, fort, qu'à ces modifications fe joint une inégalité dans laquelle quelques pulfations s'élevent au-deffus des pulfations ordinaires, & vont en augmentant jufqu'à la derniére qui fe fait diftinguer par une dilatation & en même tems une foupleffe plus marquées que dans les autres pulfations, il faut toujours attendre une fueur critique.*

Il eft dit dans cette defcription qu'il y a *quelques pulfations qui s'élevent au-deffus des autres & qui vont en aug-mentant.* Solano a fixé le nombre de ces pulfations ainfi graduées à celui de quatre, & communément on n'en trouve que deux ou trois ; un Auteur plus moderne que Solano & cité dans la préface, dit avoir observé plus de cinq *élévations graduées* ; ce sur quoi il faut attendre la décision des observateurs.

On ne sçauroit trop répéter que la première condition du pouls critique de la sueur est d'être *développé*, *dilaté* & sur-tout *assez égal dans les intervalles des pulsations* ; car il y a des pouls *compliqués*, dans lesquels deux ou trois pulsations sont plus fortes que les ordinaires, & où il semble qu'il y ait quelque sorte de gradation, sans que ces pouls soient suivis de sueur ; mais dans ces cas il y a une *roideur, une tension, une sécheresse* considérable de l'artére, ainsi qu'un *sautillement* & une *inégalité* dans les distances des pulsations qui ne se trouvent point dans le pouls *simple* de la sueur critique.

Il n'y a pas beaucoup de sueurs bien critiques, elles ne sont, le plus souvent, que symptomatiques. Hippocrate a prononcé que ,, les sueurs ,, promptes & violentes, celles même ,, qui arrivent aux jours critiques, sont ,, dangereuses, ainsi que celles qui sor-

» tent du front en maniére de goutes,
» & les férofités faillantes fort froides
» & en quantité; car il faut néceffaire-
» ment que de telles fueurs foient fai-
» tes avec beaucoup de violence, par
» un travail exceffif, & par une lon-
» gue expreffion « (1) ; on trouve toujours en cès cas là, le pouls de la fueur
compliqué avec celui *d'irritation.*

Quant aux fueurs fymptomatiques,
» celles qui coulent toujours, dit en-
» core Hippocrate, font juger que le
» corps abonde en humeurs & qu'il
» faut évacuer (2) ; la fueur qui fur-
» vient à un fébricitant fans que la
» fiévre ceffe, eft un mal, parce qu'elle
» fignifie que la maladie fera longue (3) : « il ne faut pas chercher dans
ces fueurs les fignes des fueurs critiques.

Solano prétend qu'il ne trouvoit
pas le pouls *inciduus dans les fueurs qui
arrivent à la fin des accès de fiévre intermittente :* cette régle n'eft pas générale, car le pouls *de la fueur* fe trouve
quelquefois dans les derniers accès de

(1) Aphor. 4. fect. 8.
(2) Aphor. 61. fect. 4.
(3) Aphor. 56. fect. 4.

fiévre, c'est-à-dire fur la fin de la maladie.

Les fueurs critiques arrivent auffi
dans les maladies aigues & continues,
fur la fin, ou du moins *dans des jours
marqués par les fignes d'une bonne coction* (1) : elles font précédées *d'une
efpéce finguliére de tremblement & de la
fuppreffion des urines* (2), qui felon Avi-
cenne, font en ces cas là, *fort rouges
& fort enflammées* : ces efpéces de
fueurs ne manquent jamais d'être précédées & même accompagnées du
pouls critique qui leur eft propre.

On trouve à peu près le même
pouls dans l'éruption favorable de la
rougeole & de la petite vérole, excepté qu'il n'a pas tout à fait le même
dégré de *moleffe* ; car quoique le pouls
foit ordinairement *mon critique* au
commencement de ces maladies, il
fe *développe* bientôt, lorfqu'elles font
bénignes : il eft fort ordinaire de
trouver alors le pouls de la fueur qui
indique le tranfport des humeurs vers
la furface de la peau ; cependant il y
a toujours une tendance marquée au

(1) Hipp. Aphor. 36. fect. 4.
(2) Idem Epid. fect. 1. liv. 6.

rebondiffement qui fe change , pour ainfi dire , en *ondulation* dans le cas d'une éruption favorable ; c'eft ce qui montre parfaitement le rapport du pouls de la fueur avec le pouls *fupérieur* auquel il fe trouve fouvent joint.

Plufieurs Auteurs célébres ont avancé que quelquefois » le mouvement » tonique vital paroit fe déterminer de » l'intérieur du corps à l'extérieur, & » réciproquement de l'extérieur à l'in- » térieur (1) ; c'eft de ce changement qu'il faut déduire le tremblement & le refferrement qui , fuivant Hippocrate , précéde la fueur ; la chaleur qui furvient après le *friffonnement*, eft une preuve que les vifcéres fe font dégagés de la furabondance d'humeurs dont ils fe trouvoient chargés pendant le refferrement.

C'eft vraifemblablement à la faveur de ces principes , qu'on parviendra à découvrir les caufes particuliéres des divers changemens du pouls dans toutes les excrétions critiques.

(1) Hofman Médecin. ration. T. 3. fect. 1: Chap. 6. Voy. Stahl , Théfe des eaux d'Aquitaines , &c.

OBSERVATION LXXXVI.

Une fille fort âgée est sujette à suer toutes les nuits, depuis plus de dix ans : elle a une si grande disposition à la sueur que pour peu qu'elle approche du feu, ou qu'elle soit couverte dans son lit, il lui vient tout d'un coup des sueurs abondantes ; la seule vue du soleil, un rayon même qui tombe sur sa main, & les lumiéres dans une chambre fermée, lui excitent d'abord la sueur ; il faut qu'elle soit toujours dans l'obscurité & presque point couverte dans son lit, son pouls est ordinairement *plein*, *fort*, *assez égal* ; dès qu'elle sent une augmentation de chaleur, ce qu'elle appelle *sa sueur qui vient*, le pouls devient *plus plein*, *plus souple*, *inégal*, c'est-à-dire, *qu'il y a deux pulsations beaucoup plus élevées que les autres* ; plus ces pulsations reviennent souvent & plus la sueur est prochaine & abondante.

Semblable à des intestins dans un état de dévoyement, la peau de cette fille est toujours dans une disposition prochaine à la sueur, *souple*, *onctueuse*; lepouls plus ou moins *mol*, *plein*, *di-*

laté ; les urines font en très - petite
quantité & rendües difficilement , le
ventre eſt fort reſſerré ; ce qui indique que cette ſueur tient beaucoup
de la ſueur critique.

OBSERVATION LXXXVII.

Sueurs abondantes toutes les nuits,
depuis fort longtems , dans un homme âgé de quarante-cinq ans ; il croit
avoir remarqué que de deux nuits
l'une, ſa ſueur eſt plus conſidérable. Il
lui arrive ſouvent , en entrant dans
ſon lit , une ſorte de friſſon & de tremblement par tout le corps ; ce friſſon
lui dénote que ſa ſueur ſera très-abondante.

Le pouls eſt habituellement aſſez
*dilaté , égal , lent ; néanmoins l'artére
paroit avoir quelque tenſion, & cette tenſion ceſſe aux approches de la ſueur ; alors
le pouls devient, plus plein , plus fréquent ; on ſent très-ſouvent des pulſations plus élevées que les autres , il y en
a quelquefois deux , quelquefois trois qui
s'élevent par gradations.* Cet état du
pouls ſubſiſte juſqu'au déclin de la
ſueur.

Lorſque la ſueur eſt moindre qu'à

l'ordinaire, le pouls n'eſt pas à beaucoup près auſſi *dilaté*, auſſi *ſouple*, &
il y a moins de pulſations *élevées* par
deſſus les autres

OBSERVATION LXXXVIII.

Un homme âgé de vingt-ſix ans &
qui paroit bien conſtitué eſt attaqué
d'une fiévre continue ; il a le pouls *re-*
bondiſſant preſque à chaque pulſation,
dès le premier jour, & ce jour-là même il fut ſaigné trois fois du bras ; cela
n'empêcha pas que le ſoir il ne ſaignât
du nez ; le lendemain le viſage eſt
très-rouge, le pouls très-*plein*, moins
dur & point *rebondiſſant* ; on fait une
ſaignée du pied. Vers le ſoir du quatriéme jour le malade eſt fort agité &
fort inquiet, il ſent des bouffées de
chaleur qui lui montent à la tête.

Le pouls eſt *plein*, *vigoureux*, *ſou-*
ple, on ſent des pulſations beaucoup
plus *pleines*, *plus moles les unes que les*
autres ; & le lendemain à l'entrée du
cinquiéme jour, le malade eſt en ſueur ;
le pouls eſt encore plus *plein*, plus
mol, il y a plus ſouvent des pulſations
élevées : la ſueur dure deux jours conſécutifs ; elle eſt univerſelle, très-graſſe,

fétide ; le pouls fe foutient dans le même état pendant ce tems-là, les urines ne coulent prefque point, le ventre ne s'ouvre que vers la fin du feptiéme jour, & alors le pouls eft devenu *inteftinal* ; on donne au huitiéme
un léger purgatif qui réuffit bien, &
le malade entre en convalefcence.

OBSERVATION LXXXIX.

Fiévre continue avec redoublemens;
le pouls eft plus ou moins *convulfif*,
non critique, pendant les douzes premiers jours, il y a de tems en tems,
dans cet intervalle, quelques légers
rebondiffemens, le malade faigne du
nez en petite quantité & à plufieurs
reprifes ; le pouls fe *développe* vers le
quatorziéme jour, il devient *égal, mol,*
on y découvre quelques *pulfations plus
élevées* ; ces pulfations font plus fréquentes du quinze au feize; j'annonçai
la fueur pour le dix-huitiéme ou le
vingtiéme ; elle parut en effet & dura
jufques vers le vingt-uniéme que le
pouls devint *inteftinal* ; on donna les
jours fuivans quelques légers purgatifs, & au vingt-cinq la maladie fut
terminée.

OBSERVATION XC.

Fluxion de poitrine avec le pouls *d'irritation* bien marqué & crachement de fang au quatriéme jour : le pouls fe *développe* au fixiéme, il s'*étend* & fe *ramollit*, il y a des pulfations *plus élevées les unes que les autres* qui me parurent d'abord tenir du pouls *redoublé* ; j'annonçai les crachats, au lieu defquels la fueur fe déclare au feptiéme ; elle eft fort abondante jufqu'au neuviéme : la maladie eft terminée le onziéme par des évacuations du ventre précédées du pouls qui les annonce, & qui furent aidées par un purgatif placé fur l'indication du pouls.

Je n'avois pas remarqué, faute d'une fuffifante attention, en annonçant la crife par les crachats, que le pouls étoit plus tourné à la fueur qu'à l'expectoration, ce dont je fus convaincu pendant que la fueur dura ; car le pouls *fut toujours plein, mol, & il y avoit fréquemment des pulfations élevées au deffus des autres, & qui étoient tantôt deux à deux, tantôt trois à trois,*

OBSERVATION XCI.

Plusieurs rougeoles dans lesquelles le pouls est au tems de l'éruption *mol*, *plein* avec des pulsations plus *elevées* que les autres ; les malades suent assez abondamment à proportion que l'éruption rougit & s'étend davantage.

Le pouls a paru moins *souple*, moins *plein*, moins *dilaté*, dans les rougeoles, dans lesquelles la toux à été opiniâtre, il étoit encore plus vif, plus *serré*, *irrégulier*, *sautillant* dans celles où il y avoit un dévoyement considérable : enfin dans celles où il y a eu un saignement de nez, le pouls à été *rebondissant* ; & il y en a eu de malignes, ou opiniâtres, dans lesquelles l'on a distingué le pouls *nazal*, *l'intestinal avec des intermittences* & le *pouls de la sueur* qui se suivoient d'assez près.

Dans les rougeoles ou il est arrivé que la crise s'est faite principalement par l'expectoration, elle n'a pas manqué d'être annoncée par le pouls *pectoral simple, ou compliqué*.

On a observé les mémes variations

& complications dans le pouls des petites véroles benignes, dans lefquelles il eft fort ordinaire de le trouver, après l'éruption, dans un état de *foupleffe* & *d'égalité* jufques vers le onziéme ou le quatorziéme jour; alors le pouls devient de lui même *nazal* ou *guttural*, il eft fuivi d'excrétions muqueufes & même fanguinolentes par le nez; ou bien il devient *irrégulier* & *inteftinal*, quand les évacuations du ventre terminent la maladie.

Petite vérole confluante dans laquelle l'éruption fe faifoit difficilement; la tête fut prife vers le feptiéme jour; le pouls devint très *convulfif*; on fit une faignée du pied, le pouls demeura *ferré* & la tête également embarraffée : on appliqua des véficatoires aux jambes & on imagina en même-tems de mettre au malade une chemife d'un autre dont la petite vérole étoit en pleine fuppuration. Cette chemife qui étoit imbibée de pus en plufieurs endroits fe cola à la peau du malade; au neuviéme jour les véficatoires ayant affez bien mordu, le pouls fe *développa*, & devint bientôt *rebon-*

diſſant : il y eut le ſoir même un ſaignement de nez.

Le lendemain le pouls ne fut plus
rebondiſſant , il reſta néanmoins aſſez *dilaté ;* il fut *inégal* avec quelques pulſations fort *elevées ;* mais il
étoit fort lent & d'une extrême *moleſſe :* on eut recours à des potions
cordiales , la peau paroiſſoit s'aſſou-
plir & s'humecter , la tête reſtoit
toujours dans le même embarras :
vers le ſoir du onziéme jour le malade eut un violent friſſon & mourut le lendemain dans la ſueur.

Cette obſervation fait voir que même dans les plus fâcheux événemens
des maladies , le pouls eſt quelquefois ſuivi de l'eſpéce de criſe qu'il
annonce.

Un malade extrêmement foible, diſoient
les Anciens *, peut mourir avant la fin
de la criſe ; & un tel cas s'il arrive,* ajoute Solano *, ne peut point altérer la vérité
des obſervations ſur le pouls.*

CHAPITRE

CHAPITRE XVII.

Des Pouls critiques combinés *entr'eux ou* compofés.

LEs pouls *compofés* & *compliqués* font plus ordinaires que les pouls *fimples*, mais ils ne font pas auffi aifés à bien caractérifer ; il y a dans leur marche de fréquentes variations qui paroiffent d'abord confondre les efpéces de pouls joints enfemble.

Un pouls *compofé* eft celui qui réfulte du *mélange* ou de *l'union* de deux ou plufieurs pouls *fimples* qui fe fuccédent alternativement. Galien avoit déja parlé des pouls *compofés*, mais il ne les avoit pas confidérés comme ils le font dans cet ouvrage.

Les révolutions particuliéres de chaque organe font chacune un changement particulier dans le pouls ; les révolutions fucceffives de plufieurs organes, doivent donc donner au pouls des modifications dans lefquelles on puiffe découvrir le changement dû à l'action de chaque organe affecté.

G

Cette refléxion ne fera pas inutile pour une plus parfaite intelligence des obfervations qui feront rapportées.

Ainfi l'on verra, dans la fuite, que le pouls *nazal* & le *guttural* fe trouvent fouvent joints dans une même maladie ; le *nazal* & le *guttural* vont encore très communément enfemble ; le *pec`toral* & le *pouls de la fueur* font auffi fouvent réunis : le *pec`toral* & *l'intectinal* quelque oppofés qu'ils paroiffent, forment une *combinaifon* qui eft affez ordinaire : enfin on trouvera peu d'exemples de tous ces pouls *fimples* joints enfemble, dans le même temps, c'eft-à-dire dans un même redoublement.

Il y a des efpèces de pouls *compofés* dans lefquels un pouls *fimple* paroît conftamment dominer fur tous les autres ; c'eft même cette fupériorité d'une efpèce de pouls qui affure l'événement heureux de la crife ; puifqu'il eft fort rare qu'une excrétion qui fe fait par plufieurs organes foit bien complette & bien décifive (1).

On n'examine ici que les différen

(1) Voyez le Chapitre 22.

tes combinaifons des pouls *critiques*, ce qui exclut la préfence du pouls *convulfif*, ou du pouls *d'irritation* qui eſt *non-critique*, & qui, comme on le verra en fon lieu, fe *complique* fouvent avec les pouls *critiques*.

» Quelquefois tandis que le pre-» mier figne obfervé dans le pouls » fubfifte, un fecond, & même un » troifiéme furvient & ils perfiftent » enfemble; alors les deux ou trois » crifes fignifiées par-là arrivent.

M. Nihell rapporte cette affertion vague, & ifolée de Solano, fans entrer dans aucune difcuffion particuliere, & même fans dire ce qu'il en penfe.

On verra dans la fuite, que l'hiftoire de la *compofition*, & de la *complication* du pouls, eſt ce qu'il y a de plus important fur cet objet: la matiére eſt même fi difficile, fi étendue & fi nouvelle qu'on ne fauroit douter que les obfervateurs n'y ajoutent un grand nombre de découvertes.

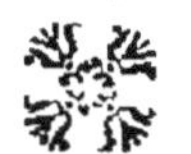

CHAPITRE XVIII.

De la combinaison *des pouls* supérieurs.

TOUTES les espéces de pouls *supérieurs* se trouvent quelquefois ensemble dans la même maladie, & même dans un seul redoublement, en se succédant à de plus ou moins grands intervalles.

On pourroit présumer, d'après beaucoup d'observations, que le mélange ou l'union de tous ces pouls indique, que dans certaines maladies, le corps du tissu cellulaire & vasculeux qui se trouve depuis le diaphragme jusqu'à la tête, est généralement affecté ; il résulteroit de là que les mouvemens critiques peuvent se déterminer successivement dans les différentes portions de ce tissu : c'est ce qui donne lieu de croire, en ne raisonnant que sur les apparences, que la maladie passe d'une partie à une autre,

Venons à la maniére dont les pouls *supérieurs* se trouvent le plus ordinairement *combinés* dans les maladies légéres ou peu graves : un pouls *composé* du *pectoral* & du *nazal*, sera celui dont quelques pulsations auront le *rebondissement* & la *molesse* propres au *pectoral*, & d'autres le *rebondissement* & la roideur propres au *nazal*. Qu'il y ait plusieurs pulsations propres au pouls *pectoral* sur peu de celles qui appartiennent au pouls *nazal*, que ces pulsations particuliéres se repétent plus ou moins souvent, le pouls n'en est pas moins réellement *composé* ; il s'ensuivra seulement qu'une de ces excrétions sera plus décidée ou plus abondante que l'autre.

Il peut aussi arriver que le pouls se soutiendra *pectoral*, par exemple l'espace de vingt - quatre heures ou de beaucoup moins , & qu'il deviendra ensuite *nazal* dans les mêmes proportions ; ces espéces de pouls n'en sont pas à moins juste titre dans la classe des *composés*.

Les *compositions* doivent être sujettes à beaucoup de variations selon la difpofition du fujet, la nature de la maladie & la méthode de traitement. Les obfervations fuivantes fourniront plufieurs exemples de ces combinaifons.

OBSERVATION XCII.

Eréfipéle au vifage avec fiévre continue dans un jeune homme bien conftitué : malgré deux faignées du pied faites au deuxiéme & au troiſiiéme jour, le pouls devient *nazal* vers le quatriéme ; il fe déclare prefque en même tems un faignement de nez qui dure jufques vers le fixiéme ; alors on trouve dans le pouls quelques difpofitions à devenir *pectoral, les pulſations font plus pleines, les rebondiſſemens font plus molets ;* le malade touffe du feptiéme au dixiéme, & pendant ce tems-là il rend de la gorge & de la poitrine des crachats épais & un peu de fang du nez : il ne faut pas omettre qu'on avoit donné l'émétique dans le feptiéme, qui, comme on voit, n'avoit pas dérangé l'expectoration ; il n'en eut vrai-femblablement pas été de même de l'effet d'un purgatif un peu fort.

Le pouls *pectoral* devient dominant depuis le dixiéme, le *nazal* ne fait que se montrer de tems en tems à peu près à chaque huitiéme pulsation ; ce dernier devient fréquent vers le treiziéme, le *pectoral* est moins apparent ; le saignement de nez augmente, il cesse enfin vers le vingtiéme, & alors le pouls reste fixé au *pectoral*, qui dure plusieurs jours, avec le *guttural*; il sort de la poitrine, de la gorge, & du nez une quantité prodigieuse de matiére comme purulente, & la maladie est terminée au moyen de quelques légers purgatifs indiqués par les changemens du pouls.

OBSERVATION XCIII.

Fluxion de poitrine, point de côté, crachement de sang dans un homme de complexion séche & d'un âge avancé. Le pouls est *tendu, vif, convulsif* dans les premiers jours ; on fait cinq saignées du bras pendant ce tems-là ; le pouls se développe vers le sixiéme, il devient *pectoral*, & le septiéme les crachats sont cuits & viennent facilement ; on donne ce

jour-là un purgatif à caufe d'un redoublement orageux qu'il y avoit
eu la veille ; le pouls fe *ferre* & fe
roidit ; les crachats font diminués ;
le pouls devient *rebondiſſant* vers le
neuviéme , & du neuf au onze il eſt
pectoral , à peu-près dans ſix ou huit
pulſations , & *nazal* dans trois ou quatre ; il furvient un léger faignement
de nez ; au douziéme le point de côté
fe réveille ; il y a beaucoup de chaleur & de fécherefſe à la gorge , les
crachats font prefque fupprimés. Le
pouls devient enfin bien *pectoral* vers
le quatorziéme , les crachats font cuits
& fortent de la gorge & de la poitrine en grande abondance : la maladie
fut heureufement terminée vers le
vingtiéme.

Il faut remarquer que depuis le
purgatif on avoit prefque toujours tenu le malade dans l'uſage d'une potion
huileufe avec du kermès , qui avoit
été fuivie d'évacuations peu confidérables.

OBSERVATION XCIV.

Fiévre maligne dans un jeune homme bilieux de complexion vive &

féche : le pouls refte pendant les
vingt premiers jours prefque toujours *convulfif* ; dans cet intervalle
on fit neuf faignées du bras ou du
pied, & on donna beaucoup d'émétique en lavage, avec peu de fuccès.

Le pouls parut quelquefois *na-
zal*, mais peu *développé*, il y eut quelque léger faignement de nez, & un
peu d'inflammation à la gorge : vers
le vingt, & dans les jours fuivans, il
fortit du nez, & de l'arriére narine
quelques matiéres puriformes ; le
pouls fut *pectoral* vers le vingt-cinq,
avec de la toux & de l'enrouement ; &
du vingt – cinq au trente le malade
rendit une affez grande quantité de
crachats prefque purulens ; la maladie
ne fut terminée qu'imparfaitement.

OBSERVATION XCV.

Mal de gorge avec peu de fiévre &
un gonflement confidérable des amyg-
dales, dans un homme d'un âge un
peu avancé ; au quatriéme jour le
pouls eft tantôt *nazal* tantôt *pectoral;*
il y a quatre ou cinq pulfations qui
ont la *roideur* & le *rebondiffement* propres au pouls *nazal,* d'autres font *moles*

souples, *pleines*, ainſi que dans le pouls *pectoral* ; il y a un peu de ſaignement de nez pendant tout le cours de la maladie ; il ſort auſſi du nez beaucoup de ſéroſités & de matiéres muqueuſes ; les crachats qui viennent de la gorge ſont preſque puriformes : le pouls devient *pectoral* plus *décidé*, il eſt bientôt ſuivi d'une expectoration abondante & bien conditionnée. La maladie finit par des excrétions preſque continuelles du nez, de la gorge & de la poitrine.

Ce malade fut ſaignée cinq fois dans les commencemens de la maladie, & purgé enſuite trois fois avec des purgatifs doux dont l'effet fut aſſez médiocre ; les changemens que ces purgatifs produiſirent dans le pouls furent peu conſidérables & de peu de durée.

Voyez le Chapitre XXXIII. au ſujet des remédes qui ne changent preſque point la marche du pouls.

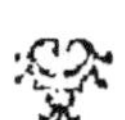

CHAPITRE. XIX.

De la combinaison *des Pouls* supérieurs *avec le Pouls* intestinal.

IL est plus ordinaire de trouver lespéce de *combinaison* ou de *composition* dont il s'agit ici, que celle qu'on a examinée dans le Chapitre précédent.

Le dérangement des fonctions des viscéres du bas-ventre entrant toujours pour beaucoup dans la plupart des maladies, il n'est pas surprenant que les changemens du pouls qui annoncent ou qui suivent ces dérangemens & leurs effets soient très-fréquens ; ainsi on trouvera facilement les occasions de reconnoître la *combinaison* des pouls *supérieurs*, avec le pouls *intestinal*.

On verra dans les observations les diverses espéces de pouls critiques tantôt se succéder l'une à l'autre dans les redoublemens ou dans les divers tems des maladies, tantôt se présenter presque en même tems ou se succéder très-rapidement.

Au reste on les trouve plus ou moins dominantes les unes sur les autres, selon les déterminations plus ou moins difficiles de l'effort critique. Tout cela se présentera d'une maniére très-sensible au doigt d'une observateur attentif.

OBSERVATION XCVI.

Le pouls est *vif, fréquent, rebondissant* dans un jeune sujet au cinquiéme jour d'une fiévre continue. Il y avoit eu cinq saignées du bras qui n'empécherent pas que le saignement de nez annoncé par le *rebondissement* ne parût vers la fin du sixiéme jour : au milieu du septiéme le pouls change subitement sans qu'on puisse l'attribuer à l'action d'aucun reméde ; il devient *inégal, sautillant avec quelques intermittences ;* le ventre grouille ; un purgatif léger placé heureusement le lendemain huitiéme de la maladie, produit des évacuations considérables; le pouls redevient peu à peu *supérieur,* les jours suivans ; ses pulsations sont *égales, dilatées, redoublées avec souples-*

se ; le ventre se resserre malgré l'usage
des apozemes légérement purgatifs, &
les crachats paroissent vers le onziéme
jour ; les crachats sont plus cuits &
plus abondans vers le quatorziéme ;
& vers le vingt, la maladie est terminée.

OBSERVATION XCVII.

Fiévre assez considérable mais sans
aucun fâcheux accident dans un vieillard que je n'ai eu occasion de voir
que le onziéme jour. Il y avoit eu au
septiéme un dévoyement spontané
très-abondant ; ce dévoyement dure
encore au onziéme ; le pouls est *lent ,
petit, inégal*, avec *quelques sautillemens* ;
il y paroit au douze quelques légers
rebondissemens , les pulsations deviennent ensuite plus *pleines* , plus *moles* ,
redoublées & égales, on en trouve jusqu'à
quatre de cette espéce après quoi les
pulsations *inégales* recommencent ; au
treiziéme jour le pouls est *supérieur*
plus décidé ; le malade prend deux
verres d'eau de casse avec deux grains
de tartre stibié, il vomit assez abondamment ; le lendemain, c'est-à-dire
le quatorze, le pouls est évidemment

pectoral ; la toux paroit deux jours après , elle devient graffe , les cra-chats font abondans vers le feize, il n'y a plus de dévoyement depuis la fin du quatorze; la maladie finit par l'expectoration vers le dix-huit : cette expectoration n'a pas été dérangée par l'action de l'émétique, elle l'avoit été par celle d'un purgatif dans l'ob-fervation 93.

OBSERVATION XCVIII.

Fluxion de poitrine , crachement de fang dans un autre vieillard ; mal-gré plufieurs faignées & l'ufage des remédes ordinaires le pouls refte tou-jours *ferré , non critique* jufques vers le onziéme jour ; alors il commence à fe *développer , les pulfations deviennent en peu de tems fort inégales , il y a des intermittences auxquelles fuccedent des fautillemens vifs de l'artére.* J'annonçai les évacuations du ventre , elles font abondantes du treiziéme au quator-ziéme jour ; les crachats qui ne ve-noient jufqu'alors que difficillement font fupprimés pendant ce tems là; le pouls devient bien *pectoral* malgré un léger purgatif qui eut peu d'effet au feize ; la toux reparoit , les crachats font bien cuits , abondans & viennent facilement , le ventre fe refferre ; la maladie finit heureufement vers le vingt-uniéme.

OBSERVATION XCXIX.

Pouls *nazal* & *pectoral* dans un jeune fujet fur la fin d'une fiévre double-tierce continue pour laquelle on avoit fait plufieurs faignées & employé des purgatifs & des apozémes fébrifuges. Le malade touffe & crache abondamment , le ventre eft refferré ; le pouls devient *inégal* , *fautillant* , *intermittent* , il furvient dans la nuit un dévoyement confidérable ; le pouls redevient *fupérieur* & trois jours après il eft bien *pectoral.* Les crachats reparoiffent bien conditionnés , & le malade entre en convalefcence.

OBSERVATION C.

Pouls *nazal* & *pectoral* vers la fin d'une fiévre maligne , le malade crache & mouche pendant quelques jours beaucoup de matiéres *muqueufes* , puriformes & fanguinolentes ; on employoit pendant ce tems , les apozémes légérement purgatifs : le pouls se *concentre*, il devient *irrégulier*, *sautillant* & très-*inégal*, il eſt bientôt suivi d'un dévoyement, les crachats ceſſent, & le malade reſte dans un état de langueur.

OBSERVATION CI.

Pouls *dur*, aſſez *plein*, très-*inégal* & *ſautillant* vers le quinziéme jour d'une maladie de mauvaiſe eſpéce, pour laquelle on avoit fait ſix ſaignées, donné l'émétique ſuivi le lendemain d'une potion purgative & enſuite d'apozémes laxatifs : le ventre ſe gonfle, & ſe tend ſans douleur, il y a beaucoup de grouillemens & de fréquentes envies d'aller inutiles ; la nuit ſuivante, c'eſt-à-dire vers le ſeiziéme jour, il y eut d'abondantes évacuations : le pouls fut *concentré* le lendemain & fréquemment *intermittent*, néanmoins les évacuations diſcontinuerent ; le pouls ſe *développe* au dix-ſeptiéme jour, il ſurvint une douleur vive entre les deux épaules ; le pouls fut *pectoral*, le ventre reſſerré ; la toux parut vers le dix-neuf, les crachats furent un peu cuits & aſſez abondans ; le pouls se *roidit* & devint un peu *rebondiſſant* vers le vingt-un, & le malade cracha & moucha les jours ſuivans, des matiéres enſanglantées ; il reſta bouffi & ne paroiſſoit pas bien jugé ; on n'avoit ceſſé de faire couler le ventre par des apozémes chargés de ſels.

OBSERVATION CII.

Fiévre qui a pris par un friſſon conſidérable, accompagné d'un violent mal à la tête, dans un jeune homme de forte conſtitution : le pouls eſt *rebondiſſant* vers le quatriéme jour, il ſurvient le lendemain un ſaignement de nez qui dure par intervalles juſques vers le ſeptiéme : le pouls étant *rebondiſſant* & *ſerré* comme *ſtomachal*, il devient après l'effet d'un émétique, *inférieur* ; il eſt *irrégulier*, *intermittent*, le ventre coule abandamment les jours ſuivans, & vers le onziéme le pouls ſe *reléve*; il eſt *plein, vigoureux,* aſſez *ſouple, redoublé, bien déciſivement pectoral*, la toux eſt vive vers le quatorze, les crachats ſont très abondans & très cuits juſques vers le vingt, & la maladie ſe termine.

Ce malade avoit été saigné trois fois, deux du bras & une du pied dans les trois premiers jours ; au sixiéme il avoit pris l'émétique qui avoit bien opéré, un léger purgatif au huitiéme suivi d'évacuations considérables & de bonne espéce ; le reste du tems il fut dans l'usage des remédes propres à favoriser l'expectoration, & il fut repurgé à la fin de la maladie : la maladie fut traitée suivant les indications tirées du pouls.

OBSERVATION CIII.

Fiévre putride maligne avec saignement de nez dans les premiers jours ; le pouls demeure *rebondissant* après plusieurs saignées du pied ; il devient *inégal* & *intermittent* vers le septiéme, le malade étant dans l'usage d'apozémes aiguisés par de l'émétique qui ne fit jamais vomir ; le ventre coule abondamment vers le dixiéme.

On sent évidemment deux espéces de pouls dans l'ordre suivant ; à quatre ou cinq pulsations bien *rebondissantes* succédent cinq ou six pulsations *irréguliéres*, *brusques*, *sautillantes avec une ou deux intermittences.*

Le pouls eſt donc en même tems *na-zal & inteſtinal*, auſſi eſt - il ſuivi du ſaignement de nez & du dévoyement qui durent par intervalles juſques vers le trentiéme ; la maladie fut très mal jugée puiſque le malade reſta dans un état de langueur & une eſpéce de fiévre lente.

OBSERVATION CIV.

Eréſipéle au viſage avec fiévre conſidérable dans un jeune homme, ſaignement de nez vers le quatriéme jour ; le pouls de *dur & rebondiſſant* qu'il étoit malgré trois ſaignées du pied, devient vers le ſixiéme *inégal & très ſautillant & d'une fréquence aſſez variable*. Le malade qui avoit uſé de quelques apozémès légérement purgatifs évacue beaucoup de bile; les jours ſuivans les *rebondiſſemens* qui n'avoient pas entiérement ceſſé pendant ces évacuations deviennent plus évidens, le pouls eſt plus *ſouple*, plus *dilaté* ; vers le neuviéme, la voix devient rauque, la toux ſurvient, & vers le douze il y a en même tems un léger ſaignement de nez, une expectoration imparfaite & du dévoyement.

Pendant ce tems-là le pouls étoit

composé dans cet ordre ; *cinq ou six pulsations redoublées avec égalité & molesse* qui dénotoient le pouls *pectoral* ; elles étoient suivies de *deux ou trois rebondissemens brusques , durs & avec roideur de l'artére* , qui marquoient le pouls *nazal* : venoient ensuite *six ou sept pulsations inégales entre elles , sautillantes , tremblantes* , & il y en avoit de si peu apparentes qu'on avoit lieu de soupçonner des intermittences, ce qui caractérisoit le pouls *intestinal*. C'est dans cet ordre que le pouls toujours suivi par intervalles des évacuations propres à chaque espéce, se soutint jusques vers le vingt-septiéme : la maladie n'étoit pas encore jugée.

CHAPITRE XX.

De la combinaison *des différentes espéces de* Pouls *inférieurs avec diverses espéces de* Pouls *supérieurs.*

P L U s on avance dans l'histoire du pouls *composé*, & plus on trouve des difficultés qui exigent une attention scrupuleuse de la part des observateurs,

Les *combinaisons* qui ont été décrites dans le Chapitre précédent se
présentent dans des maladies assez légéres, elles sont moins difficiles à re-
connoître que celles dont il est question dans celui-ci, & qui regardent
des maladies graves ; il y aura encore
plus de difficulté à bien tracer les *mé-
langes* des différentes espéces de pouls,
dont il sera question dans la suite ;
mais ces difficultés diminueront à proportion qu'on se formera l'habitude
de faire des observations sur cette matiére.

Les causes des variations & de l'ins-
tabilité du pouls, les changemens ou
les suites qu'elles annoncent, la maniére dont il faut les évaluer & les
classer pour pénétrer dans les vûes ou
dans la marche de la nature, toutes
ses questions importantes qu'on peut
proposer sur cette matiére ne sont pas
de ce lieu.

On y trouvera seulement plusieurs histoires de maladies, dans lesquelles le pouls *simple* prend à différentes reprises, des caractéres différens ; tantôt les pouls *inférieurs* précé-
deront les *supérieurs*, & tantôt ces der-

niers feront fuivis des premiers; le pouls *ftomachal* fera fuivi du *pectoral*; à celui-ci fuccédera le poul *des urines* ou le *nazal*; plufieurs efpéces de pouls *qui fe combattront*, pour ainfi dire, fe feront fentir en même tems & *feront mêlés* l'un dans l'autre.

En un mot on verra des exemples dans lefquels il feroit raifonnable de penfer que la nature flotte dans une incertitude finguliére, en faifant des efforts redoublés pour emporter les embarras qui fe trouvent dans les différens organes; tantôt elle femble vouloir déterminer la crife par plufieurs organes à la fois, tantôt elle en abandonne un pour s'attacher à un autre qu'elle quitte enfuite pour revenir au premier qu'elle a entrepris de débarraffer.

Telle eft en général la nature, la marche, la bizarrerie des phénoménes des maladies graves, difficiles à conduire à une fin heureufe, & qui ne font que trop propres à faire échoüer les méthodes de traitement qui paroiffent les mieux juftifiées.

Tous ces phénoménes deviennent ordinairement plus ou moins irrégu-

tiers, plus ou moins tumultueux fe-
llon la difficulté de la crife qui fe prépare. C'eft tout ce qu'on peut avancer ici, fur cette matiére : il faut fe
flatter que quelque obfervateur adroit
& hardi parviendra un jour à applanir
entiérement des difficultés que la fuite
de cet ouvrage pourra rendre moins
confidérables.

OBSERVATION CV.

Fiévre, toux, crachement de fang,
douleur vive vers l'hypocondre gauche : le pouls eft *convulfif* les trois
premiers jours, il paroît fe *développer*
un peu après cinq faignées ; au quatriéme jour il devient *vif*, *brufque*,
irrégulier, *ftomachal* ; un émétique placé d'après cette indication, procure
un vomiffement abondant ; vers le
fixiéme le pouls eft *plein*, *redoublé*,
vigoureux, *affez égal* ; les crachats ne
font plus fanguinolens, ils deviennent épais les deux jours fuivans.

Vers le neuviéme jour le malade
fentit tout d'un coup dans l'hypocondre gauche une efpéce *d'éclat* qu'on
peut regarder comme une prompte
détente de quelques parties des intef-

tins. Le pouls devient enſuite *infé-rieur*, *inteſtinal*, à pulſations *inégales*, *dures*, *& arrondies* avec des *intermiten-ces* : les crachats ſont preſque ſuppri-més, le ventre coule abondamment à la ſuite d'un léger purgatif donné au onziéme, les évacuations durent na-turellement juſques vers le treiziéme ; le pouls redevient *pectoral*, *on trouve quelques rebondiſſemens*, les crachats re-deviennent ſanguinolens ; il ſort du nez beaucoup de matiéres muqueuſes légérement teintes de ſang, & vers le ſeiziéme le pouls étant *pectoral* bien décidé & bien fixe, les crachats ſont cuits & viennent en abondance ; le malade entre en convaleſcence vers le vingt-cinq.

OBSERVATION CVI.

Le pouls eſt *vif*, *irrégulier*, *un peu arrondi*, *aſſez fréquent* vers le quatrié-me jour, dans un malade qui a un vomiſſement ſpontané : ce vomiſſe-ment fut ſuivi deux jours après d'une douleur ſourde à l'hypocondre droit ; on fit deux ſaignées du bras ; le vo-miſſement ceſſa, le pouls fut *moins dur*, *moins inégal & parut ſe concentrer*.

Le

Le malade fut très jaune vers le septiéme ; deux jours après le pouls se *développe* un peu, il eſt *irrégulier*, plus *ſautillant*, il paroît annoncer un dévoiement, qui cependant ne vint que pluſieurs jours après ; vers le onziéme le pouls eſt *pectoral* & un peu *rebondiſſant*, il y a des crachats épais & abondans ; au quatorziéme le pouls redevient *inteſtinal* ; & vers le vingtiéme il y a de copieuſes évacuations qui terminent la jauniſſe pour laquelle on avoit toujours continué l'uſage des apozémes plus ou moins purgatifs ; après ces évacuations le pouls eſt de nouveau *pectoral* ; le malade crache beaucoup juſques vers le trente, & la maladie ne paroît pas bien jugée.

OBSERVATION CVII.

Eréſipele au viſage avec fiévre conſidérable dans un jeune homme de forte conſtitution. Le pouls ne ſe *développe* que foiblement vers le quatorziéme jour après cinq ſaignées ; on ſent de tems en tems dans l'artère quelques *rebondiſſemens* bien marqués ; il y a auſſi pluſieurs pulſations un peu *arrondies* dans leſquelles l'artére *paroît*

trembloter, mais avec une *roideur re-*
marquable, & le malade a de fréquentes envies de vomir ; on lui donne l'é-
métique le fixiéme ; le foir de ce jour
là le pouls eft après un vomiffement
abondant, *plus fort, plus développé, re-*
bondiffant prefque de trois en trois pul-
fations ; le malade faigne du nez la
nuit fuivante ; ce faignement dura
quelques jours & fut en diminuant
ainfi que le *rebondiffement*. Pendant ce
tems-là le pouls devint *fautillant, ir-*
régulier avec quelques intermiffions ; il
y eût des grouillemens confidérables,
la bile coula abondamment à la fuite
d'un léger purgatif ; les apozemes laxatifs que le malade vomiffoit avant
que le pouls fût devenu *inteftinal*, paf-
férent aifément & entretinrent l'écoulement de la bile ; vers le dix-huit le
pouls qui n'avoit ceffé d'être un peu
rebondiffant de tems en tems, devient
égal, mol, redoublé, pectoral ; toutes
les évacuations ceffent excepté l'expectoration qui fut fort abondante.
Il y a pendant cette expectoration
quelques changemens dans le pouls,
qui dénotent le pouls *de la fueur*, auffi
vient - elle toutes les nuits, & elle

dure ainſi que lexpectoration juſqu'au vingt-huit : le malade ſe flate d'être en convaleſcence ; la maladie paroit cependant mal jugée.

OBSERVATION CVIII.

Fiévre aigue avec une diſpoſition inflammatoire dans le bas-ventre : le pouls eſt les premiers jours *petit, conccntré*, fort *convulſif*. Il ſe *développe* vers le ſixiéme après pluſieurs ſaignées; bientot il devient *irrégulier* avec quelques *intermittences*, c'eſt-à-dire *inteſtinal*. Il y a des pulſations *bruſques, un peu arrondies, tremblotantes*, ce qui conſtitue le pouls propre à l'effort de l'eſtomac : le pouls ſe ſoutient dans cet état à peu près juſques vers le neuviéme ; le malade vomit les remédes appropriés qu'on lui donne ; vers le dix on trouve quelques pulſations *fortes, pleines, redoublées*, c'eſt-à-dire un commencement de pouls *pectoral*, néanmoins le vomiſſement continue, ainſi que le pouls qui lui eſt propre & qu'on découvre dans les intervalles du *pectoral* & de *l'inteſtinal* ; les évacuations critiques du ventre paroiſſent vers le quatorziéme ; les jours

fuivans il y a des crachats épais, un
peu cuits ; mais il refte toujours dans
le pouls une certaine *roideur*, un caractére *d'irritation* qui indique que
l'eftomac eft encore dans un état d'effort ; il furvient vers le dix-huit un
vomiffement fpontané dans l'effet d'un
purgatif très-doux, & jufqu'au vingt
le malade vomit à cinq ou fix reprifes;
du vingt au trente le pouls demeura
tendu, *concentré*, *non critique* ; le
malade fe trouva pendant ce tems là
dans un état d'abattement qui faifoit
voir que la maladie n'étoit pas bien
jugée.

OBSERVATION CIX.

Rhume négligé dans un jeune homme bien conftitué ; les crachats font
abondans, le pouls eft *plein*, *redoublé*,
pectoral ; le malade mange & boit
beaucoup malgré cet état ; il a une
indigeftion fuivie d'un vomiffement
qui dure pendant deux jours à différentes reprifes ; le pouls eft durant le
vomiffement & jufqu'au quatriéme
jour de l'indigeftion, *ferré*, *irrégulier*,
tremblotant, *inégal*, c'eft-à-dire *ftomachal*. Il fe *développe* enfuite & il de-

vient vers le sixiéme jour *intermit-*
tent, irrégulier, inteftinal : on y trouve des pulfations du pouls *pectoral ;* il
y en a qui femblent *décliner par grada-*
tions à la maniére *du pouls des urines ;*
le malade à qui on avoit donné beaucoup de potion huileufe a des évacuations bilieufes affez confidérables
vers le neuviéme, & en même tems
les urines coulent en grande quantité,
on donna alors un léger purgatif qui
purgea très-bien : les jours fuivans le
pouls redevint *pectoral* & l'expectoration fe rétablit. Il y a cependant dans
le pouls, quoique *pectoral,* un caractére
d'irritation qui fait foupçonner une
fuppuration dans la poitrine, les crachats deviennent en effet *puriformes*
& le malade tombe en fiévre lente
peu de tems après.

OBSERVATION CX.

Fiévre & douleur habituelle au rein
droit à la fuite d'une fuppuration dans
cette partie. Le malade mange pendant quelques jours plus qu'à fon ordinaire ; la fiévre augmente confidérablement, le pouls eft *très-ferré &*
très-vif les premiers jours ; il s'éleve,

loppe après quatre faignées, il devient
enfuite *intermittent* & en même tems
pectoral : il y eut des évacuations abondantes par l'effet de deux onces de
manne données le feptiéme ; & vers
le neuviéme , il eut de la toux qui fut
fuivie de quelques crachats affez épais;
les urines font en petite quantité ; la
douleur du rein fe réveille vers le
onziéme ; le pouls devient un peu plus
vif , ferré , irrégulier , & il y a des pulfations qui ont l'efpéce *de déclin* propre *au pouls des urines ;* elles coulent
très - abondamment vers le quatorziéme , elles font chargées d'une matiére *purulente* & le malade rentre
dans fon état habituel , excepté que le
fonds de fiévre demeure plus confidérable.

CHAPITRE XXI.

Du Pouls des régles & des hémorrhoïdes combiné *avec celui des autres hémorrhagies & principalement avec le na-zal.*

ON a déja vu que le *rebondissement* fait le principal caractére des différens pouls qui précédent les hémorrhagies (1) ; cette vérité trouvera un nouvel appui dans les remarques suivantes.

Le rapport des vaisseaux veineux de l'intérieur des narines avec ceux des viscéres du bas-ventre est démontré par les observations journalieres des Praticiens : on peut avancer que la découverte de la circulation du sang a fait trop négliger l'attention particuliére que méritoit ce rapport ; la découverte de la circulation est une lumiére éclatante qui paroit avoir plus ébloui qu'elle n'a éclairé : la plupart des Modernes fondés sur une vérité aussi bien établie ont cru qu'ils

(1) Chap. 14.

H iiij

ne devoient rien admettre que ce qui se trouveroit conforme à cette vérité : toujours prévenus contre les opinions de la vieille Médecine ils ont rigoureusement mis à l'écart tout ce que les loix de la circulation n'embrassoient pas.

Stahl & ses Disciples pleins de leur système de *l'ame ouvriére* de toutes les fonctions se sont placés entre les Anciens & les Modernes ; ils croyoient peut-être „ que les loix de la circulation pourroient soustraire la marche des liqueurs aux conséquences de leur théorie ; c'est pourquoi ils se sont particuliérement attachés à recueillir & à faire valoir tous les faits qu'ils ont jugés propres à infirmer les loix connues de la circulation.

Si on faisoit un exacte comparaison des observations des Anciens sur cette matiére avec les conséquences qui suivent nécessairement de la théorie des Modernes, on ne manqueroit ni de raisonnemens, ni de faits d'Anatomie & de Pratique pour former contre cette théorie des difficultés très-considérables.

En effet s'il est vrai qu'il y ait en-

tre les extrémités des artéres & celles
des veines, des vaiffeaux de communication, ou plutôt que ces extrémités qui fe joignent les unes aux
autres, faffent tantôt la fonction d'artére, tantôt celle de veine ; c'eft-
à-dire que les humeurs s'y meuvent
fuivant des déterminations particuliéres des ofcillations, on aura tout
d'un coup une très-grande quantité
de vaiffeaux dans lefquels les mouvemens progreffifs des humeurs ne fuivent pas toujours les loix ordinaires
de la circulation.

Si on fait enfuite attention au
grand nombre d'anaftomofes ou de
branches de communication qui fe
trouvent entre les différens vaiffeaux
tant arteriels que veineux, & qu'on
fuppofe, comme cela paroit naturel,
que ces anaftomofes ne peuvent fervir
qu'à fournir aux humeurs des routes
pour aller & venir, *fluer & refluer*, on
fouftraira encore une très - grande
quantité de vaiffeaux aux mêmes loix
de la circulation.

Enfin fi tout le *tiffu muqueux*, ou
la fubftance cellulaire n'eft qu'un
corps homogene, *glutineux*, plus ou

moins épais, partagé en une très-grande quantité de petites couches concentriques & excentriques, & qui n'est dans le fond que le même *corps muqueux* que les Chimistes trouvent fort abondant dans les plantes dont les animaux se nourrissent ; si ce *tissu muqueux* dépourvu de vaisseaux & même de fibres proprement dites, est disposé & étendu dans les animaux de maniére que les liqueurs qu'il contient puissent y être mues en tout sens, il faudroit convenir encore que les loix de la circulation n'ont pas lieu dans le *tissu muqueux* ou cellulaire qui fait à lui seul au moins la moitié du volume du corps.

Or, diroient les Partisans des opinions & des observations des Anciens, la plûpart des changemens dans les maladies, les stagnations des humeurs, les œdèmes, les échimoses, les inflammations, les gangrenes, les suppurations, les cicatrices, les obstructions, les métastases, les *flux sereux*, les *flux muqueux*, les révolutions dans les mouvemens de la matiére de la transpiration, les résolutions des tumeurs, tous ces changemens qui sont des caufes ou des effets de la plupart des maladies ont précifément leur fiége dans le *tiffu muqueux* ou *cellulaire*, dans ces derniers vaiffeaux qui joignent les veines aux artéres, dans les raifeaux infinis formés par les communications des vaiffeaux qui font les anaftomofes.

On ne fçauroit déduire aucun de ces changemens des feules loix de la circulation. Riviére n'auroit donc pas fi mal rencontré en jugeant de ce qui lui étoit connu de la circulation, que cette découverte ne fçauroit être d'une certaine utilité dans la pratique de l'art.

Il feroit par conféquent bien difficile de condamner légitimement ceux des Modernes qui ont fçu fe tirer de la foule des Auteurs acharnés à déprifer les Anciens, à caufe de l'ignorance où ils étoient de la circulation, & ne regarder cette circulation que comme un fait particulier de Phyfiologie.

En ne jugeant Hippocrate que comme Anatomifte on ne pourroit, à la lecture du Chapitre cinquiéme de fon livre de la *nature humaine*, que perdre beaucoup de la vénération qu'on a pour lui ; cette diftribution des vaiffeaux par laquelle il veut établir des communications entre la tête, le tronc & les extrémités, n'eft, telle qu'il la dépeint, qu'une pure fiction.

Mais en ne confidérant Hippocrate que comme obfervateur, cette fiction même devient, comme bien d'autres endroits de fes ouvrages, comparable à ces antiques qui expriment la Nature avec tant de force & de vérité.

Lorfqu'Hippocrate imagina cette diftribution des vaiffeaux, c'étoit fans doute d'après des récits de ces mélancholiques fujets aux hémorrhoïdes. Il eft probable qu'ils difoient alors comme aujourd'hui , qu'ils fentent *le fang monter des entrailles à la tête avec une forte de véhémence , qu'ils le fentent s'arrêter dans les lombes, monter enfuite le long de l'épine du dos jufqu'à la tête & aller former un embarras qui les met comme dans une efpéce d'yvreffe ; d'autres fois ils croyent fentir la tête qui fe débarraffe & le fang retourner le long de l'épine du dos droit aux vaiffeaux hémorrhoïdaux , & y produire le flux critique dont ils fe fentent fi foulagés.*

Ces phénoménes ne font déduits aujourd'hui que des défordres des ofciliations nerveufes qui en font, il eft vrai, la principale caufe déterminante; mais le défordre de ces ofcillations n'explique pas fuffifamment l'inégalité de la diftribution du fang en ces momens là; ce n'eft qu'en confidérant l'union des veines de la tête & du tronc avec les finus de la tête & de l'épine, qu'on peut parvenir à concevoir clairement les raifons de ces phénoménes.

Il réfulte de toutes ces remarques qu'en rapprochant les faits qui en font l'objet, & en cherchant à les ramener à des loix dont ils puiffent dépendre, il faut néceffairement confidérer le *fyftême veineux*, ou l'enfemble de toutes les veines, comme étant particuliérement affujetti aux ofcillations nerveufes, & faifant un corps à part, un organe particulier qui a des mouvemens propres & variés fuivant les circonftances.

Ces réflexions feront juftifiées par la plûpart des Obfervations rapportées dans la fuite de ce Chapitre.

OBSERVATION CXI.

Un jeune homme bilieux, fec & mélancholique, fujet au flux hémorrhoïdal, en a le preffentiment par une efpéce d'accablement général, où il fe trouve quelque tems avant que ce flux n'arrive ; cet accablement eft promptement fuivi d'une violente douleur de tête qui ne ceffe que par l'écoulement du fang hémorrhoïdal & par un léger faignement de nez, qui termine ordinairement l'attaque d'hémorrhoïdes.

Le pouls, deux ou trois jours avant la détermination du flux hémorrhoïdal, fe trouve *élevé, fréquent, irrégulier, avec quelques rebondiffemens évidens ; l'élevation n'eft jamais complette ; on fent toujours une dureté particuliére de l'artére ; l'irrégularité n'eft pas auffi marquée que dans le pouls qui annonce le dévoyement ; c'eft-à-dire que l'artére ne fait point de petits fauts brufques, & fort différens des diaftoles ordinaires. Ce pouls tient évidemment du pouls inférieur, & femble compofé de toutes les efpéces de pouls de cette claffe ;* auffi les entrailles font-elles dans un mouvement confidérable, & cet orage finit par le flux hémorroïdal.

A proportion que le flux vient à son déclin, le pouls s'éleve, il devient *supérieur*, les *rebondiſſemens* ſont fréquens, & le ſaignement de nez ſuccéde à ces phénoménes ; après quoi le pouls reprend ſon *égalité* & ſa *ſoupleſſe* naturelle ; il y reſte pourtant toujours une *conſtriction* particuliére avec un peu *d'irrégularité*. Il y a donc dans les paroxiſmes dont il eſt queſtion un *mélange* du pouls *inférieur* & *ſupérieur*, ſçavoir du *pouls des hémorrhoïdes* avec le *nazal*.

O B S E R V A T I O N CXII.

Un vieillard ſujet aux hémorrhoïdes avoit dans une attaque le pouls *dur, inégal, fréquent, aſſez dilaté* quoique *tremblotant*, avec *quelques rebondiſſemens légers* ; un violent mouvement de colére qui fut ſuivi de beaucoup d'efforts inutiles pour vomir, rendit d'abord le pouls plus *petit, plus vif, moins inégal* ; le flux hémorrhoidal ceſſa ; deux jours après le pouls devint *très fort & rebondiſſant à chaque pulſation* ; ce fut le prélude d'une attaque de phréneſie qui arriva peu de tems après, pendant laquelle il fortoit quelquefois un peu de fang du nez, ce qui paroiffoit de bon augure aux affiftans parce qu'ils prétendoient avoir vu le malade prefque toujours faigner du nez, fur la fin de fes attaques d'hémorrhoïdes. Il ne fut pas poffible de rétablir l'écoulement des hémorrhoïdes, ni de le fuppléer par une grande quantité de faignées & par d'autres remédes qu'on fit en très peu de tems, le malade mourut d'apoplexie.

OBSERVATION CXIII.

Une fille âgée de vingt-cinq ans affez bien réglée quant au tems périodique, n'a prefque jamais fes régles qu'elles ne foient précédées ou fuivies d'un faignement de nez. Le pouls devient toujours dans ce tems-là *dur, tremblotant, irrégulier, fréquent & rebondiffant ;* moins il y a de *rebondiffemens* & moins la malade faigne du nez ; fi les *rebondiffemens* prennent le deffus prefque toute la crife ou l'évacuation fe paffe en faignement de nez.

OBSERVATION CXIV.

Une jeune fille qui n'est pas encore réglée est sujette à de fréquens saignemens de nez ; le pouls est pendant ce tems-là *plein*, *fort*, *& rebondissant*, il tient même habituellement de ce caractére ; les régles ayant enfin paru le pouls est devenu moins *fort*, plus *inégal* avec des *rebondissemens fréquens*. Il y a eu pendant les premiers mois des régles, plus ou moins de saignement de nez selon qu'elles étoient plus ou moins abondantes ; quelques mois après les saignemens n'ont pas reparu & le pouls qui annonce les régles n'est plus que légérement *rebondissant*, *dur*, *irrégulier*.

OBSERVATION CXV.

Une femme sujette les premiers mois de ses grossesses à des saignemens de nez, & à de légeres apparitions des régles au tems périodique, avoit dans cet état le pouls *dur*, *irrégulier*, *fort*, *rebondissant*, ce qui faisoit craindre une perte considérable. Deux saignées du bras suivies néanmoins d'un saignement de nez, rendirent le pouls *souple* & moins *inégal ;* les accidens difparurent.

O B S E R V A T I O N CXVI.

Une fille qui eft arrivée au tems
de perdre fes régles., a tous les mois
le pouls *irrégulier*, *vif*, *dur*, *avec*
des rebondiffemens affez fréquens ; à peine les régles paroiffent-elles ; mais
il y a conftamment dans ce tems-là
un enchifrenement confidérable qui
finit par une excrétion abondante
de matiéres muqueufes & fanguinolentes. Il arrive de tems en tems que
le pouls eft *intermittent* pendant ces
révolutions, & alors il fe joint un dévoyement aux autres évacuations.

O B S E R V A T I O N CXVII.

On trouve très fouvent des filles &
des femmes dans lefquelles le dévoyement fuit, accompagne, ou précéde
l'évacuation des régles ; & il eft fort
ordinaire que fi ces femmes n'ont
point de maladies habituelles, leur
pouls foit *compofé* pendant la révolution des régles, *du pouls de la matrice*
& de l'inteftinal ; c'eft-à-dire qu'il eft
irrégulier avec des furfauts de l'artére,
fort inégal tant à raifon de la force des
pulfations, *qu'à raifon des diftances qui*

se trouvent entre elles ; il y a outre cela quelques rebondissemens & de légeres intermittences, ou ce qui est plus fréquent, des pulsations si foibles qu'elles sont presque insensibles.

Le pouls est *compliqué* ou *composé* à peu-près de la même maniére dans les flux hémorrhoïdaux joints au dévoyement : on l'a souvent trouvé disposé de maniére que le pouls propre aux hémorrhoïdes étoit le prédominant, & alors la perte de sang duroit pendant quelques jours , & l'évacuation de la bile lui succédoit ; l'évacuation du sang suspendoit celle de la bile ; c'est un fait utile à sçavoir dans le traitement des fiévres compliquées avec le flux hémorrhoïdal ; & même avec toute autre perte de sang : en général les pertes de sang suspendent les évacuations critiques bilieuses , & même la marche critique de toute fiévre : ne pouroit-on pas faire quelque application de cette observation à la théorie des saignées ?

OBSERVATION CXVIII.

Un vieux homme sujet à des hémorrhagies presque périodiques par les

voyes des urines, a conſtamment lorſque le tems de l'hémorrhagie approche
le pouls *inégal*, *roide*, *irrégulier avec*
quelques rebondiſſemens fort inégaux, &
il y a fréquemment des eſpéces de petits
ſautillemens de l'artére. Cette révolution
dans le pouls, eſt ſuivie d'une évacuation abondante de ſang en rendant
les urines.

OBSERVATION CXIX.

Un malade qui eut pendant pluſieurs jours de vives douleurs dans la
région du rein droit, avoit le pouls
fort *vif & convulſif*; il ſe *développa* un
peu, il devint *irrégulier avec quelques*
légers rebondiſſemens: ce qui déſignoit
naturellement le flux hémorrhoïdal;
mais le malade piſſa du ſang abondamment pendant quelques jours, probablement par une ſuite de la vive douleur du rein qui détermina l'hémorrhagie dans le rein même.

OBSERVATION CXX.

Piſſement de ſang abondant depuis
trois jours dans un mélancholique
naturellement diſpoſé aux hémorrhoïdes; le pouls eſt *inférieur*, *aſſez dilaté*,

irrégulier , il y a quelques *rebondisse-*
mens , mais ils sont éloignés l'un de l'autre ; ce malade avoit le dévoyement
avant cette hémorrhagie , il a cessé depuis qu'elle a paru , & les *rebondisse-*
mens qui n'existoient pas pendant le
dévoyement , se sont montrés avec
l'hémorrhagie.

OBSERVATION CXXI.

Une vieille fille très mal réglée est
sujette presque tous les mois à une
hémopthisie considérable qui est précédée d'une chaleur vive à la poitrine.
Cette hémorrhagie paroît tenir lieu
des régles. *Le pouls est avant & pendant*
le crachement de sang assez irrégulier ,
mais très tendant au nazal , avec des re-
bondissemens un peu plus mols , plus di-
latés que ceux qui annoncent le saignement de nez.

OBSERVATION CXXII.

Une fille avoit à la jambe un ulcére
variqueux , duquel il sortoit beaucoup de sang chaque mois , comme si
les régles qui ne venoient pas par les
voyes ordinaires avoient passé par cet
ulcére. Elle sentoit avant cette hémor-

rhagie tous les avant-coureurs des régles. Le pouls devenoit *vif, irrégulier,
inégal , avec quelques légers rebondiffemens , & un tremblotement de l'artére,*

CHAPITRE XXII.

*Du pouls de la fueur combiné , avec les
autres efpéces de pouls* critiques.

HIPPOCRATE a prononcé que *toute
crife doit être univerfelle* (1); fe-
roit-ce qu'il n'y a de crife parfaite que
celle qui fe fait en même tems par
tous les *émonctoires* du corps ?

Cette décifion d'Hippocrate prife
en ce fens là n'eft pas fans fondement ,
puifqu'on a quelquefois obfervé de
ces crifes *univerfelles* ; mais ces obfervations font fi rares , & les crifes favorables par des couloirs particuliers fi
communes, que la remarque d'Hippocrate eft bien éloignée de pouvoir faire une loi générale.

On verra , dans une des obfervations fuivantes (2), l'exemple d'une

(1) Pronoftics fect. 3.
(2) Obfervations 124.

maladie grave qui se termine heureusement par une crise *universelle*, avec
ceci de remarquable que cette crise
s'est faite en même tems par tous les
couloirs du corps, & non succeffive-
ment, à la maniére des espéces de crises *générales* qu'il n'est pas rare d'observer, connues sans doute à Hippocrate.

S'il étoit vrai qu'une évacuation critique faite en même tems par tous
les couloirs, fût un évenement auquel
on peut ordinairement s'attendre, on
en pourroit conclure que le traitement des maladies doit uniquement
être dirigé, de maniére à favoriser
une évacuation par quelque couloir
que ce puisse être; les Médecins qui
ne penseroient pas qu'on dût compter
sur des crises, & qui se proposeroient
toujours de les prévenir, ou de les
empêcher, pourroient établir leur méthode là dessus.

S'il est vérifié, au contraite, qu'une
évacuation critique faite en même
tems par tous les couloirs, soit un
phénoméne rare, il s'enfuit que la
nature détermine ordinairement les
crises par quelques couloirs particuliers; un médecin est donc assujetti à

feconder les mouvemens de la nature, c'eft-à-dire à favorifer, autant
qu'il eft poffible, la *fonction excrétoire*
des couloirs vers lefquels la crife paroît fe déterminer ; le choix des méthodes de traitement devroit donc
être déterminé fuivant des vues, &
avec des précautions qu'il ne faudroit
point attendre de ceux qui regarde-
roient les crifes comme étant toujours
univerfelles, & encore moins de ceux
qui n'en admettroient point.

C'eft dans les femmes en couche,
qu'on trouve de fréquens exemples
des crifes qui approchent le plus d'une
crife *univerfelle* : une femme qui vient
d'accoucher eft dans un état qui peut
devenir en fort peu de tems la caufe
d'une maladie très grave ; il fe fait
alors une efpèce de bouleverfement
général d'autant plus dangereux qu'il
eft plus prompt : lorfque le cours de
cette révolution ne trouve point d'obftacle, elle détermine aifément les évacuations critiques.

Si la nature fuffit feule à une crife
auffi confidérable, & auffi *compliquée*
que n'eft-on point en droit d'attendre
d'elle dans toutes les maladies dans
lefquelles

lesquelles les symptomes ne font pas dans le fonds plus graves que ceux d'une couche ? & combien ne trouveroit-on pas de maladies qui pourroient être mifes dans cette claffe ! .

OBSERVATION CXXIII.

Fiévre continue avec des redoublemens dans un jeune homme affez bien conftitué ; le pouls à été *rebondiffant* vers le fixiéme jour , & le malade a faigné du nez à diverfes reprifes pendant trois jours ; le pouls eft enfuite devenu *pectoral* & les crachats ont été affez cuits & abondans vers le neuviéme : il eft furvenu alors une variation prompte & fpontanée dans le pouls, il eft devenu *inférieur, fautillant, intermittent*, & le ventre a coulé abondamment jufqu'au quatorziéme. Enfin il a paru dans le pouls des *inégalités* ou des *élevations graduées qui annoncent la fueur*, & le malade a fué abondamment vers le feize : toutes ces évacuations fe font fuccédées dans cet ordre, jufques vers le vingtiéme : & alors elles commencent à fe faire enfemble, ou en fe fuivant à de forts petits intervalles ; auffi obferve-t-on

dans le pouls les signes propres à toutes ces crises, selon qu'elles se trouvent plus ou moins déterminées. Cet
état continue pendant cinq ou six
jours sans que les forces du malade
en paroissent plus abatues ; le pouls se
rétablit ensuite, dans cet état de *souplesse*, *d'égalité* & de *douceur* qui annonce la convalescence ; & en effet la
maladie fut heureusement terminée
vers le vingt-sixiéme jour.

OBSERVATION CXXIV.

Le pouls est *convulsif* six heures aprè
les couches dans une jeune femme
très bien constituée ; dès le lendemain le pouls est *développé*, *irrégulier*,
avec de légers rebondissemens ; la perte
vient abondamment : au troisiéme jour
le pouls qui a paru *se serrer* & *se durcir*
pendant quelques heures est devenu
supérieur ; le sang monte beaucoup à
la tête, les mameles s'engorgent prodigieusement, *le pouls se ramollit ver*
le quatriéme, *il est ondulant avec des iné*
galités dans les pulsations, la sueur est
abondante. Le pouls se concentre du
cinq au six, il devient *irrégulier*, *iné*
gal avec quelques légéres *intermittences*

?Il est *intestinal* bien décidé, aussi est-il promptement suivi de copieufes évacuations bilieufes. Le pouls fe rétablit enfuite dans l'état ordinaire aux femmes en couche.

OBSERVATION CXXV.

Le pouls eft au quatriéme jour d'une couche *développé, fréquent,* un peu *dur, inégal,* dans l'ordre fuivant : on fent des pulfations où il y a des *rebondiffemens marqués : il y en a qui font inégales entre elles & féparées par quelques légeres intermittences ; d'autres font combinées de maniére qu'elles vont de l'une à l'autre en diminuant jufqu'au point d'être infenfibles ; le pouls fe releve enfuite avec une gradation marquée dans quelques pulfations; ces rebondiffemens paroiffent de nouveau & font fuivis des autres pouls* dans l'ordre qu'on vient de décrire. Cette femme fue beaucoup, la perte eft abondante, les mamieles font gonflées & douleureufes, les urines font laifeufes, les évacuations font bilieufes, & le pouls reprend fon état naturel vers le neuviéme jour de la couche.

On aura fouvent lieu d'éprouver

dans les femmes en couche que les évacuations suivent constamment les changemens du pouls, qui ne manque presque jamais de prendre toutes les formes propres à chaque évacuation critique. Tantôt toutes ces modifications se présentent ensemble, c'est-à-dire dans un très court espace de tems, tantôt elles se succédent dans les différens jours de la couche.

Il y a pourtant des exceptions à faire dans les femmes attaquées de maladies *nerveuses*, ou d'autres maladies habituelles, parce qu'alors l'état du pouls résultant de ces maladies, prévaut sur les déterminations de l'effort critique qui se fait dans les suites des couches. Tout cela regarde l'histoire des pouls *compliqués* avec le pouls *d'irritation*. (1).

OBSERVATION CXXVI.

Fluxion de poitrine: les crachats font abondans & bien cuits vers le septiéme jour; le malade sue beaucoup; le pouls est en même tems *pectoral & élevé par gradations.*

Vers le onziéme jour d'une fiévr

(1) Voyez Chap. 23, 24, &c.

double tierce continue, & après des
purgatifs qui avoient été fuivis de copieufes évacuations, le pouls *d'intefti-*
nal qu'il étoit, devient *fupérieur, ondu-*
lant, élevé par gradations, c'eft-à-dire,
pouls de fueur; le malade fue très abondamment jufqu'au quatorziéme. Alors
le pouls qui avoit été *pectoral* dès les
premiers jours, le devient plus décifivement, le malade crache vers le
feiziéme & le vingtiéme des crachats
bien cuits.

Il faut remarquer qu'il n'eft queftion dans toutes ces obfervations que
des fueurs *critiques* qu'on doit bien fe
garder de confondre avec les fueurs
fymptomatiques.

CHAPITRE XXIII.

Du Pouls d'irritation *ou* non critique,

C'Est toujours un grand bien que
le pouls fe *développe* dans une
maladie; c'eft un grand mal au contraire, qu'au lieu de fe *développer*,
il fe *refferre* & fe *concentre* : on a fuivi
jufqu'ici les effets heureux du *déve-*

loppement du pouls ; ils ont prefque toujours lieu dans des maladies fimples & benignes, que la nature aidée au befoin des fecours de l'art, parvient à vaincre affez facilement.

Ces effets ne font, en général, que des évacuations bien critiques, précédées & accompagnées de l'efpéce de pouls qui leur eft propre ; condition d'autant plus néceffaire pour les crifes favorables, qu'on a fouvent obfervé que les évacuations les plus complettes en apparence, fe trouvoient peu critiques dans l'événement, lorfqu'elles n'étoient ni précédées ni accompagnées de leur efpéce particuliére de pouls.

On entreprend ici l'examen des effets funeftes qui accompagnent ou qui fuivent le *refferrement*, & *l'état convulfif* du pouls : on va voir des crifes manquées, *des reftes de crifes qui caufent fouvent des récidives* (1), des bouleverfemens dans le corps à la fuite des évacuations imparfaites ou procurées mal à propos, des vifcéres délabrés par des fuppurations inévitables, la gangrene des différen-

(1) Hip. aphor. 11. fect. 2.

» tes parties, des affections incurables
» dans les viscéres, des tumeurs, des
» callosités, des cicatrices, l'atonie des
» organes ; effets fâcheux qui font la
» source des maladies chroniques pref-
» que toujours incurables.

» Le pouls *d'irritation* est, comme on
» l'a déja dit (1), *ferré*, *fréquent*, *con-*
» *centré*, *affez dur*, il s'oppose à ce
» qu'on appelle la *coction* dans les ma-
» ladies ; ou, pour mieux dire, aux
» évacuations critiques qui les termi-
» nent heureusement ; quelquefois mê-
» me il efface les efpéces particulié-
» res de pouls critique avec lefquel-
» les il fe *complique*, de maniere qu'elles
» en deviennent prefque méconnoiffa-
» bles.

» La *coction* d'une maladie, ou, fi
» l'on veut, de la matiere de cette
» maladie, qui a été tant célébrée par
» les Anciens, n'eft dans le fonds
» qu'un effort général propre à fur-
» monter les obftacles qui empéchent
» l'action libre des vaiffeaux & les fonc-
» tions des organes excrétoires. Le
» pouls *d'irritation* qui fuppofe des em-
» barras ou des obftacles confidérables,

(1) Voy. Chap. 3.

I iiij

est opposé au méchanisme de la *coction*, & par conséquent c'est un signe presque toujours certain que la *coction* n'a pas lieu.

Une plaie faite dans une partie sensible, va changer le pouls naturel en pouls *d'irritation* ; une passion vive, la peur, le chagrin, la joie, une surprise quelconque produisent des effets à peu près semblables : les commencemens & les frissons des fiévres sont encore des causes fréquentes du pouls *convulsif* : les accès de goute & de colique, les douleurs de l'enfantement, l'action des vomitifs & des autres remédes sont immédiatement suivis du *resserrement*, de la *concentration* & de la *convulsion* du pouls.

Ce pouls *non critique* accompagne & même il caractérise souvent la plûpart des fiévres malignes les plus dangereuses ; on le trouve aussi dans beaucoup de maladies chroniques, ainsi que dans les derniers tems des maladies mortelles, ou mal jugées.

On comprend bien que ce pouls doit avoir différens degrés, même quelques caractéres particuliers selon la nature des maladies qui le

produifent ; & ces différences n'é-
chapent pas à un tact exercé. Il y
a même lieu de foupçonner que le
pouls *d'irritation* a encore des caractéres diftinctifs felon qu'il fe trouve
joint à des affections de la tête, de
la poitrine, ou du bas ventre.

Mais on ne confidére ici que le
pouls *d'irritation*, en général, & autant qu'il le faut pour le bien diftinguer de toutes les efpéces de pouls
critique, avec lefquelles il fe trouve
fouvent *compliqué* ; l'analyfe de cette
efpéce de pouls, & l'examen fuivi de
fes variations fournira fans doute un
jour matiere à des obfervations bien
intéreffantes.

Le pouls *d'irritation* eft, ainfi que
le pouls *critique*, produit par l'*action
nerveufe* ; elle eft bien déterminée,
bien ditigée dans toutes les efpéces
de pouls *critique*, elle eft *brufque*,
incertaine, *irréguliere* dans le pouls
d'irritation ou *non critique*.

Il y a fouvent avec le pouls *non
critique* des évacuations de toute efpéce, quelquefois même fort abondantes ; ce font des excrétions faites
fans *coction*, c'eft-à-dire, par expreſ-

fion, par la convulfion des organes;
il eft fort rare qu'elles puiffent être
falutaires; il n'y a pas de plus grand
objet de l'attention des Praticiens
que de ne pas les confondre avec les
excrétions *critiques* précédées & accompagnées du pouls qui leur eft
propre.

La différence de ces évacuations
critiques ou *non critiques* n'avoit pas
échapé au genie obfervateur d'Hippocrate : » Dans les diarrhées & les
» vomiffemens qui arrivent d'eux-
» mêmes, fi l'évacuation fe fait des
» humeurs qu'il faut purger, les ma-
» lades s'en trouvent bien, & la fu-
» portent aifément, finon, ils la fou-
» frent avec peine ; il en eft de mê-
» me des évacuations qui fe font par
» les vaiffeaux, fi l'évacuation fe fait
» comme il convient, les malades
» s'en trouvent bien, & ils la fup-
» portent avec facilité, finon le
» contraire arrive ; il faut donc avoir
» égard à la région, au tems, à l'âge,
» & aux maladies auxquelles elle con-
» vient, & à celles auxquelles elle
» ne convient pas (1).

(1) Hipp. aphor. 2. fect. 1.

Ces observations font des vérités fondamentales & élémentaires de l'art; elles font fentir la différence qu'il faut mettre entre les évacuations *symptomatiques* & les *critiques* ; dans les premieres le pouls eft *oppreſ-ſé* & n'annonce rien de favorable ; dans les autres il eft & demeure pendant un certain tems, *développé* ou *excreteur* ; il annonce la fupériorité des forces de la nature.

CHAPITRE XXIV.

Du Pouls d'irritation compliqué *avec le Pouls* critique.

LE pouls *d'irritation* n'eft pas toujours funefte, ou pour mieux dire, il ne l'eft que par fa durée ; s'il ne fubfifte que pendant le premier tems des maladies, qui eft plus ou moins-long felon la nature & le degré de ces mêmes maladies, fi le pouls fe *développe* enfuite, & qu'il n'y ait point des marques *d'irritation*, pendant le tems du *développement*, cet état eft ordinairement peu à craindre : c'eſt

celui qu'on trouve dans beaucoup de
maladies qui guériſſent aſſez bien. Le
pouls *d'irritation* devient, au contraire,
fort dangereux à meſure qu'en s'éten-
dant au-delà du premier tems des
maladies, il empêche la *coction* & les
évacuations critiques ; on ne peut
guére s'attendre alors qu'à des événemens fâcheux.

Ce même pouls *d'irritation* peut cependant ſubſiſter pendant tous les
tems d'une maladie , ſans être au
point d'apporter un obſtacle invinci-
ble aux mouvemens des criſes, & aux
changemens qui les pécédent : c'eſt
alors que ſe *compliquent* entre eux le
pouls *critique* & le *non critique*.

On voit aiſément , que les maladies
dans leſquelles ſe trouve cette *complication* doivent être d'un événement
douteux , & qu'il faut juger de leur
terminaiſon , ſelon que le *pouls critique* ou le *non critique* prévalent plus
ou moins l'un ſur l'autre.

Voici , à peu près , la marche du
pouls dans cette *complication* ; il eſt
ferré , convulſif dans deux ou trois
ou pluſieurs pulſations; *développé*, même *excréteur* dans quelques autres , &

quelquefois la *convulsion* se fait sentir
assez évidemment dans les mêmes pulsations qui paroissent se *développer*, ou
qui annoncent quelque évacuation critique ; mais il arrive aussi que quand le
pouls *convulsif* subsiste éminemment
pendant tous les tems d'une maladie,
ce pouls change tout d'un coup & ne
se montre presque que sous l'apparence du pouls *naturel*, ou de quelques espéces de pouls *critique* qui ne
se soutiennent point pendant un certain tems ; alors la maladie est
très-dangereuse.

Ce phénoméne ne doit être attri-
bué qu'à un affaissement mortel qui
commence à se faire dans quelque
partie du corps. Le pouls *d'irritation*
n'en existe pas moins dans le fonds en
ce moment ; c'est le dernier & le plus
fâcheux degré de sa *complication* avec
le pouls *critique*. Examinons ici un
point fort important.

Les Médecins ont été de tout tems
fort partagés sur l'importance & l'application de ces fameux apophtheg-
mes d'Hippocrate, par lesquels il sub-
ordonne absolument les vues de l'art

aux mouvemens de la nature ; il dit en plusieurs endroits, qu'il *faut que le Medecin suive la nature, & porte ses vues précisément au même but qu'elle; que le Medecin n'est que le ministre de la nature, & que c'est elle qui guérit les maladies.*

Ceux qui parmi les Anciens & les Modernes, ont été contraires à la décision d'Hippocrate, ont prétendu qu'il étoit dangereux de se fier à la nature, que par conséquent il faut *éviter les crises, les empêcher, ou chercher à les déterminer suivant qu'on le trouve convenable ; il faut*, continuent-ils, *diriger la nature, & regarder toujours la fièvre & les autres maladies comme un état directement opposé au principe vital.*

Les Partisans de cette opinion accorderoient, tout au plus, à ceux d'Hippocrate, que les incommodités légéres, les maladies simples & bénignes, peuvent guérir aussi bien par le secours de la nature que par celui de l'art : mais dans les maladies graves & compliquées, où les forces de la nature paroissent totalement *dé-concertées*, puisqu'il n'y a aucune mar-

que de *coction*, convient-il que les
vues du Médecin demeurent subor-
données à des mouvemens critiques
qui n'exiſtent point & qu'on ne pré-
voit pas? Voilà le point de la difficulté, & en même tems la plus grande objection qu'on puiſſe faire contre
le ſentiment d'Hippocrate.

Il faut convenir que ceux qui ſui-
vroient aveuglément ce ſentiment,
auroient de la peine à ſe bien tirer de
cette difficulté, & de pluſieurs autres
que les Partiſans de l'opinion contraire ſeroient en état de leur oppo-
ſer; ils n'auroient certainement pas
pour eux le grand nombre de malades qui ſont perſuadés qu'on ne peut
guérir que par les remédes, non plus
que les Médecins qui ont pour principe d'évaluer par le raiſonnement la
nature & la marche des maladies, ainſi
que l'action des remédes.

Voici les principales raiſons par
leſquelles les Partiſans d'Hippocrate
s'aſſurent dans leur opinion; ils
avancent d'abord, d'après Hippocrate même, qu'il y a des maladies
aigües, mortelles par elles-mêmes &
au deſſus de toute eſpéce de ſecours;

qu'il y en a de tout auſſi fâcheuſes
parmi les chroniques dans leſquelles
les remédes , ſi peu effectifs qu'ils
ſoient, ne peuvent qu'accourcir la vie,
ou diminuer les forces inutilement :
ces maladies mortelles & incurables
ſont celles dont Hippocrate a dit
qu'il ne faut pas entreprendre de les trai-
ter, parce qu'elles ſont au deſſus des for-
ces de l'art (1) ; aveu qui valut à Hippocrate & à ſes Partiſans cette épi-
gramme d'Aſclépiade qui appelloit la
médecine ancienne , *méditation ſur la*
mort.

Ils diſent enſuite qu'il y a des maladies dans leſquelles les ſymptomes
paroiſſent effrayans , quoiqu'ils ne
ſoient au fonds que des efforts victo-
rieux de la nature ; eſt ainſi que les
redoublemens qui pré·*dent les criſes ſont*
toujours fort con·*rables* (2) : ce ſeroit une erreur ·····ſte que de prendre ces efforts ſalutaires qui annoncent la guériſon, pour des ſymptomes auxquels il faudroit apporter de
prompts remédes.

Ils ajoutent , enfin , que les mala-

(1) Liv. de l'art.
(2) Hipp. aphor. 13. ſect. 2.

dies dans lesquelles les remédes semblent suivis des effets qu'on en doit
attendre, ne sont pas pour cela souf-
traites aux efforts critiques de la nature ; un purgatif, ou un émétique
n'agissent jamais aussi parfaitement
que lorsque la nature est disposée à
les seconder ; s'ils sont donnés hors
de ce tems-là, ils sont toujours nuisibles ou tout au moins inutiles, ou
indifférens (1).

L'attention d'un Médecin se rédui-
roit donc, suivant Hippocrate, à bien
distinguer les maladies mortelles par
celles-mêmes d'avec celles qui ne le
sont point ; celles-ci comportent seules l'usage des remédes placés dans
les dispositions favorables formées &
indiquées par les mouvemens critiques de la nature : c'est donc, suivant
ce systême, au Médecin à sçavoir dis-
cerner dans les maladies graves quels
sont les symptomes qui annoncent
les efforts heureux de la nature, afin
d'en profiter au lieu de les craindre
mal à propos : il faut s'attacher à connoître les voyes que la nature tend à se

____

(1) Voyez Chapitre 33. au sujet des remédes *indifferens*.

frayer, & à les fuivre par une méthode convenable de traitement ; il
faut auſſi prendre garde de ne pas
multiplier les remédes dans les cas où
il ne feroit néceſſaire que d'en employer un petit nombre.

C'eſt d'après ces raiſons qu'un com-
mentateur d'Hippocrate (1), „ a pré-
„ tendu que pour que les phénomé-
„ nes des criſes, preſqu'effacés, pa-
„ roiſſent de nouveau ſur notre ho-
„ rizon, il faut que la Médecine re-
„ vienne à ſes anciens uſages, libre
„ du joug chimérique & fabuleux des
„ inventions humaines ; ſi on appre-
„ noit à révérer la nature, à l'obſerver
„ ſcrupuleuſement, à ne la point tra-
„ verſer dans ſes opérations, & à ne
„ point interrompre ſes mouvemens,
„ mais à les ſuivre ſans les pervertir,
„ on verroit de nouveau paroître les
„ criſes, & les miracles qu'elles pro-
„ duiſent, que l'ancienne Médecine a
„ tant célébrés.

Mais de pareilles réflexions peu-
vent-elles ſatisfaire ou convaincre un
Médecin qui a vu guérir d'anciennes
dyſenteries par quelques priſes d'ype-

____
(1) Hecquet, aphor. 33. ſect. 2.

:acuanha, d'anciennes douleurs de
:éte par une faignée au pied, des cra-
:hemens de fang par des faignées ou
des émétiques, le fcorbut par des remédes appropriés, &c. Ces maladies &
s:ant d'autres qui livrées à elles-mêmes
:ne guériroient au moins que très ra-
:ement, on les voit céder promptement à des remédes appropriés.

N'eft-il pas naturel, diroit ce Médecin, de juger de la puiffance de l'art
:ar de pareils effets ? & ne doit-on
:as croire qu'au moyen des remédes
:ien appliqués il eft poffible d'em-
:orter de même la plupart des mala-
:lies dans leurs naiffance ? ne voit-on
:as que prefque tous les fymptomes
:raves ne font fâcheux qu'autant qu'ils
:uifent aux fonctions des vifceres ? &
:uelle que foit la difpofition du corps
:oit-il y avoir d'indication plus ur-
:ente que celle d'écarter des obftacles
:uffi pernicieux ?

On n'a expofé ici ces deux opinions
:ue pour avoir lieu de faire remar-
:uer les avantages qu'elles pourroient
:irer de l'hiftoire du pouls.

Les Partifans des idées des Anciens
:ondés fur le pouls *critique*, peuvent

dire qu'à moins qu'une maladie ne soit mortelle par elle-même, au-quel cas tout secours de l'art est inu-tile, il doit se faire nécessairement quelque effort critique dans un cer-tain tems de la maladie, que c'est alors qu'on peut employer avec suc-cès des secours appropriés si on les juge nécessaires, ou laisser faire la na-ture, si on a lieu de croire par la pré-sence d'un pouls *critique* bien déclaré, que la crise puisse se terminer heureu-sement par elle-même.

Les Partisans de l'opinion con-traire ne manqueront pas d'alléguer que toute maladie n'est qu'un état *d'irritation*, toujours subsistant dans les parties affectées & toujours remar-quable dans le pouls quels que soient les changemens qui lui arrivent ; or cet état *d'irritation* ne cessant de me-nacer *le principe de la vie*, il ne doit y avoir rien de plus pressé que de cher-cher à détruire ou au moins à détour-ner une disposition aussi dangereuse ; si la maladie se trouve insurmontable par elle-même, on a du moins la consolation d'y avoir opposé les se-cours possibles ; s'il en est autrement,

on ne fçauroit douter que les effets
des remédes renouvellés à propos,
ne prennent fur la caufe de la maladie
& ne facilitent l'action des organes.

CHAPITRE XXV.

Du Pouls d'irritation compliqué *avec
le Pouls* critique *dans les maladies
aigues qui ont une heureufe terminaifon.*

QUELQUE exactes que puiffent
être les defcriptions générales
& particuliéres des changemens qui
arrivent au pouls dans les maladies,
Il feroit difficile de bien évaluer ces
changemens, par rapport à la pratique
de l'art, fi les defcriptions fur lefquelles on fe regle, ne pouvoient
être rapportées au méchanifme, & à
la marche des maladies.

Or pour bien établir ce rapport,
il n'y a pas de plus fûr moyen que
de confidérer l'état de maladie dans
la plus grande fimplicité.

Rien n'approche plus d'un état de
maladie dans un corps fain, que les

phénoménes des excretions & des
fécrétions, qui fe font avec quelque
difficulté : on y apperçoit d'abord
un effort général du corps, & en
particulier celui des organes fécrétoires & excrétoires, fur - tout
dans le tems où ils ont quelque peine
à s'acquitter de leurs fonctions.

Il eft certain que les fécrétions ne
fe feroient point fi les humeurs n'é-
toient préparées peu-à-peu, c'eft-à-
dire fi l'action générale du corps ne
leur donnoit d'abord une modification particuliére, que l'action des
organes fécrétoires doit enfuite per-
fectionner.

L'effort général de la nature qui
opére la préparation des humeurs,
cet effort qui redouble encore lorfque la préparation eft faite, & enfuite l'action particuliére des organes
excrétoires & fécrétoires font donc
trois conditions néceffaires à toute
excrétion & fécrétion (1).

C'eft dans le travail de la digeftion que ces trois tems fe manifef-
tent affez fenfiblement. On y dif-

(1) Voy. Recherches anatomiques fur la
pofition des glandes, &c.

tingue le premier effort de l'eſtomac
ſur les alimens, la révolution générale du corps qui vient à l'appui de
cet effort, & le tems de la fin de la
digeſtion, où l'action qui a été con-
centrée dans l'eſtomac vient à ſe répandre ſucceſſivement dans les différentes parties. Ces phénomenes ne
reſſemblent pas trop imparfaitement
à un léger accès de fiévre.

La plûpart des incommodités, dont
la principale cauſe ne conſiſte ſouvent que dans des ſécrétions & des
excrétions pénibles, peuvent de même être régardées comme l'eſquiſſe
d'un paroxiſme de fiévre. Ces digeſ-
tions pénibles, ces excrétions for-
cées ont leur marche, leur tems,
leurs ſymptomes qui ſe retrouvent
d'une maniere plus ſenſible dans une
fiévre déclarée & ſimple.

Auſſi toute maladie ſi ſimple qu'elle
puiſſe être, ne ſe fait-elle d'abord
remarquer que par un état d'irritation, de ſpaſme, d'accablement dont
le corps ſe trouve ſaiſi. Cette révolution a ſa crüe, ſa gradation juſqu'à l'établiſſement complet de la
maladie. Alors commence une autre

révolution qui n'eſt que la détermination des forces, ou le méchaniſme qui ſert à préparer la criſe; cette
révolution dure juſqu'à un troiſiéme
tems qui eſt celui où les couloirs
étant bien diſpoſés & les humeurs
bien préparées, il ſe fait un dernier
effort qui détermine les excrétions &
finit la maladie.

Il y a donc trois tems à conſidérer
dans toutes les maladies. Le premier
qui n'eſt, pour ainſi dire, que l'appareil de tous les ſymptomes eſſen-
tiels dans lequel les forces du corps
ſe raſſemblent & ſe concentrent. Le
deuxiéme tems eſt celui dans lequel les forces concentrées viennent
à ſe développer, & où les humeurs
reçoivent les préparations néceſſaires pour devenir propres à être ſé-
parées dans leurs couloirs; ce ſecond
tems eſt ordinairement accompagné
de quelque changement remarquable dans les organes par leſquels la
criſe doit ſe faire. Le troiſiéme tems
eſt celui dans lequel la criſe étant
bien diſpoſée, les excrétions ſe déterminent avec facilité, ce qui termine la maladie. C'eſt en ce ſens là
ſans

sans doute, qu'on peut dire avec Hippocrate, *que toutes les maladies ont une même forme, ou une même marche générale* (1).

Toute fiévre considérée dans ses périodes paroît donc composée de trois fiévres particuliéres, celle *d'irritation*, celle de *coction* & celle *d'excrétion*. Ces trois états sont très-distincts dans les maladies simples ; ils sont plus ou moins longs & se confondent différemment dans les maladies graves & *compliquées* : de là résultent des symptomes proportionnés à la nature & au dégré de la maladie qu'il est toujours essentiel de comparer avec l'état du pouls, pour pouvoir juger des mouvemens favorables ou contraires aux crises.

Ces trois états, ces trois fiévres, ces trois tems des maladies peuvent être substitués à ce que les Anciens ont désigné par le *commencement*, *l'augmentation*, *l'état* & le *déclin* de la maladie (2).

Les changemens qui arrivent au pouls, suivent exactement ces trois

(1) Hipp. Traité des vents, chap. 2.
(2) Voy. Thes. des Eaux d'Aquitaine.

K

tems où ces trois états dans les maladies bénignes : le pouls eſt d'abord,
c'eſt - à - dire, pendant la fiévre *d'irritation*, *vif*, *ſerré*, *convulſif*, *non critique* ; il ſe *dilate*, il ſe *développe* ſenſiblement, il devient plus *plein*, plus
fort, plus *libre* dans le ſecond période
de la maladie ; lorſque dans le dernier période l'excrétion eſt prête à ſe
faire & qu'elle ſe détermine en effet, le
pouls prend le caractére propre aux
évacuations qui doivent arriver ; c'eſtà-dire, qu'il eſt *pectoral* ſi les crachats
terminent la maladie, *inteſtinal* ſi
elle finit par les évacuations du ventre, &c.

Mais, dira-t-on, comment concevoir le méchaniſme qui établit tous
ces rapports entre le mouvement du
pouls & la nature & les tems des maladies, ſi on ne peut ſe former aucune idée de la cauſe qui occaſionné ces changemens dans l'action du
cœur & dans celle des artéres ? A
quoi il eſt aiſé de répondre, que ce
n'eſt point ici le lieu de placer des
explications. On ne manque pourtant
pas de principes propres à rendre
raiſon de tous ces phénoménes inex

plicables par la théorie la plus reçue. L'exposition de ces principes se trouve dans un ouvrage récemment publié, dont il ne seroit pas facile de faire la critique (1). Cette réflexion peut suffire à des Observateurs bien intentionnés ; elle doit écarter des oppositions fondées sur des préjugés théoriques quels qu'ils puissent être.

Comme la plûpart des Observations précédentes peuvent se rapporter par plusieurs endroits à l'objet de ce Chapitre, on se contentera d'en placer ici deux qui paroissent présenter suffisamment l'idée du pouls *d'irritation* joint à des pouls *critiques*, dans des maladies considérables qui ont ordinairement une heureuse terminaison.

OBSERVATION CXXVII.

Fiévre putride dans une jeune fille qui n'a point eu ses régles depuis deux mois, le pouls dès le troisiéme jour, est *rebondissant & convulsif* bien marqué malgré trois saignées du bras; il y a un saignement de nez au sixié-

(1) Institutiones medicæ ex novo medicin. conspectu.

K ij

me jour, ce qui détermine à faire deux saignées du pied. Le pouls devient *intestinal* vers le septiéme, mais en conservant toujours un état *d'irritation*; on prit le parti de donner des apozêmes rafraîchissans & légerement laxatifs; ils ne firent d'abord qu'exciter le vomissement, bientôt ils passerent mieux, & il y eut vers le neuviéme d'assez copieuses évacuations; elles durerent jusqu'au onziéme, que le pouls redevint un peu *dilaté, brusque, rebondissant, irrégulier*; les régles reparurent; peu de tems après le pouls devint *souple* & bien *développé*; vers le quinziéme, où les règles finirent, il devint *pectoral* bien déclaré. On donna en ce tems-là un léger purgatif qui déconcerta la marche du pouls, & qui n'eut presque point d'effet. Le pouls se rétablit vers le vingt & uniéme, il y eut une expectoration pendant laquelle on trouva toujours un fonds *d'irritation* avec les *redoublemens* du pouls *pectoral*; la maladie se termina fort lentement, ce qui probablement ne seroit pas arrivé sans le purgatif placé au moment dans lequel la crise alloit se déterminer.

Observation CXXVIII.

Fluxion de poitrine dans un jeune homme maigre & sec ; il est saigné cinq fois du second au septiéme jour ; le pouls, qui a été *convulsif* les trois premiers jours, se *développe* un peu au quatriéme ; il est *pectoral*, mais avec une *tension* & une *roideur* considérable de l'artére ; les crachats qui viennent difficilement font sanguinolens & écumeux ; du cinq au septiéme jour, le pouls devient *inégal, intermittent*, mais toujours *serré*. On purgea le malade au huitiéme : il y eut des évacuations assez abondantes, mais peu bilieuses ; le neuvviéme on donna du kermès & des apozemes appropriés qui ne furent suivis d'aucun effet remarquable ; le pouls devient *pectoral* au dixiéme, mais il est très-peu *développé* ; les crachats font un peu cuits & viennent moins difficilement ; (on continuoit l'usage du kermès & des apozemes ;) le onziéme le malade eut un redoublement considérable qui commença par de longs frissonnemens ; à la fin de ce redoublement le pouls demeura

souple & *développé*, il devint *pectoral
décidé*, & en même tems très *ondulant* : le malade qui ufoit toujours du
kermès & des apozemes cracha &
fua abondamment les jours fuivans.
Il fut purgé le dix-huitiéme jour,
& il entra en convalefcence vers le
vingt & uniéme.

CHAPITRE XXVI.

Du Pouls d'irritation compliqué *avec
les pouls* critiques, *dans les
maladies chroniques.*

EN obfervant avec attention la
marche des maladies chroniques,
on y découvre de même à peu près
que dans les maladies aigues, trois
états remarquables fur lefquels il convient de fe régler pour établir & conduire la méthode de traitement.

La feule différence qu'il y ait à
confidérer ici entre les maladies chroniques & les aigues, c'eft que celles-
ci parcourent leurs tems plus promptement que les autres ; ce qui n'em-

pêche pas que dans le fonds, les aigues ainsi que les chroniques ne con-
sistent originairement dans un désordre des sécretions & des excrétions;
c'est ce qui fait que ces maladies ont
toujours des terminaisons ainsi que
des accidens fort ressemblans.

Les derniers tems des maladies
chroniques font sensiblement connoître leur rapport ou leur ressemblance avec les maladies aigues : on a
déja observé qu'une maladie chronique devient ordinairement aigue à
proportion qu'elle se dispose à sa terminaison ; Hippocrate dit, *qu'en trai-*
tant une maladie chronique, il faut pre-
miérement la changer en maladie aigue (1).

Or les maladies chroniques ayant
des révolutions qui préparent & déterminent leurs crises & leurs terminaisons, on doit y trouver aussi les
divers changemens du pouls qui précédent & accompagnent ces crises.

La santé parfaite n'est qu'un être
purement idéal. *Personne ne peut se*
flatter de n'avoir pas quelque partie foible
(2). Notre vie n'est qu'un tissu d'in-

(1) Hipp. des Lieux dans l'homme , *cap.* 13.
(2) Celse , chap. 3.

K iiij

commodités, une maladie continuelle qui ne cesse de faire des progrès.

Nous vivons avec cette foiblesse
naturelle de quelques organes ; & ce
qui doit paroître singulier, c'est que
c'est sur cette foiblesse même qu'est
fondée la santé propre à chaque indi-
vidu : c'est d'elle que dépendent les
différens tempéramens qui ne viennent tous que de la différence de l'action des organes (1):ce sont là les fources de la vie, de la santé, des maladies & de la mort.

On observe dans tous les âges des
maladies qui ne viennent que de la
suite des effets produits par ce *defac-*
cord presque naturel des organes.

La nature & l'art ne parviennent
à vaincre les maladies qu'autant qu'ils
rétablissent l'ordre d'action naturelle
à chaque sujet, ou bien qu'ils opérent des changemens sur lesquels s'é-
tablit une autre sorte de santé différente de la premiere, & qui dans les
suites sert souvent de baze à une autre maladie aigue ou chronique.

Les guérisons de la premiére espéce sont des guérisons parfaites : elles

(1) Voy. Recherches sur les Glandes.

font très-rares dans les maladies graves & *compliquées*; la réfolution complette d'une petite inflammation, ou
le parfait rétabliffemeut d'une partie
enflammée dans fon état naturel, eft
peut-être impoffible; la terminaifon
la plus favorable de ces maladies graves & *compliquées*, n'eft qu'une guérifon de la feconde efpéce.

C'eft de ces crifes imparfaites que
dépendent la plûpart des maladies
chroniques, qui parcourent leur tems
plus ou moins promptement, felon la
nature, le lieu & le dégré du changement intervenu dans l'ordre de la
fanté primitive; il arrive pourtant
quelquefois qu'une maladie aigue
confidérable paroît fe terminer fi favorablement que le malade fe trouve
enfuite plus fort, plus actif qu'il ne
s'étoit auparavant; ce qui prouve
que le changement opéré par cette
crife a adouci ou augmenté le reffort
de quelque organe qui faifoit la caufe
du défordre naturel.

Mais il ne faut pas toujours regarder comme une terminaifon favorable,
les convalefcences fuivies d'une augmentation confidérable d'embon-

point qui, dans le fonds, est plus souvent un nouvel état de maladie, que l'effet d'une meilleure santé.

Quant au tems que les maladies chroniques peuvent mettre à passer par leurs divers périodes, il est quelquefois si long qu'Hippocrate prétend en avoir vû qui *duroient six ans*, d'autres dont le cours naturel étoit *de six mois*, & d'autres qui parcouroient leurs tems *en deux ans* (1). Plusieurs maladies, dit-il, „ sont jugées dans „ les enfans le quarantiéme jour, „ d'autres le septiéme mois, les au- „ tres dans sept ans (2); il y a des ma- „ ladies qui se jugent les unes par les „ jours, les autres par les mois, les „ autres par les quarantaines de jours, „ & d'autres par les années ou par une „ année (3).

Aretée a parlé des maladies chroniques dans lesquelles les révolutions ou les changemens *sont pareils à ceux d'une maladie aigue* (4). Baillou de-

____

(1) Hipp. de affect. inter. cap. 52.

(2) *Idem*, livre de l'enfantement de sept mois.

(3) *Idem*, Aphor. 28. sect. 3.

(4) Aretée, des maladies longues, liv. 1. chap. 3.

mandoit s'il n'y avoit pas des maladies qui *durent sept ans*, & d'autres
qui *durent une année entière* (1). *Les*
crises sont dites quelquefois se faire par
mois & par années (2).

Les observations suivantes feront
la preuve de tout ce qu'on vient d'ex-
poser ; sçavoir que dans la marche
de la plûpart des maladies chroniques, il y a comme dans les aigues,
des révolutions, des tems très-im-
portans à remarquer ; que ces maladies chroniques ne se terminent
presque jamais qu'en devenant aigues;
& enfin que les changemens du pouls
annoncent & suivent les révolutions
de ces maladies.

OBSERVATION CXXIX.

Une fille pulmonique à l'âge de
quarante-six ans, a été sujette dès
son enfance, à des toux opiniâtres &
à des saignemens de nez ; les régles
qui ont paru assez exactement, ont

(1) Baillou, consult. 106.
(2) Dulaurens, des Crises. Voy. Thes des
Eaux d'Aquitaine, sur tout ce qui est conte-
nu dans ce chapitre.

K vj

toujours dégagé la poitrine, fans empêcher cependant des rhumes fréquens, des extinctions de voix, & de légeres incommodités fuivies de dévoyement & de fueurs; dès que les régles ont diminué, la poitrine s'eft prife de plus en plus, jufqu'à ce que les crachats ayent été bien purulens, & la pulmonie au dernier dégré.

Il paroît que le dérangement naturel ou prefque naturel de la poitrine a été un obftacle continuel à la fanté, pendant tout le cours de la vie, & que les embarras qui fomentoient ce dérangement ont toujours augmenté.

OBSERVATION CXXX.

Une vieille fille avoit une tumeur cancereufe à la mamelle droite; elle affure que dès fa jeuneffe il arrivoit à cette mamelle dans toutes les révolutions des régles, des changemens plus notables qu'à la mamelle gauche; peu à peu la mamelle s'eft engorgée, & lorfque les régles ont été au tems de finir, cette tumeur eft venue à fuppuration, & il s'eft établi une fiévre lente,

La foiblesse ou la disposition particuliére de cette mamelle droite, en a
occasionné la tumeur qui a parcouru
ses tems insensiblement.

OBSERVATION CXXXI.

Un homme eut une attaque d'apoplexie à l'âge de soixante ans ; il avoit
été pendant sa jeunesse sujet à de
très - violens maux de téte, à des
maux de gorge, à des saignemens de
nez, à des toux fréquentes ; il fut
sujet ensuite à des coliques violentes ;
ensuite à un flux hémorrhoïdal, & à
des douleurs vagues aux reins, & aux
bras ; le flux hémorrhoïdal diminua
& vint à cesser entiérement dans les
derniéres années de la vie ; le malade
se plaignoit quelque tems avant son
attaque, d'un engourdissement de tout
le corps & principalement de la
téte.

Quoique cet homme parut très-
bien constitué, il avoit cependant,
depuis son enfance une incommodité
habituelle qui l'a conduit par degrés
à l'apoplexie.

OBSERVATION CXXXII.

Un homme qui est pulmonique à l'âge de 35. ans, avoit eu dans sa jeunesse la jauniste, il fut ensuite sujet à des douleurs rhumatismales aux bras & aux jambes, & à des rhumes fréquens; il parut vers l'âge de 18. ans une dartre considérable au visage; cette dartre fut traitée ainsi que les autres incommodités; elle disparut; le malade paroissoit se bien porter; il eut des accès de fièvre tierce qui durerent plusieurs mois, & qui revinrent à plusieurs reprises dans l'espace de trois ans; la fièvre devint quotidienne, & dans les suites elle fut continue; la poitrine se prit, & le malade devint phthisique.

Cette observation présente un tissu ou une suite d'incommodités, qui n'ont été probablement que les effets de l'ancien foïer de la principale maladie.

OBSERVATION CXXXIII.

Un homme âgé de cinquante-cinq ans devient hydropique; il a été pendant sa jeunesse sujet à la jauniste, à

de fréquens faignemens de nez, à des
fiévres intermittentes & à de mauvaifes digeftions ; les urines varioient
fouvent, étant tantôt crues & abondantes, tantôt rouges, briquetées &
en petite quantité ; quelques années
avant l'hydropifie le malade fut attaqué d'une difpofition inflammatoire
au foie avec fiévre confidérable, &
il traîna jufqu'au tems de l'hydropifie
une convalefcence fort imparfaite.

Les Anciens n'auroient pas manqué
d'accufer, en pareil cas, *l'intempérie
naturelle du foie*, qui n'a ceffé de faire des progrès pendant le cours de la
vie.

OBSERVATION CXXXIV.

Il n'eft pas rare de voir des afthmes
fe préparer depuis longtems & finir
après une longue durée par des hydropifies de poitrine ; des maladies
cutanées opiniâtres produire enfin
des ulcéres au poumon ; de vieilles
pertes blanches fuivies d'hydropifies
ou de phthifie ; la goute & le rhumatif-
me finir par des engorgemens de la
poitrine ou des vifcéres du bas ventre.

Ces faits & tant d'autres de cette

eſpéce qu'on pourroit alléguer, prouvent qu'il y a beaucoup de maladies chroniques principalement produites par une mauvaiſe conſtitution
naturelle ou accidentelle de quelques
organes, qui rend très-graves des cauſes aſſez légéres par elles mêmes, &
peu nuiſibles en effet avec une meilleure conſtitution.

Les obſervations ſuivantes ſerviront à prouver que les maladies chroniques ſe changent preſque toujours
en maladies aigues dans leurs derniers
tems.

OBSERVATION CXXXV.

Ancien rhumatiſme ſans fiévre apparente, dans un jeune homme aſſez
robuſte & d'un tempérament ſec;
les eaux minérales de *Bareges*, priſes
en bain & en boiſſon, augmentent
prodigieuſement les douleurs; la fiévre eſt évidente vers le ſixiéme jour;
on ſuſpend l'uſage des eaux; la fiévre
dure juſques vers le quatorze; d'a-
bondantes évacuations par les ſueurs,
par le ventre & par les urines, qui
ſe ſuccédent enſuite, terminent la
maladie aigue; le pouls qui a d'abord

té *fiévreux*, *vif*, & *non critique*, eſt devenu *excreteur* & a annoncé toutes ces évacuations. Depuis ce tems-là le malade s'eſt trouvé bien guéri de ſon rhumatiſme.

OBSERVATION CXXXVI.

Pluſieurs mélancoliques fort éprouvés des accidens ordinaires à leur état, ſe mettent dans l'uſage des eaux minérales dites *Eaux Chaudes*; le pouls habituellement *variable*, *irrégulier*, *plus ou moins ſerré*, ſe développe ſenſiblement, & devient *vif*, *fréquent*, & prend des caractéres particuliers ſelon la diſpoſition des ſujets; les uns ont des hémorrhagies du nez; la fiévre augmente dans d'autres de maniére à exiger quelques ſaignées; il y en a enfin qui ont une eſpéce de fiévre putride, qui au moyen des remédes appropriés ſe termine par de copieuſes évacuations & des ſueurs abondantes; tous ces malades ſe trouvent enſuite très-bien guéris, & pluſieurs mois après ils diſent n'avoir éprouvé aucune des fâcheuſes incommodités dont ils étoient ſi fort tourmentés auparavant.

Il paroît évidemment que dans ces

cas là, l'art, suivant le précepte d'Hippocrate, fait d'une maladie habituelle & chronique, une maladie aigue, & bien critique; c'est ce qui donne occasion de soupçonner que les maladies chroniques qu'on croit terminées après des traitemens qui ne sont dans le fonds que palliatifs, & qui n'excitent pas une crise convenable, ne sont pas toujours bien guéries: telle est la terminaison de plusieurs des maladies pour lesquelles on a par exemple employé le lait pour toute nourriture, ou qui n'ont été traitées qu'avec des remédes calmans; ne doit-on pas mettre dans cette classe la plupart des maladies aigues traitées par de fréquentes saignées, des lavages, & des adoucissans?

Venons aux observations qui prouvent que les changemens du pouls suivent exactement les tems & les espéces des révolutions qu'on observe dans les maladies chroniques.

OBSERVATION CXXXVII.

On trouve le pouls *dur*, *irrégulier*, *déreglé*, peu *constant*, dans toutes les filles qui ont les pâles couleurs; dès que les régles viennent à se bien

déterminer le pouls se *développe*, devient plus *fort* & il prend le caractére propre aux évacuations critiques
de la matrice ; il ne se retrouve plus
ensuite dans la *petitesse* & le *resserrement* propre à l'état des pâles couleurs.

On observe de pareils changemens
dans l'état du pouls des mélancoliques, qui ont une disposition au flux
hémorrhoïdal ; quelque tems avant
que ce flux soit disposé à se déterminer le pouls est à peu près comme
dans les pâles couleurs ; il se *développe* & il acquiert *de la force* quand le
flux hémorrhoïdal est bien déterminé.

Il est prouvé par plusieurs des observations déja rapportées, que les
personnes sujettes à des sueurs ou à
des dévoyemens habituels, entrete-
nus par une mauvaise disposition chronique, ont, lorsque ces crises veulent
se déterminer, le pouls propre à chacune de ces excrétions.

OBSERVATION CXXXVIII.

Point de côté habituel, crachats
fort suspects dans une fille qui a es-

fuyé il y a trois mois une fluxion de poitrine : le pouls est *fébrile*, *vif*, *sec*, *irrégulier* ; des apozêmes adouciffans & des eaux minérales fulphureufes augmentent le mouvement du pouls ; elles le *développent* & le rendent plus *fouple* & plus *plein* ; il devient enfuite décifivement *pectoral* ; les crachats font abondans & de meilleure efpéce ; peu à peu la poitrine fe dégage & le pouls redevient *fouple* & affez *égal* ; quelques jours après il devient *inférieur*, & annonce les régles qui n'avoient pas paru depuis trois mois ; elles viennent en effet affez abondamment, & la maladie eft heureufement terminée.

OBSERVATION CXXXIX.

Migraine périodique invéterée dans un fujet maigre & fec, le pouls eft toujours fort *convulfif* au commencement du paroxifme ; il fe *développe* un peu vers le deuxiéme jour, il devient *dur*, *tendu*, *inégal*, *un peu brufque*, le malade vomit abondamment, & il arrive fouvent que ce vomiffement eft fuivi de grouillemens & de quelques légéres douleurs de cotique dans lesquelles le pouls devient *inteſtinal* ; bientôt après il y a de copieuſes évacuations bilieuſes.

Mais malgré ces évacuations & vraiſemblablement à cauſe de la diſpoſition habituelle, le pouls reſte dans les intervalles des paroxiſmes, un peu dur, *ſerré*, *preſque convulſif* ; ce qui prouve évidemment que la criſe n'eſt qu'imparfaite ; le malade prend des eaux purgatives & des bains chauds ; il ſurvient une fiévre violente ſuivie d'abondantes évacuations, avec un pouls ſi fort & ſi *développé*, qu'il ſemble avoir totalement changé de nature ; depuis cette criſe il eſt reſté conſtamment *libre*, *ſouple*, *égal* pendant pluſieurs mois, il n'y a eu aucun retour de migraine.

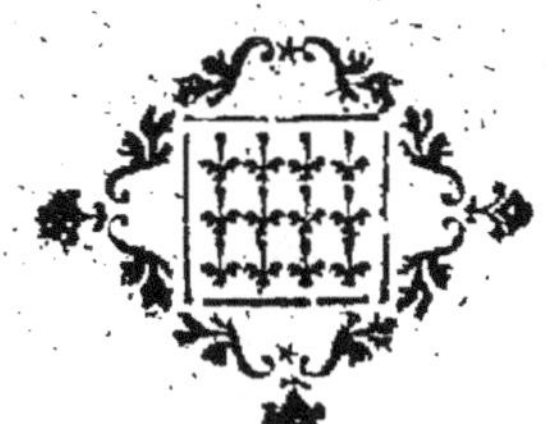

CHAPITRE XXVII.

De la Complication *du Pouls d'irrita-*
tion avec les Pouls critiques *dans les*
maladies aigues qui ont une mauvai-
se terminaison.

ON a déja dit (1), que la *compli-*
cation du pouls d'*irritation* avec
le pouls *critique*, n'entraîne que peu
d'accidens fâcheux, dans les maladies qui ne font point de mauvaife
efpéce ; rien ne s'oppofe invincible-
ment, dans ces maladies, au *dévelop-*
pement du pouls, & aux excrétions
critiques ; on verra par les obfervations qui vont être rapportées combien cette *complication* eft plus à
craindre dans des maladies graves par
elles-mêmes.

En examinant de près la nature &
les caufes de pareilles maladies, on
a lieu de préfumer qu'elles font ordinairement *compofées* d'un fonds de
maladie chronique, & d'une maladie

(1) Voy. Chap. 25.

...gue entée, pour ainsi dire, sur ce
...nds de maladie chronique.

D'ailleurs les divers tempéramens
...étant produits que par les disposi-
...ons particuliéres des organes, &
...ar les divers rapports d'action qui
...sultent de ces dispositions, ils peu-
...ent la plupart être regardés com-
...e une espéce de maladie habituelle,
...r-tout en y joignant les effets des
...ès dans lesquels les hommes ne
...mbent que trop souvent.

Il est même très-probable que la
...ûpart des passions & des goûts,
...incipalement celui qui porte à un
...auvais régime qu'on suit, & qu'on
...oit devoir suivre, ont leur premiére
...use dans un désordre de constitu-
...on, qui fait ses progrès sourdement,
...forme ainsi un établissement de
...aladie qu'il seroit quelquefois dan-
...reux de vouloir entiérement dé-
...ruire.

Des personnes ainsi disposées, ne
...auroient avoir des maladies qui par-
...ourent leurs tems comme elles le
...nt dans des corps habituellement
...ins : il faut, à plus forte raison, en
...ire autant des malades qui ont des

obftruction, des ulcéres internes ou
externes, des rhumatifmes habituels,
des maux de tête anciens, l'afthme, la
colique, la goute, des palpitations,
des difpofitions dartreufes, ou qui
ont déja effuyé des maladies qui ont
laiffé des impreffions dans quelque
vifcére.

On peut encore rapporter ici des
phénoménes qu'il n'eft pas rare d'obferver, au fujet des régles dans les
filles qui ne les ont point encore eues,
& dans les femmes qui ceffent de les
avoir. Les régles viennent avec affez
de facilité dans les filles bien conf-
tituées, & ceffent en leur tems, avec
peu d'incommodités ; elles ne fe déterminent que difficilement dans les
filles qui ont la poitrine affectée, ou
qui ont quelque mauvaife difpofition
dans les vifcéres du bas ventre ; les
caufes qui s'oppofent à cette premiére révolution, & qui fe trouvent fouvent perfifter jufqu'à l'entiére ceffa-
tion des régles, jettent quelquefois
ces perfonnes, en l'une & l'autre de
ces circonftances, dans des maladies
aigues très-dangereufes.

Les maladies *compliquées* dont il
feri

fera queſtion dans les obſervations
ſuivantes, feront voir comment il en
réſulte des *complications* de différentes eſpéces de pouls ſelon la nature, la marche, & les événemens de
ces maladies.

OBSERVATION CXL.

Un homme âgé de cinquante ans,
qui s'étoit longtems livré à toute ſorte d'excès, avoit à une de ſes jambes
un petit ulcére, qui ſe rouvroit & ſe
fermoit de tems en tems; il lui ſurvint une fiévre continue avec des redoublemens, point de côté & crachement de ſang; cette maladie dura pendant près de quarante jours; le
pouls qui demeura *convulſif* pendant
preſque toute la maladie, fut *intermittent* depuis le troiſiéme jour juſques vers le quatorze : on fit pluſieurs
ſaignées du bras, & on employa pluſieurs légers purgatifs qui n'eurent
que peu d'effet.

Il ſurvint au quatorze, un dévoyement ſpontané & de matiéres bilieuſes; il y eut en même tems des crachats comme purulens, qui furent
annoncés, ainſi que le dévoyement,

par le pouls qui leur eſt propre ; ce
pouls fut toujours *compliqué* avec une
irritation conſidérable ; cependant le
malade reprit des forces peu à peu,
il ne lui reſta qu'un léger embarras
à la poitrine ; l'ulcére de la jambe ne
ſe rouvrit point.

Cet embarras de la poitrine devenu habituel, & la ſéchereſſe conſtante
de l'ulcére de la jambe, étoient une
preuve que la maladie n'avoit pas été
complétement jugée.

Le malade fut attaqué cinq ans
après d'une pareille maladie, avec
cette différence que le pouls fut toujours, dans cette derniére, *vif, ſerré,*
convulſif ; il ſe *développa* de tems en
tems, mais non pas d'une maniére
conſtante, tantôt il paroiſſoit *pecto-*
ral & tantôt *inteſtinal.* Pluſieurs ſaignées & pluſieurs purgatifs, employés conformément aux indications
qu'on avoit pû ſaiſir, n'eurent aucun
effet heureux. Le malade mourut au
quatorze ſans qu'on eut jamais trouvé dans le pouls aucun ſigne de criſe
favorable.

OBSERVATION CXLI.

Un jeune homme d'une forte conſtitution, mais un peu mélancolique, étoit ſujet depuis ſa tendre jeuneſſe à des maux de tête aſſez vifs, & à des ſymptomes qui accompagnent ordinairement le flux hémorrhoïdal ; il eut une fiévre continue accompagnée d'un violent mal à la tête ; le pouls devint, ſur la fin, très-*abondiſſant & naʒal* ; il ſurvint un ſaignement de nez abondant & des excrétions muqueuſes du nez & de ſa gorge qui terminérent la maladie : cinq ſaignées, trois du bras, deux du pied, l'émétique & quatre purgatifs légers qui avoient précédé cette hémorrhagie critique, n'avoient produit aucun effet remarquable ſur le pouls ; il demeura conſtamment un peu *convulſif ;* cette opiniâtreté étoit vraiſemblablement la ſuite de la cauſe qui produiſoit les maux de tête auxquels le malade étoit depuis longtems ſujet ; les efforts critiques de cette maladie ne purent détruire entiérement cette cauſe.

En effet un an après, & à peu près

dans la même saison, ce jeune homme eut une maladie assez semblable à la première; le pouls fut toujours *vif*, *petit*, *fréquent*, *non critique*, il ne changea presque point; à peine parut-il quelques légers *rebondissemens*; tous les différens remédes qui furent employés ne produsirent jamais dans le pouls aucun *développement sensible*; les urines furent, dans tout le courant de la maladie, ou abondantes & limpides, ou rouges sans sédiment, & en petite quantité; les évacuations ne furent presque jamais que séreuses; la tête se prit vers le quatorziéme jour; le malade resta deux ou trois jours dans une sorte de léthargie après laquelle il fut paralytique du côté droit: enfin il mourut dans les convulsions, le pouls demeurant toujours dans le même état *d'irritation*, plus du côté droit que du gauche.

OBSERVATION CXLII.

Une jeune fille avoit à l'oreille droite un espéce de suintement qui augmentoit à la moindre incommodité: elle eut une fiévre continue pour la

quelle elle fut faignée quatre fois du
bras, purgée trois fois, & qui fe termina par un dépôt à cette même
oreille; le pouls fe *développa*, mais
il conferva toujours la *roideur* propre
au pouls de fuppuration (1).

Trois ans après, cette jeune fille
fut mariée; elle eut à la fuite de fa
première couche une fiévre, qui eut
pour principal accident un violent
mal à la tête; à mefure que la douleur diminuoit par les remédes qui
furent employés, le fuintement de
oreille augmenta; il furvint enfuite
un affoupiffement léthargique & la
malade périt, peu de tems après,
dans des convulfions; le pouls étant
toujours refté très-*vif*, *irrégulier*, *con-*
vulfif, *non critique*, *peu développé*, &
feulement dans de courts intervalles.

Les maladies qui font le fujet
des trois obfervations précédentes,
étoient *compliquées* avec d'anciennes
mauvaifes difpofitions qui ne pouvoient manquer de former un obftacle confidérable à la liberté des mouvemens critiques.

(1) Voyez le Chapitre 29.

OBSERVATION CXLIII.

Fiévre continue dans un homme de constitution robuste, accablé d'un violent chagrin & réduit à une très-mauvaise nourriture pendant un tems considérable. Le pouls est *vif*, *petit* & *serré* ; il paroit quelques *intermittences* au second jour : au troisiéme le malade vomit naturellement, & ce vomissement est suivi de quelques évacuations simplement stercorales. Cinq saignées & l'usage des apozémes laxatifs, ne *développent* point le pouls jusqu'au sixiéme ; il paroît alors se relever un peu : au septiéme le ventre est bouffi & tendu, le pouls devient *flasque* & il semble *vuide* ; on fit encore deux saignées ; & on donna beaucoup de potion huileuse : ce qui n'empêcha pas le ventre de devenir plus tendu & beaucoup plus douloureux ; le pouls se *resserra* de nouveau, avec une augmentation de tension & de gonflement du ventre ; au neuviéme le pouls fut plus *petit*, plus *fréquent*, plus *serré*, & le malade mourut ce jour là.

Voila un exemple d'un pouls qui

reste toujours *concentré, non critique,* malgré quelques changemens qui paroissent annoncer une excrétion intestinale. Il est probable que par l'impression du chagrin & les effets de la mauvaise nourriture, les organes ne se sont point trouvés en état d'entrer dans une action convenable pour s'opposer aux progrès de la maladie.

OBSERVATION CXLIV.

Fiévre continue de mauvaise espéce dans un malade fort adonné au vin & aux liqueurs spiritueuses. Le pouls reste toujours *serré, vif, tendu, convulsif,* quoiqu'il y ait de tems en tems quelques légers changemens qui paroissent annoncer le saignement de nez & le dévoyement ; mais le *rebondissement* n'est jamais *complet,* le pouls *intestinal* est toujours, lorsqu'il paroît, joint au *convulsif ;* enfin les évacuations arrivent, mais elles ne sont ni de bonne qualité, ni abondantes ; le malade meurt au quarante-uniéme jour. On avoit fait de fréquentes saignées ; on avoit employé en leur tems beaucoup de purgatifs & d'apozémes laxatifs ; on avoit enfin appliqué des veſſicatoires aux jambes.

OBSERVATION CXLV.

Fluxion de poitrine dans un malade d'aſſez foible complexion. Il avoit depuis près de quinze jours un dévoyement conſidérable & une douleur ſourde dans l'hypocondre droit. Il ſurvient un violent friſſon qu'on prend ici pour le commencement de la maladie ; la toux eſt fréquente, la douleur de l'hypocondre plus vive, le pouls eſt *petit*, *ſerré*, un peú *irrégulier :* du deuxiéme au quatriéme le dévoyement eſt moindre, la toux moins fréquente, mais la douleur de l'hypocondre ſe répand ſur la region épigaſtrique ; le pouls eſt moins *vif* & moins *ſerré :* du quatriéme au ſeptiéme le pouls ſe *développe* un peu & eſt *obſcurément pectoral ;* il vient un peu plus de crachats mouſſeux & ſanguinolens ; le ventre coule moins quoique le malade ſoit purgé : du ſeptiéme au neuviéme, le pouls eſt plus *tendu*, plus *ſerré ;* le ventre ſe gonfle & ſe tend & les évacuations ceſſent.

Du neuviéme au douziéme le pouls est *rebondissant*, mais avec une *constriction* marquée : du douziéme au dix-huitiéme le pouls est *pectoral* & les crachats sont gras & assez cuits : vers le dix-huitiéme il sort assez de sang du nez : vers le vingt-uniéme le pouls paroît dans l'*état naturel*, semblable au pouls d'un abcès (1); le ventre devient plus tendu jusques vers le trentiéme ; alors il survient une enflure considérable dans tout l'hypocondre droit & en même tems à la joue & au pied du même côté ; le pouls est *petit*, *serré*, *irrégulier*, & devient un peu *pectoral*, surtout du côté affecté : vers le trente-cinquiéme, le malade crache beaucoup de pus.

Ce malade fut saigné onze fois, purgé neuf, & fit un grand usage de looc avec du kermès : le pouls ne se *développa* jamais parfaitement. Il paroît que l'embarras au foie ou à ses appartenances, indiqué par la douleur de l'hypocondre & le dévoyement, étoit le principal *noyau* de la maladie, il formoit un obstacle cons-

(1) Voy. Chap. 29.

L v

tant à la liberté des mouvemens du pouls.

OBSERVATION CXLVI.

Fluxion de poitrine à la fin de laquelle les crachats ont été purulens, dans une femme maigre & foible : il reste une toux presque habituelle & une fiévre lente, légére, avec des redoublemens suivis de sueurs nocturnes : cette femme devient grosse dans ce tems-là ; les accidens furent tellement suspendus que la malade parut se porter assez bien jusqu'à la fin de la grossesse. La fiévre se déclara par un frisson considérable dès le second jour de l'accouchement, le pouls fut *serré*, *vif*, *convulsif* ; on fit d'abord deux saignées du pied, qui ne changérent presque rien dans l'état de la fiévre ni du pouls ; il n'y eut presque point de vuidanges ; vers le sixiéme le pouls parut devenir un peu *pectoral*, & il y eut quelque difficulté dans la respiration sans que les mamelles fussent engorgées ; c'est ce qui fit faire plusieurs saignées du bras, dans l'intervalle desquelles on

plaça du kermès & des potions huileufes, le tout avec peu de fuccès.
Enfin la malade cracha tout d'un
coup une grande abondance de pus
& demeura pulmonique.

L'événement de cette groffeffe &
de cette maladie, préfente une idée
de la caufe & du méchanifme de la
fuppuration un peu différente de celle que fournit la théorie ordinaire :
lorfque la malade devint groffe, l'un
ou l'autre de fes poumons étoient
dans un état de fuppuration ; cette
fuppuration fut fufpendue par l'état
de groffeffe ; c'eft ce qui pourroit
faire préfumer que le méchanifme de
la fuppuration dépend moins du mouvement propre de la partie abcédée,
que d'une efpéce de fpafme, qui agit,
fi on peut le dire, *avec une forte de vive
convergence* fur l'endroit dans lequel
s'établit une fuppuration.

La groffeffe a pû faire ici une diverfion à la fuppuration de la poitrine ou la fufpendre ; la mauvaife difpofition de la poitrine qui a perfifté
malgré cette diverfion, a dû après l'accouchement tourner de fon côté la
plus grande partie de l'action qui de-

L vj

voit déterminer les suites favorables des couches : c'est pour cette raison que la matiére des vuidanges s'est jettée sur la poitrine.

CHAPITRE XXVIII.

De la complication *du Pouls dans les maladies* convulsives, nerveuses (ou nervales), *ou plus* nerveuses *qu'*humorales.

C'EST une vérité reconnue en Médecine, que la plûpart des maladies aigues, sont produites par la suspension des excrétions, des différens couloirs, & terminées par des évacuations plus ou moins abondantes : on sçait aussi qu'il y a des maladies dans lesquelles il y a tant de *sécheresse*, tant de *spasme*, si peu de *matiére*, qu'on ne peut les attribuer qu'à la *sensibilité* des nerfs.

C'est de cette *sensibilité* que dépendent ces deux fameux principes de la secte des *Méthodiques*, le *strictum*, la *constriction* ou le *resserrement*,

& le *laxum*, ou la *perte de reffort* des parties ; ainfi que tout ce que les Modernes ont avancé du mouvement *tonique*, du *fpafme*, de la *mobilité des fibres*, des *convulfions*, de *l'éretifme*.

Il ne faut pas s'attendre à trouver dans ces fortes de maladies, le progrès, la marche & le *développement* du pouls, qui ne font que la fuite de la régularité, & de la conftance des mouvemens naturels ; ou, pour mieux dire, il eft évident que les coctions, les crifes, les excrétions bien conditionnées, ne peuvent prefque pas avoir lieu dans ces maladies *nerveufes*.

Il eft cependant à préfumer que quelque irréguliers 'que. femblent être les fymptomes de ces maladies, ils ont leurs, caufes, leurs effets & leurs phénoménes fixes : ce feroit vraifemblablement au moyen des réflexions propofées dans le Chapitre précédent qu'on pourroit fuivre, déméller, claffer & évaluer tous ces phénoménes, trop regardés comme des fymptomes paffagers.

Qu'il y ait dans le corps un ou plufieurs obftacles dans les différens

viſcéres , ou dans les organes faits
pour ſouténir & favoriſer l'action des
nerfs ; chacun de ces obſtacles doit
avoir ſes phénoménes particuliers ,
dans les différentes parties, dans les
différens côtés, dans les différens *départemens* des organes (1) : qu'il ſe
joigne à ces obſtacles fixes & habituels , un embarras plus conſidérable
qui occaſionne , par exemple , la fiévre , cette derniére fiévre aura ſa
marche, mais elle ſera ſouvent inter-
rompue & changée par les premiers obſtacles, qui ne ceſſent de produire
leurs effets propres ; on pourroit ,
peut-être, décompoſer par ce moyen
les maladies *nerveuſes* les plus compliquées : mais ces ſortes d'examens
ne regardent pas cet ouvrage.

Une remarque importante à faire ,
c'eſt qu'à côté de ces maladies *convul-
ſives , nerveuſes* , & ſans *matiére* , ſe
trouvent préciſé ment des maladies
contraires, dans leſquelles les embarras des canaux excrétoires ſont ſi
conſidérables , & les différentes matiéres d'excrétion ſi abondantes , que
ce n'eſt que par de copieuſes éva-

(1) Voy. Recherches ſur les Glandes.

cuations qu'on peut attendre du soulagement dans ces maladies (1).

C'est ici un des sujets de division,
ou de partage, dans les opinions des
Praticiens. Les uns attachés uniquement à l'existence & aux phénoménes du *spasme*, ne s'efforcent qu'à le
vaincre par des remédes doux, calmans & humectans; d'autres enhar-
dis par le succès des violens remédes,
ne manquent pas de les placer dans
ces cas où les mouvemens critiques
de la machine sont si gênés, qu'ils
croyent devoir recourir aux médicamens les plus actifs pour remettre
l'ordre naturel des oscillations.

Tout le genre nerveux est dans un
état de *roideur* & *d'irritation* si considérable, par la présence de l'engorgement des viscéres, par l'*érétisme* de
l'estomac, par les arrêts de la peau
& par ceux des autres parties, que
ce n'est qu'au moyen des secousses
promptes, réitérées, & faites avec effort, qu'on parvient à arrêter les effets
pernicieux de ces engorgemens; mais
c'est à condition qu'ils soient *mobiles*

______

(1) Voy. Instit. Médicin. sur le diagn. de
ces maladies.

ou *amovibles*. » Il y a des maladies qui
» paroiſſent *ſéches* & *crues*, non point
» à cauſe qu'il n'y a pas des matiéres
» dont l'excrétion doit être faite,
» mais parce que la fiévre rend le
» corps aride (1). «

Voilà le triomphe des émétiques,
des purgatifs les plus violens, & des remédes qu'on nomme les plus chauds :
c'eſt ici qu'il faut dire avec Hippocrate, que *les forts médicamens empor-*
tent tout (2) ; voilà des maladies faites pour déconcerter les opinions
des Anciens, leur lenteur, leur *ex-*
pectation, leur attachement à la nature : il faut pourtant leur rendre
la juſtice qui leur eſt due, ils connoiſ-
ſoient l'uſage de ces remédes forts ;
leur attention à ſuivre la nature ne
les empêchoit pas de les mettre en
œuvre, ſur-tout dans les maladies
dans leſquelles ils avouoient eux-mê
mes que la vertu des jours n'avoit
point d'influence.

Ils ont parlé de ces combats dans
leſquels la nature eſt vaincue, ou
prête à ſuccomber ſous les efforts de

(1) Baillou. Epid. 2. not. 8.
(2) Traité des lieux dans l'homme.

la maladie si on la livre à elle-même.
Une de leurs saignées en valoit plusieurs de celles qu'on fait aujourd'hui;
leurs purgatifs étoient beaucoup plus
forts; & il y a des Médecins de la
secte des Modernes, qui se croyant
fort ennemis de l'*expectation* des Anciens, se sont pourtant trouvés plus
timides qu'eux & plus soumis à la
nature, vû l'insuffisance & la légé-
reté des petites potions purgatives
qu'ils employoient (1).

Mais de quelles lumiéres n'a pas
besoin un Médecin, pour éviter les
méprises dans les maladies dont il est
question : la théorie & le raisonnement sont ici très-sujets à faire
broncher d'un côté ou de l'autre;
l'expérience éclairée est l'unique ressource qui puisse guider les Praticiens.

Le pouls est dans ces maladies *nerveuses*, presque toujours *non critique*;
il n'est presque point *développé*, il est
très-serré au contraire, fort *convulsif*,
& sur-tout *variable*, *inconstant*, *mo-
bile*, peu *fixe*, très-éloigné de cette
teneur, de cette *aisance*, de cette

(1) Voy. le mot crise Encyclopéd. IV. vol.

fermeté, qui caractérifent le pouls *critique*. Ce qu'il y a de plus fingulier encore, c'eft que le pouls femble quelquefois *critique* dans ces maladies , fans qu'il foit toujours fuivi des évacuations qu'il annonce : cette obfervation peut être fouvent réitérée dans les maladies convulfives nommées *vaporeufes* (1).

Baillou prétendoit » que dans les » pâles couleurs le cœur eft quelque- » fois *fol* (*fatuum*) , & qu'il y a avec » cette maladie, une forte de fiévre » qu'il eft impoffible de déterminer » (2) « ; les pâles couleurs font une forte de maladie *nerveufe* ; on peut en dire autant du pouls ou de la fiévre de toutes les autres efpéces de maladies de cette claffe.

OBSERVATION CXLVII.

Mélancolie outrée dans un jeune homme qui paroît bien conftitué, & qui s'eft adonné vivement à l'étude pendant plufieurs années ; inconftance, fureur de voyager, vivacité des

(1) Voy. le dernier Chap.
(2) Baillou, confult. livre 3. & au livre des maladies des filles.

paſſions, toutes ſortes d'incommodités, ſans qu'il y ait une maladie fixe;
les forces diminuent ſenſiblement
dans l'eſpace de deux ans; la maigreur augmente journellement, elle
eſt bientôt au point du maraſme parfait: le pouls eſt conſtamment *ſerré*,
vif, peu *égal*, *plus ou moins agité*, *dur* &
convulſif. Les remédes les plus appropriés, les appéritifs, les laitages, les
eaux minérales, l'équitation, &c.
n'ont aucun ſuccès, & le malade dé-
périt de plus en plus, par leur uſage;
il meurt enfin dans l'étiſie. Le pouls
n'a ceſſé de ſe *reſſerrer*, de ſe *durcir*,
de *s'affoiblir*, & d'être *non critique*, à
proportion que toutes les évacuations ſont devenues plus *crues*, plus
ſéreuſes, moins excrémentitielles.

OBSERVATION CXLVIII.

Un malade qui a eu beaucoup de
chagrin, eſt devenu ſi ſenſible, ſi dé-
licat, ſi vif, que le moindre chatouil-
lement, ou la plus légére douleur le
met en convulſion; un bruit un peu
extraordinaire, un faux mouvement,
la paſſion la moins vive, lui cauſent

des suffocations, des tremblemens, des espéces de frissons; son pouls est habituellement *vif*, *incertain*, *palpitant*, *serré*, *convulsif*.

Il est fort approchant de ce caractére dans beaucoup d'hypocondriaques, sujets à des douleurs vagues, des vents, des tournemens de tête, qui finissent par des engorgemens des viscéres, que l'art ni la nature ne peuvent point résoudre, & dont la *convulsion* & le *resserrement* du pouls accompagnent l'opiniâtreté.

OBSERVATION CXLIX.

Plusieurs filles qui ont les pâles couleurs ont le pouls *irrégulier*, *serré*, *étranglé*, *très-variable* & *convulsif*, au moindre mouvement qu'elles font. (Voyez l'observation 137).

Quatre de cette espéce dans lesquelles le pouls prend de la *consistance*, de la *teneur*, de la *force*, à la suite des remédes ordinaires; le pouls se *développe*, il est légérement *rebondissant*, *inégal*, *brusque*; il annonce les régles qui paroissent en effet & qui dissipent presque toutes les infirmi-

…és habituelles, le pouls se trouve, après ces excrétions, *égal, souple, libre,* assez *plein.*

Trois femmes âgées de quarante cinq à cinquante ans, sont au point de perdre leurs régles ; le pouls est *irrégulier, convulsif, dur,* peu *dilaté* pendant plusieurs mois de suite ; il se *calme* enfin, il devient *doux, mo-et,* assez *plein*-lorsque les régles ne se montrent plus : le pouls se ressent de sa tranquillité de la matrice, dont l'excrétion est autrement *active* qu'on ne sçauroit le déduire de la simple pléthore générale ou particuliére si célébrée dans les Ecoles (1).

Une femme âgée de quarante six ans, sent depuis longtemps des fris-cons & des douleurs à la tête, elle est toujours agitée ; le pouls se ressent de cette *agitation,* il est dans une *incertitude* continuelle, ses mouvemens sont *irréguliers, l'artére est fort tendue :* Il survient un dépôt à une oreille après l'usage d'une grande quantité de re-médes appropriés ; ce dépôt est suivi des signes de suppuration, & lors-que cette suppuration est faite, la

(1) Voy. les Recherches sur les Glandes.

douleur & la pesanteur de la tête, les agitations, ont disparu; le pouls est devenu *tranquille, égal, molet, plein.*

OBSERVATION CXL.

Le feu prend à une maison dans laquelle se trouvent deux femmes qui ont leurs régles; elles sont extrémement effrayées. Il survient à l'une une perte très-abondante, & les régles se suppriment dans l'autre avec des convulsions affreuses : le pouls est très-*vif* & très-*serré* dans l'une & dans l'autre, mais plus dans celle dont les régles sont supprimées : le pouls indique un peu l'évacuation des régles dans celle qui a la perte; on sent quelque *rebondissement* léger à travers le *resserrement* de l'artére : le tems & quelques légers secours calment enfin ces accidens, le pouls reprend sa *tranquillité* ordinaire dans l'une & dans l'autre de ces deux femmes.

OBSERVATION CLI.

Abattement & affaissement extraordinaire avec un dégout total de la vie, dans un homme qui a eu du chagrin; il tombe dans une langueur &

un dépériſſement ſenſibles, il maigrit
& s'affoiblit journellement, il perd l'ap
petit : le pouls devient *petit*, *ſerré*,
ſur, preſque *inſenſible*, rien ne peut
ſe *développer.* Ce malade meurt ſans
jamais avoir eu dans le pouls de ſigne
d'aucune ſorte d'évacuation *critique* ;
il eſt tombé inſenſiblement dans un
maraſme parfait.

OBSERVATION CLII.

Friſſon, tremblement & vomiſſement dans un homme, qui depuis
quelques années ne bûvoit preſque
que de l'eau de vie & qui avoit beaucoup de chagrin : à ce friſſon ſuccéde
une chaleur âcre avec une ſéchereſſe
générale de la peau : la langue eſt
extrémément ſéche, & rien ne peut
l'humecter ; le pouls paroît à peine
févreux, il eſt *caché*, *petit*, *ſerré* : les
ſaignées réitérées, les émétiques, les
v.vages, les adouciſſans & les calmans
de toute eſpéce, les veſſicatoires même ne procurent aucun *développement*
dans le pouls, à peine devient-il un
peu plus *fort* : mais il reſte toujours
ſur & *tendu* ; on y ſent quelques rebondiſſemens vers le neuf de la mala-

die : il y a un peu de faignement de
nez au onziéme : la tête fe prend alors
après une faignée du pied ; les convulfions furviennent, les bras & les
jambes font dans une roideur extraordinaire, le ventre fe bouffit &
eft infenfible ; le malade meurt le
quatorziéme jour, malgré huit faignées, l'émétique, plufieurs apozémes, du kermès, quatre ou cinq purgations, les veficatoires, des ptifa-
nes, du petit lait, des potions huileufes ; le pouls a toujours été en *dé-
clinant* & perdant de fa *confiftance* depuis le commencement de la maladie, furtout depuis la derniére faignée faite au moment où il fembloit
vouloir devenir *critique* (1).

(1) Voy le Chap. 33. au fujet de l'action
des remédes fur le pouls.

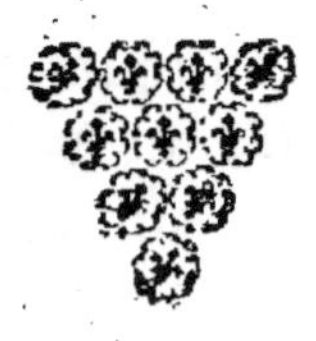

CHAPITRE

CHAPITRE XXIX.

De la complication du Pouls dans les suppurations à la suite des maladies aigues.

IL ne faut pas penſer que les dé-pôts, ou les ſuppurations à la ſuite des maladies aigues ne ſoient jamais que l'effet des maladies négligées; & que la ſaignée, les purgatifs, les altérans & les évacuans puiſſent tou-jours prévenir avec ſuccès, ces ſortes de dépôts.

Les obſervations bien faites, bien examinées dans toutes leurs circonſ-tances, démontrent trois vérités fort oppoſées à ces ſortes d'aſſertions va-gues & fondées ſur une théorie qui en impoſe tous les jours à ceux qui n'ont point d'expérience.

La premiére, qu'il eſt quelquefois impoſſible, quoiqu'on faſſe, d'éviter une ſuppuration.

La deuxiéme, qu'il eſt quelquefois fort dangereux que l'art entreprenne

M

d'empêcher une fuppuration que la nature prépare.

La troifiéme, qu'il eft au contraire très-utile, dans de certaines maladies internes, que l'art fe réduife à aider la nature pour déterminer une fuppuration, ou un dépôt de matiére purulente.

Le raifonnement eft ici d'accord avec l'expérience ; en effet, foit qu'une partie du corps fe trouve tellement affectée par elle-même, que la fuppuration doive s'y faire néceffairement ; foit qu'une crife irréguliére fe tourne de ce côté là ; il eft évident que la difpofition de cette partie ne fçauroit toujours céder à l'effet des remédes qui femblent d'abord les plus appropriés.

Cette difpofition eft ordinairement une impreffion fort antérieure à la maladie ; elle produit dans cette partie de la foibleffe, ou de l'irritation ; elle lui donne une modification propre à ce que l'effort critique de la maladie y foit prefque néceffairement déterminé.

Qu'oppofe-t-on à ces vérités qu'il fuffit de propofer fans chercher à les appuyer par un détail de preuves inutiles ? Une excessive confiance dans des régles trop généralisées : *les saignées*, dit-on, *doivent nécessairement dégager les vaisseaux embarrassés ; les évacuans doivent emporter la matiére des dépôts ; les altérans doivent attenuer, délayer, adoucir les liqueurs ; détruire peu à peu les embarras qui se trouvent dans les couloirs, & dans les vaisseaux capillaires.*

Mais ces remédes font-ils toujours ce qu'ils *doivent* faire ? Leur action, celle même des plus efficaces ne suppose-t-elle pas, pour le succès, un concours favorable de la part des organes ?

Avec de pareils axiomes, on ne trouveroit plus de maladies incurables par leur nature ; on pourroit toujours se proposer avec confiance *le débarrasser, de fondre, d'évacuer:* voilà les suites nécessaires d'une théorie trop répandue & trop accréditée.

Cette théorie avoit conduit quelques médecins du dernier siécle à imaginer qu'il étoit possible de prévenir, ou de faire avorter la petite vérole au moyen des *lavages*, des

évacuans, & des *altérans*; ces remédes *pouvoient*, ils *devoient* même détruire la matiére de la petite vérole,
ou la diriger vers les couloirs généraux : la petite vérole n'eft qu'une
inflammation générale, une maladie
eminemment inflammatoire, & qui tend
à la fuppuration : il n'y a qu'à empêcher cette fuppuration.

Les Médecins dont il eft queftion,
raifonnoient très — conféquemment à
leurs principes; & fuppofé qu'il eut
été poffible d'*accoutumer* la petite vérole à leur méthode, ils l'y auroient
accoutumée; (s'il eft permis d'employer des expreffions figurées par lefquelles on n'avoit que trop réuffi à donner une forte de vogue à des idées pué-
riles & à des entreprifes téméraires).

Mais il eft affez généralement reçu
aujourd'hui, qu'il y auroit beaucoup
plus de danger d'épuifer par une fuite de remédes les forces des perfonnes qui n'ont point eu la petite vérole, que de vraifemblance de parvenir à empêcher qu'ils ne l'euffent,
il feroit encore plus dangereux de
faire avorter la petite vérole lorfqu'elle eft en train de fe montrer : on peut

aisément établir une comparaison
entre la petite vérole & la plûpart
des maladies sujettes à la suppuration.

Telle est, pour le dire en passant,
sa souplesse de la théorie, ou pour
mieux dire, le peu de consistance de
ce qu'elle enseigne, que bien des
gens regardent aujourd'hui la plûpart
des moyens qu'on avoit cru propres
à prévenir la petite vérole, comme
très-utiles & même comme nécessaires pour rendre la petite vérole plus
facile, plus heureuse, & plus critique.

Quelques-uns des partisans de l'*i-
noculation* ne cessent de publier qu'*il
faut préparer* les sujets avant de les
inoculer ; ils prétendent qu'un des
grands avantages de l'*inoculation* est
de pouvoir *préparer les malades*, c'est-
à-dire, les *rafraîchir, purger les mau-
vaises humeurs, favoriser la transpiration, ouvrir tous les couloirs, délayer
le sang, l'adoucir & le rendre plus
fluide.*

Il est permis d'avancer, sans prendre parti dans aucune dispute, que
la valeur réelle des *préparations* ne

M iij

paroît pas affez exactement déterminée ; on ne peut pas dire bien précifément ce qu'il faut faire en *préparant*
& *pour préparer* ; il y a, par conséquent, des foupçons bien légitimes
à former fur les avantages des *préparations* ; bien des gens font, pourtant, *fonner très-haut* ces avantages
prétendus ; ils en tirent des argumens
moins folides que féduifans en faveur
de l'inoculation.

Revenons à ce qui concerne plus
particuliérement la fuppuration à la
fuite des maladies aigues ; elle eft critique ou fymptomatique, ou l'un &
l'autre en même tems : elle eft quelquefois néceffaire & même inévitable
vu la difpofition particuliére du malade ; ou bien il eft poffible de l'éviter en détournant par des moyens appropriés, la difpofition qui peut la
produire.

L'état de la partie dans laquelle
une fuppuration paroit fe préparer,
mérite une attention particuliére : fi
c'eft un organe qui ait des vaiffeaux
excrétoires, on peut fe flatter jufqu'à
un certain point qu'ils donneront paffage aux matiéres de la fuppuration.

si cette partie n'eſt point un organe excrétoire, ou que la ſuppuration ſe faſſe bien avant dans le tiſſu de l'organe, elle eſt ſans contredit plus dangereuſe ; ſi la partie affectée eſt extérieure c'eſt un grand bien ; c'eſt un grand mal ſi elle eſt interne.

Les ſuppurations au cerveau, celles du corps du foie, celles des parties externes des inteſtins, ſont, comme perſonne ne l'ignore, beaucoup plus à craindre que les ſuppurations des glandes de la gorge, celles du poumon, de la matrice, des reins, des parois internes des inteſtins : les dépôts qui ſe forment dans les extrémités, ſont preſque toujours les plus favorables.

Ainſi fut-on auſſi aſſuré qu'on l'eſt peu de l'efficacité des moyens propres à prévenir une ſuppuration, les dépôts qui paroiſſent devoir ſe placer heureuſement ne devroient pas être traités comme ceux qui menacent les parties eſſentielles à la vie. La loi qui tendroit à les prévenir tous & à détruire ceux qui auroient déja commencé à ſe former, ſeroit une loi trop générale.

M iiij

On fçait de quelle reffource font les dépôts qui s'évacuent par l'expectoration, par la voye des urines ou par celles des inteftins, &c. ce feroit aller directement contre l'expérience que de ne pas compter au befoin fur l'action de ces vaiffeaux excrétoires ; ainfi loin de vouloir toujours détourner un dépôt critique qui paroit vouloir fe faire dans ces parties, il faut au contraire le favorifer quelquefois.

Quant aux dépôts dans les vifcéres denués de vaiffeaux excrétoires, le cerveau, par exemple ; il eft certain qu'il faut employer tous les moyens propres à les éviter, fans pourtant fe mettre au rifque de détruire les forces du malade.

Or il eft rare que la difpofition d'un dépôt au cerveau fe manifefte affez évidemment, pour que les indications d'une méthode propre à le détourner doivent prévaloir fur la néceffité de foutenir les forces. Il n'eft pas aifé de conftater qu'*on a prévenu un dépôt qui fe feroit fait au cerveau, ou bien que ce dépôt déja formé a été emporté par les fecours de l'art : ceux*

qui ne ceſſent de répéter ces propoſitions ſeroient ſouvent bien embar-
raſſés, s'il falloit en prouver la vérité.

Il y a beaucoup de cas dans leſquels les malades ſont fort heureux
qu'il ſe faſſe des dépôts dans les parties extérieures, il eſt beaucoup plus
ſûr, alors, d'aider une ſuppuration,
que de tenter une réſolution ou un
repompement de matiéres, toujours dangereux & incertains.

On fait ordinnairement un raiſonnement fort ſpécieux au ſujet des dépôts critiques : on dit *qu'il y en a
moins aujourd'hui que du tems d'Hippocrate, & qu'ils n'arrivent que dans les
malades qui ne veulent pas faire des remédes.* Mais eſt-il bien aſſuré qu'il y
ait en effet moins de dépôts purulens, aujourd,hui, que du tems d'Hippocrate, dans les maladies de l'eſpéce dont Hippocrate a donné l'hiſtoire ? Si un Médecin raſſembloit exactement toutes les obſervations qui ſe
ſont dans une contrée pendant pluſieurs ſaiſons ; ſi on faiſoit, par exemple, l'hiſtoire de tous les dépôts qui
arrivent journellement dans les Hôpitaux de Paris, on verroit qu'il y

M v

en a beaucoup plus qu'on ne paroît
le croire.

Il n'y a point de Médecin qui ne
fit un aveu manifeste d'*inexpérience*,
s'il convenoit qu'il n'a pas vû des dépôts dans presque toutes les parties
du corps, & qui sont survenus, à
peu de chose près, comme ceux dont
Hippocrate parle.

Quand même il seroit vrai qu'il y
eut quelquefois des dépôts, qu'il fut
possible de prévenir heureusement, il
ne sera pas moins certain que ces cas-
là sont extrémement rares ; une loi
de pratique fondée sur des cas si peu
communs, ne pourroit qu'avoir de
grands & de fréquens inconvéniens.

On voit tous les jours des malades
jettés dans le plus grand danger,
ou dans les plus difficiles convales-
cences, par les seules précautions prises contre les dépôts ; au contraire un
dépôt critique bien ménagé, épar-
gne beaucoup de remédes & procure un prompt & sur rétablissement.

Quoi qu'il en soit, tout concourt
à prouver que les maladies internes
sujettes à des suppurations doivent
être mises dans la classe de celles qui

font *composées* d'une aigue & d'une chronique ; c'est-à-dire, que le lieu dans lequel le dépôt se forme, est un lieu affecté depuis longtems : *les maladies longues ont coutume d'être jugées par des abcès* (1) : on verra dans la suite qu'il y a des maladies si cruelles qu'il n'y a pas même à attendre la ressource des dépôts purulens (2).

L'histoire des signes critiques tirés des divers mouvemens du pouls ne servira pas peu à fixer les indications qu'il faut prendre dans ces maladies, lorsqu'elles se tournent à des dépôts purulens.

Si le pouls qui a été pendant les commencemens *convulsif*, & *non critique*, se développe un peu, avec une roideur considérable de l'artére, & reste pendant quelques jours dans cet état, on doit craindre une suppuration.

Lorsque la suppuration est déja commencée le pouls se trouve comme indécis entre le critique & le non critique. Il est *critique* en ce qu'étant *développé*, il indique que le fonds d'irritation est diminué ; il est *non critique* en ce qu'il

(1) Galien, comment. des Epid.
(2) Voyez le Chap. 30.

n'indique aucune des voyes par lesquelles se font les crises ordinaires.

Si le pouls vient insensiblement à indiquer un mouvement critique du côté de quelque couloir, ou qu'il devienne, par exemple, pectoral, ou intestinal, on doit présumer que le pus s'évacuera par les organes dont le pouls annonce l'action : il faut observer cet événement avec beaucoup d'attention pour pouvoir le favoriser à propos.

Il y a des pouls de *suppuration, compliqués avec le pouls d'irritation*, & alors la maladie rentre dans la classe de celles qui ont été décrites au Chapitre XXVI. ce sont des suppurations en partie *critiques*, & en partie *symptomatiques :* il faut arrêter, s'il se peut, les *symptomatiques* & ménager les *critiques*.

Passons à l'examen des trois propositions énoncées au commencement du Chapitre présent.

1°. *Il est quelquefois impossible quoiqu'on fasse, d'éviter une suppuration.*

OBSERVATION CLIII.

Bouffissure générale, point de côté, mais ancien, auquel s'est jointe

une fiévre continue, dans un jeune
homme adonné à toutes fortes d'excès:
les symptomes ne diminuent point
par l'usage des remédes ordinaires
commencés au quatriéme jour ; le
pouls devient constamment plus *tendu*, plus *dur*, même plus *fort*, malgré vingt-huit saignées du bras faites
en vingt jours à peu près ; le malade
a craché du pus après ce nombre de
saignées : il prenoit des apozémes &
souvent de légers purgatifs qui ne
produisoient presque point d'évacuation ; il crachoit si abondamment,
le pouls étant devenu un peu *pectoral*,
qu'il sembloit que toute la matiére
de la bouffissure passât par la poitrine ; il fut très-foible vers le trentiéme ; le pouls devint plus *convulsif*,
l'enflure reparut aux jambes & aux
poignets ; il mourut vers le quarantiéme jour crachant sur les fins beaucoup de pus fétide & sanguinolent.

Observation CLIV.

Autre maladie à peu près de la
même espéce dans un jeune homme
sujet à des rhumes considérables, &
qui depuis cinq jours étoit bouffi par

tout le corps, avec fiévre, point de
côté, toux ; trente deux saignées,
beaucoup d'apozémes, & de kermès,
pendant l'espace de trente-un jours,
n'ont pas empêché un dépôt puru-
lent au poumon ; le malade crachoit
encore du pus & étoit dans le maras-
me vers le quarante-uniéme jour ;
le pouls à toujours été *dur, peu développé, convulsif, brusque, non critique*, ce qui paroît devoir être attri-
bué à une mauvaise disposition de la
poitrine en partie naturelle, & en
partie contractée par les rhumes dont
elle étoit fréquemment affectée.

OBSERVATION CLV.

Une fille âgée de vingt-trois ans,
d'une forte constitution, devint après
avoir eu beaucoup de chagrin, pâle,
mal réglée, sujette à des douleurs er-
ratiques, principalement aux jambes
& aux cuisses ; elle fut attaquée de la
fiévre avec un point de côté peu douloureux vers l'hypocondre droit ; la
fievre étoit assez vive : la malade fut
secourue dès le commencement, saignée jusqu'à neuf fois, purgée trois
ou quatre, & elle prit du kermès &

les apozémes de toute espéce, qui
entretenoient une liberté continuelle du ventre ; les matiéres n'étoient
point bilieuses, les urines étoient
crues, le pouls *non critique, ferré &*
dur ; la maladie parut pourtant céder
au quatorziéme ; comme il restoit un
peu de fiévre, & qu'elle augmenta
vers le vingt-uniéme avec un retour
du point de côté, on fit une dixiéme
saignée : la malade fut repurgée, elle
se crut en convalescence vers le vingt-
huitiéme, elle se leva le vingt-neuvié-
me & le trentiéme : le trente-uniéme
faisant un tour dans sa chambre, elle
sentit tout d'un coup une douleur
vive à la cuisse & à la jambe droite ;
il se fit en moins d'un quart d'heure
un engorgement considérable depuis
l'aîne jusqu'au pied ; on appliqua
un cataplasme maturatif, & peu de
tems après on donna issue à la matiére par l'application de la pierre à
cautére : il sortit une grande quantité de pus, & la malade fut guérie
au trente-cinquiéme jour depuis la
formation de ce dépôt.

Il faut remarquer que cette crise
survint dans le tems qu'on attendoit

les régles (1); elles ne parurent pas non plus que le mois suivant; avec ceci de singulier qu'au bout de ce dernier mois, à peu près, la jambe gauche se gonfla presque aussi promptement que l'avoit fait la droite le mois précédent; mais cette jambe gauche ne suppura point.

OBSERVATION CLVI.

Une fille très-bien constituée, jeune, & qui avoit une suppression de régles depuis trois ou quatre mois, éprouvoit depuis ce tems-là une douleur constante, mais peu considérable du côté droit, dans l'intérieur des muscles fessiers; on employa inutilement des remédes intérieurs & extérieurs les plus appropriés : enfin la malade fut baignée dans un bain d'eau minérale chaude; dès le quatriéme bain la douleur augmenta si fort & avec une *tension* du pouls si considérable, qu'on fit en peu de tems onze saignées du bras; la tête se prit, on fit encore cinq saignées du pied avec peu de succès; on ne cessa de faire couler le ventre & d'em-

(1) Voyez le Chapitre 32.

ployer toute forte de remédes ordinaires ; malgré cela la feffe fut en
fuppuration vers le vingt - uniéme
jour ; on fit plufieurs incifions & la
malade mourut vers le trentiéme ; le
pouls ne s'étant jamais *développé* que
légérement.

Observation CLVII.

Pleurefie dans un homme d'un
tempérament fort & fec , âgé de
quarante ans, qui s'étoit livré à un
travail exceffif, & qui avoit eu des
peines d'efprit depuis quelque tems ;
il fut fecouru dès le deuxiéme jour ;
la fiévre ni la douleur de côté ne cé-
dérent point à onze faignées faites en
neuf jours ; il y eut du pus dans les
crachats dès le onziéme ; la fiévre augmenta vers le quatorziéme ainfi que
le point de côté ; on fit encore trois
faignées du bras, on continua d'employer tous les délayans, béchiques
& laxatifs ordinaires : il parut vers
le vingt - uniéme une tumeur dans
l'endroit ou étoit placée la douleur
de côté ; ce dépôt s'ouvrit au moyen
d'une emplâtre appropriée ; il fe trouva une côte cariée ; le maladè de-

meura en fiévre lente ; on parvint néanmoins à cicatriser heureusement cette playe par un long usage interne & externe de remédes balsamiques & d'eau de Baréges : le pouls ne fut *développé* que par intervalles.

OBSERVATION CLVIII.

Un homme âgé de près de cinquante ans, sec, bilieux, sujet à des rhumatismes considérables, avoit une fiévre continue qui paroissoit presque également affecter la tête, la poitrine & le ventre ; le pouls quoique *développé* de tems en tems fut presque toujours *non critique* ; on fit quinze saignées du bras ou du pied, on usa beaucoup d'apozémes laxatifs dont la plûpart étoient aiguisés par de l'émétique ; tout cela n'empêcha point que vers le vingtiéme, il ne se fît à la cuisse droite, qui étoit le siége ordinaire des rhumatismes, un dépôt considérable de matiére purulente ; ce dépôt fut ouvert, & ne fut cicatrisé que deux mois après l'ouverture : le malade étoit dans un état d'extrême foiblesse & il n'étoit point encore exempt de fiévre au quatreiingt-dixiéme jour de la maladie.

Observation CLIX.

Dépôt au cerveau dans un malade qui avoit une efpéce d'enchifrene-ment habituel, & qui fut attaqué d'une fiévre continue confidérable. Treize faignées du pied, deux de la gorge n'ont pû prévenir ce dépôt qu'on a trouvé à l'ouverture du ca-davre.

Dépôt aux entrailles & répandu dans la cavité du bas ventre dans un jeune homme : un an avant fa mala-die il avoit fait un effort confidéra-ble qui avoit principalement porté fur le bas ventre ; cette maladie fut une fiévre continue avec des dou-leurs aux entrailles ; on fit affez promptement treize faignées, on em-ploya des délayans & laxatifs ordi-naires, mais fans fuccès ; il fe fit un dépôt dans les entrailles placé dans le méfentére & les inteftins, & le ma-lade mourut au dix-neuviéme jour.

On ne finiroit point fi on vouloit rapporter toutes les obfervations que la pratique journaliére fournit au fujet des fuppurations dans les ma-

ladies graves : ces dépôts font furtout
très-fréquens dans des corps mal
conftitués ou anciennement affectés;
& ils ne peuvent être évités par les
traitemens les plus conformes aux
régles de la théorie ordinaire.

Il eft donc inconteftable que les
remédes n'empêchent pas toujours
les abcès dans les maladies aigues :
on eft en droit de répliquer à ceux
qui prétendent qu'on peut éviter tous
les dépôts par l'ufage des faignées &
des autres fecours de l'art, qu'ils
confondent des maladies fimples ou
légéres, avec des maladies graves &
compliquées, & qu'ils croyent avoir
prévenu des dépôts lorfque la maladie n'étoit pas fufceptible de cette
tournure.

2°. *Il eft quelquefois fort dangéreux que
l'art entreprenne de détruire une fuppuration que la nature prépare.*

OBSERVATION CLX.

Point de côté, fiévre continue,
dans un foldat qui avoit eu l'année
précédente la fiévre quarte qu'on
avoit traitée par un long ufage de
quinquina : on ne fit point de faignées

jufqu'au cinquiéme jour ; il se préfente au fixiéme une tumeur circonf-
crite vers les derniéres vraies côtes
du côté gauche ; cette tumeur eſt
dure, douloureuſe ; on craint une
ſuppuration : le pouls eſt légérement
pectoral, mais dans un état marqué d'*irritation* : le malade eſt ſaigné trois
fois ce jour là ; la fiévre n'eſt pas di-
minuée au feptiéme ; on fait encore
trois ſaignées qui n'empêchent pas
le progrès de la tumeur : le pouls devient de plus en plus *irrité*, *convulſif* ;
on fait encore trois ſaignées, & vers
le onziéme jour il paroît une tumeur
à la partie interne de la cuiſſe du même côté, l'autre tumeur ſubſiſtant
ſans aucune diminution : le pouls eſt
devenu *irrégulier*, & il eſt reſté *ſerré*
& *convulſif* : dans la vue de réſoudre
cette nouvelle tumeur, on fait encore deux ſaignées ; le malade s'affoiblit, les deux tumeurs ne font
point de progrès : le malade crache
du pus au vingt-uniéme, le pouls s'é-
tant un peu *relevé* & *développé* : depuis ce tems-là jufqu'au trentiéme
jour le côté & la cuiſſe s'ouvrent naturellement ; il en ſort beaucoup de

pus, il s'en trouve dans les urines;
le dévoyement survient, la poitrine
s'engorge, le visage & les pieds se
bouffissent, le pouls n'a plus de *consistance*, il est *irrégulier, foible & serré*;
le malade meurt vers le quarante-
uniéme jour avec trois ulcéres, un à
la cuisse, un au côté, & un autre dans
le poumon.

OBSERVATION CLXI.

Deux parotides survenues vers le
dix-huitiéme jour, dans des fiévres
malignes, pour lesquelles on ne ces-
soit de faire des remédes: une de ces
tumeurs étoit sur une femme âgée de
quarante ans & qui n'avoit pas encore perdu ses régles; l'autre sur un
homme maigre, sec & qui paroissoit
avoir la poitrine un peu prise par
cette derniére maladie.

Le pouls qui avoit été *irrégulier,
convulsif*, un peu *développé* pendant
tout le cours des maladies, se *développa*, devint *supérieur* & plus *fiévreux*
qu'il ne l'étoit, à l'apparition des parotides; on tira de cette augmentation de fiévre l'indication pour la saignée du pied; elle fut faite à tous les

ceux malades, & on soutint l'effet
de cette saignée par des apozémes
purgatifs & des cataplasmes émolliens
& résolutifs jusques vers le vingt-
sixiéme.

La parotide se racornit & diminua
sans disparoître dans la femme : le
pouls redevint *convulsif*, la tête se
prit ; on fit une autre saignée du pied ;
la tête se dégagea & la parotide gros-
sit de nouveau, non sans quelque résolution du pouls qui sembloit vouloir se *développer* quoiqu'il demeurât
concentré & inégal : le ventre couloit
toujours beaucoup ; la tumeur suppura ; il falut l'ouvrir ; mais elle fut plus
de deux mois à se cicatriser ; & la
femme resta foible, maigre, abbatue :
elle avoit la fiévre lente vers le cen-
siéme jour, & n'avoit pas encore eu
ses régles depuis sa maladie.

La parotide disparut dans l'homme, le pouls se *resserra* & se *durcit*,
la poitrine s'engorgea ; la tête se prit,
le ventre devint tendu & très-dou-
loureux & le malade mourut au trente-uniéme, le pouls étant toujours
fort *petit*, & très-*abbatu*, & n'ayant

jamais repris le *ressort* qu'il avoit avant
la derniére saignée.

OBSERVATION CLXII.

Dépôt qui se présente à la région
lombaire droite dès le septiéme jour
d'une fiévre de pourriture, dans un
malade bilieux qui avoit souvent eu
des fiévres d'accès : le pouls a été
constamment *convulsif* & peu *développé :* on a déja fait six saignées ; on en
fait une autre & on les réitére jusqu'à onze, pour éviter la suppuration de cette tumeur extérieure ; on
n'y sent pas, en effet, de fluctuation
vers le quatorziéme, & vers le vingtiéme toute la cuisse de ce côté s'engorge quoique les évacuations eussent été très-abondantes ; le pouls
au lieu de se *développer* complettement pendant ce tems-là, n'a cessé
de se *resserrer*, de s'*affoiblir* & de devenir *compliqué.* La cuisse s'abcéde en
plusieurs endroits vers le trentiéme :
il faut faire plusieurs contre - ouvertures ; la tumeur des lombes suppure
aussi à la longue, & le malade meurt
la suite d'une abondante suppuration

OBSERVATION

OBSERVATION CLXIII.

Fiévre putride dans une suite de couches : les vuidanges sont suspendues ; le pouls perd sa disposition *critique* après un frisson que la malade eut au cinquiéme jour ; le pied & la jambe droite s'engorgent dès le neuviéme ; on a recours à tous les remédes ordinaires pour résoudre ce dépôt : on insiste beaucoup sur la saignée à cause de l'augmentation de sa fiévre qui n'étoit autre chose que le *développement* du pouls joint, il est vrai, à un état d'*irritation* ; le dépôt presque disparu vers le vingtiéme ; & au trentiéme la malade crache du sang & du pus ; le pouls est dans un *affaissement* ou dans une *foiblesse* considérable qu'on caractérisoit de diminution de la fiévre : il survient une douleur à la matrice & il en sort longtems après des matiéres purulentes ; la malade reste plusieurs mois avec la fiévre lente, & n'a jamais pû reprendre ses forces.

Il seroit facile de citer plusieurs observations pareilles, dans lesquelles une suppuration établie dans une

des extrémités auroit vraisemblablement dégagé & mis à l'abri toutes
les parties internes : on a vu des femmes dans lesquelles il est arrivé un
changement étonnant dans le tempérament à la suite de ces dépôts
de lait *avortés* : de vives coliques, des
pertes, la fiévre lente, un état de
spasme habituel, des mouvemens ir-
reguliers dans les nerfs ; voilà les suites fréquentes de ces résolutions for-
cées ; un dépôt souvent peu considérable, auroit évité tous ces désas-
tres.

Il n'est donc pas prudent de n'a-
voir jamais que la résolution en vue
dans les dépôts des maladies aigues
il est au contraire important que *dans
de certaines maladies internes, l'art se
réduise à aider la nature pour déterminer
un dépôt de matiére purulente* : c'est la
troisiéme proposition qui devoit être
examinée & qui est la suite nécessaire des deux premiéres.

Au reste la formation d'un dépôt
critique de matiére purulente a beaucoup de rapport avec ce que les Anciens nommoient la *coction* de la maladie. Il paroît, en rassemblant tout

ce qu'ils ont dit des caractéres de cette *coction*, qu'elle n'étoit souvent qu'une espéce de suppuration ; il n'y a pas loin de l'expectoration critique des matiéres cuites ou puriformes à une véritable suppuration ; & on peut porter, à peu près, le même jugement des autres excrétions critiques qui terminent la plûpart des maladies aigues un peu longues (1).

On va ajouter quelque chose à ce qui a été déja dit ci-dessus au sujet du pouls de la suppuration.

Lorsque la suppuration est formée, le pouls change, la fiévre tombe ; quand il se forme du pus en quelque endroit, la douleur & la fiévre sont plus considérables que lorsqu'il est fait (2) : la formation d'un abcès dissipe les accidens (3)«.

Il y a donc deux tems principaux à considérer dans la suppuration, celui où elle se forme, & celui où elle est faite : il y a de même deux états

(1) Voyez le Traité des fiévres de M. Quesnay.
(2) Hip. aphor. 47. sect. 2.
(3) Galien, Comm. du liv. de la maniére de vivre.

N ij

particuliers du pouls fort diffé[r]
l'un de l'autre dans ces deux tems.

On trouve encore un troisiéme [
du pouls des suppurations vraies,
des dépôts de matiére purulen[
qu'il faut distinguer avec soin ; c[
celui qui indique l'effort par leq[
le pus est dirigé vers quelque org[
excrétoire.

Le pouls d'*irritation* est toujo[
joint aux commencemens d'une fu[
puration & il accompagne dans to[
leurs tems les suppurations sympt[
matiques; ce pouls est donc de tr[
mauvais augure s'il dure plus de te[
qu'il n'en faut pour la révolution q[
excite & dispose le mouvement [
la suppuration favorable ou critiqu[

Le pouls *développé*, qui lorsqu'il [
trouve *bien décidé* est essentiel à to[
te bonne crise, est le principal sig[
d'une suppuration, lorsqu'il se so[
tient pendant un tems considérabl[
& à plusieurs reprises, sans être joi[
à aucune des espéces de pouls q[
désignent des excrétions, pourv[
qu'il soit assez *fort*, & avec une *te*[
sion notable de l'artére.

Lors donc que dans les maladie[

graves & compliquées, sur-tout dans des sujets anciennement mal disposés, on trouvera, la maladie étant assez avancée, un renouvellement d'*irritation* dans le pouls, suivi d'un *développement difficile* ou *gêné*, & que cet *état* de *développement* se soutiendra un certain tems (1), sans être joint à aucune espéce de pouls *excréteur*, on doit presque toujours s'attendre à une suppuration ; elle sera d'autant moins critique que le *développement* du pouls sera moins complet & plus souvent dominé par le pouls d'*irritation*.

S'il arrive que les matiéres des excrétions critiques soient jettées sur quelque partie dénuée de conduits excrétoires, il se forme un abcès ; le pouls qui précéde la formation de cet abcès, est à peu près comme celui qui précéde toute coction, c'est le pouls d'*irritation* ; le pouls qui est joint à la formation presque faite de l'abcès, est fort approchant du pouls développé, il est même souvent *non févreux*.

Le pouls qui indique qu'un abcès va se vuider par quelque excrétoire

______
(1) Voy. Chap. 33.

est celui qui appartient au genre d'excrétion qui se prépare ; ainsi l'expectoration du pus à la fin d'une maladie aigue, est précédée du pouls *pectoral* plus ou moins *compliqué* ; il en est de même des autres couloirs.

Mais il arrive souvent que le pus se forme, & se vuide, ou se jette dans quelque cavité, ou bien qu'il s'accumule pour faire un abcès en même tems ; c'est-à-dire, que la formation & l'évacuation du pus se combinent, ou se mêlent l'une à l'autre ; le pouls de la suppuration est alors *compliqué* avec celui d'*irritation* & des différentes espéces de pouls *excréteurs*.

CHAPITRE XXX.

De la complication *du Pouls dans la* fiévre maligne

IL n'en est pas de la fiévre maligne comme des autres espéces de fiévre : il n'y a point ici de marche constante ; tout indique un *desaccord*

x une incertitude générale ; cette fiévre se cache quelquefois sous l'apparence d'une simple incommodité : tantôt elle imite ou elle joue, si on peut
ainsi parler, la santé la moins suspecte ; tantôt il semble se présenter
des crises heureuses qui sont d'autant plus funestes qu'elles paroissent
plus favorables : en un mot la fiévre
maligne est un assemblage informe
de presque tous les maux & de toutes les incommodités possibles ; elle
contient le germe de toutes sortes
de symptomes les plus fâcheux ; c'est
un dérangement composé de celui
de la plus grande partie des organes ;
c'est une fiévre très - aigue qui est
la suite de plusieurs maladies chroniques.

Ce grand nombre de symptomes,
souvent opposés, ne sçauroit dépendre d'une seule & même cause ; aussi
tous les systêmes sur les causes des
maladies, peuvent - ils trouver leur
application dans la fiévre maligne ;
cette maladie fournit des argumens
à toutes les sectes, & aucune ne peut
en fixer exactement la nature : il faut
donc pour s'en former une idée

complette, faire un mélange ou une combinaison de toutes les maniéres particuliéres de confidérer les maladies ordinaires.

Les convulfions, la féchereffe, les fpafmes, les douleurs vagues, les vices des fécretions & d'une marche fixe, font des indices certains de la maniére dont le genre nerveux eft attaqué dans la fiévre maligne ; cette maladie eft des plus *nerveufes* confidérée de ce côté là ; mais il y a autre chofe que du fpafme & du déconcertement dans les ofcillations des nerfs.

Ceux qui dans l'examen des caufes des maladies graves ne s'attachent qu'à confidérer l'état du cerveau , trouvent ici de quoi appuyer leur opinion : l'affoupiffement , le délire , le faignement de nez , l'engorgement des vaiffeaux & le fang extravafé trouvés à l'ouverture des cadavres , leur fourniffent des argumens qui ne font pas peu fpécieux ; mais un homme qui vient de recevoir un coup à la tête & dans lequel le cerveau eft bleffé ou comprimé, non plus qu'un épileptique ou un maniaque , n'ont pas une fiévre maligne; il y a dans cette fiévre autre chofe qu'une affection du cerveau.

La tenfion du ventre & de la ré-gion épigaftrique, l'inertie ou les mouvemens irréguliers & l'extrême fenfibilité des entrailles, les vomif-femens, les dévoyemens, fymptomes prefque inféparables de la fiévre ma-ligne, prouvent fans doute l'affection des premiéres voyes : il y a pourtant autre chofe que cette affection ; un malade qui a une inflammation du ventre, une colique bilieufe ou con-vulfive, un choléra-morbus, n'a pas pour cela la fiévre maligne.

Il faut en dire autant des affections de la poitrine ; les maux de gorge, les convulfions du diaphragme, l'ir-régularité & la difficulté de la refpi-ration ; tout manifefte l'embarras de la poitrine dans la fiévre maligne ; mais cette fiévre n'exifte pas dans une fimple fluxion de poitrine, & dans d'autres maladies des parties conte-nues dans cette cavité.

Ceux qui regardent les dérange-mens de la tranfpiration & les affec-tions de la peau, comme les caufes de

presque toutes les maladies , peuvent
aussi appuyer leur systême de l'histoire de la fiévre maligne ; la sécheresse &
la chaleur brulante de la peau, les
sueurs irréguliéres, les éruptions de
toutes les espéces , les dispositions
érésipélateuses & même œdémateu-
ses qui font autant de symptomes de
cette fiévre, démontrent les embarras de tout l'*organe cutané ;* mais cette partie peut être affectée de plusieurs de ces accidens sans que cela
suppose une fiévre maligne.

Il est évident que le systême des
Humoristes n'est nulle part aussi spé-
cieusement appliqué que dans l'explication de plusieurs des symptomes
de cette fiévre ; la dissolution du sang ,
sa coagulation , ses vicieux mélan-
ges font une suite nécessaire de la
suspension des sécrétions ; la matiére
de la transpiration , la bile , l'urine
retenues dans le sang de ceux qui ont
la fiévre maligne , ne peuvent qu'altérer & décomposer les liqueurs &
donner lieu à tous les vices dont elles font susceptibles ; cependant les
maladies qui paroissent le plus dépendre de ces différens vices des li-

iqueurs, telles que la jauniſſe, les hy-
dropiſies, les reflux de lait, ne ſont
point des fiévres malignes non plus
que les cachexies ordinaires.

C'eſt donc avec raiſon que la fiévre maligne doit être regardée comme le fonds de pluſieurs maladies
jointes enſemble : un malade attaqué
de cette fiévre bien caractériſée, a
tout à la fois le cerveau embarraſſé,
les nerfs pris, les humeurs altérées,
mal combinées ; il a toutes les eſpe-
ces d'embarras qui peuvent être les
cauſes de pluſieurs maladies du ventre, de la poitrine, de la tête & des
autres parties ; il eſt pour ainſi dire,
dans l'état qui pourroit conſtituer *un
ſcorbut aigu* ; tous les couloirs ſont
étranglés, tous les vaiſſeaux ſont iné-
galement engorgés (1).

Auſſi l'ouverture des cadavres des
perſonnes mortes d'une fiévre vraiment maligne, démontre-t-elle que
tous les viſcéres ſont *échimoſés*, meurtris, prêts à entrer en putréfaction,
ſemblables aux chairs d'un animal qui
a été forcé par la courſe : auſſi la fiévre maligne bien caractériſée n'eſt-

(1) Voy. Inſtit. Médicin. pag. 85.

N vj

elle fouvent, fi on peut le dire, qu'une
agonie allongée ; c'eft un renverfe-
ment prefque total de l'œconomie animale ; une forte de délire de la nature & le plus dangereux écueil de l'art.

L'inflammation dont on fait fouvent l'objet principal du traitement
dans la fiévre maligne, ne paroit pas
à beaucoup près , auffi à craindre que
d'autres fymptômes de cette maladie :
il eft vrai qu'elle s'y trouve quelquefois jointe ; mais une fiévre inflammatoire ou ardente, font bien dif-
tinctes de la fiévre maligne ; peut-
être même l'inflammation eft - elle
une forte de reffource dans la fiévre
maligne , foit qu'il y ait un engorgement *fuppuratoire* fixé dans un lieu
particulier, foit que l'inflammation
foit générale, &, comme on dit, dans
le fang ; c'eft par fon moyen que la
nature & l'art viennent quelquefois
à bout de cette cruelle maladie, ce
qui fera remarqué dans la fuite de ce
Chapitre.

Il eft donc naturel de penfer que
la fiévre maligne fe prépare fouvent
de fort loin & qu'elle n'eft que le
produit de plufieurs incommodités

ou de petites maladies négligées : elles mettent beaucoup de tems à faire leurs progrès, elles éclatent enfin & se combinent de maniére à produire des effets pernicieux en attaquant la vie de tous les côtés & dans tous ses fondemens.

Un état constant de chagrin, d'excessive crainte, ou de contention d'esprit, une longue suite d'exercices pénibles ; tout cela donne peu à peu au genre nerveux un certain dégré de tension & de *sensibilité*, qui lui fait perdre la souplesse nécessaire pour ses fonctions ; de là une infinité d'obstacles à la liberté des sécrétions & des excrétions, &c.

C'est au moyen de pareilles dispositions que plusieurs causes qui seroient à peine en état de produire des incommodités graves ou des maladies ordinaires, peuvent occasionner une fiévre maligne ; il est en effet bien difficile de concevoir qu'un corps bien sain puisse tout d'un coup acquérir le dégré de désordre & de dépravvation propre à la fiévre maligne : on connoit l'activité de certains poisons

& leurs effets funestes ; mais il n'est pas démontré qu'ils existent dans toute fiévre maligne ; & quand même ils existeroient, ils supposent la plûpart, un dérangement particulier dans les corps sur lesquels ils trouvent le plus à mordre.

La contagion même de la peste a été mise en doute par des hommes forts & par des esprits déterminés qui ont prétendu que la peur, qui est presque toujours l'effet d'une foiblesse de constitution, est une des causes principales des effets les plus funestes de cette contagion : ils ont remarqué que les gens pauvres, mal nourris depuis longtems & qui par leur état de misére craignent de manquer de tous les secours nécessaires, sont les plus sujets à être attaqués de la peste ; il n'y a point d'épidémie qui ne commence par attaquer les corps cacochimes & les pauvres gens, qui ont presque toujours l'ame abbatue par leur mauvaise situation : il est enfin peu de maladies malignes qui attaquent des corps bien sains ; elles arrivent presque toujours à ceux qui

ont été éprouvés par une suite d'incommodités ou de maladies, & furtout de peines d'efprit.

Enfin la fiévre maligne eft une maladie très-*compliquée* , ou le réfultat
& la fin de plufieurs maladies chroniques; ou bien un dernier effort de
l'état de gêne dans lequel plufieurs
incommodités graduées ont mis la
plus grande partie des organes.

Cette maladie fuppofe beaucoup
de force & d'activité dans les fujets
qui en font attaqués : ils doivent être
conftitués de maniére à pouvoir longtems réfifter aux incommodités qui
précédent la fiévre maligne : les maux
de tête, les laffitudes, les indigeftions ,
&c. auroient été des maladies réelles
pour des corps foibles ; toutes ces
révolutions même réitérées ne font
que des impreffions fourdes & paffa-
géres dans des corps forts ; ils fe fou-
tiennent par leur activité & par la
vivacité de leurs mouvemens : s'ils
fuccombent ce n'eft qu'après des coups
redoublés & en confervant toujours
un dégré de force proportionné à leur
état naturel : ainfi il faut être au fonds

d'une conſtitution robuſte pour avoir
la fiévre maligne.

Rien ne caractériſe autant cette
fiévre bien *exquiſe* que la *tournure* particuliére que le ſuc nourricier, & tout
le tiſſu cellulaire & muqueux ont reçu dans cette fiévre : ce tiſſu paroît
être le ſiége des inflammations, & le
ſuc nourricier la matiére des ſuppurations ordinaires (1) : ils ſont tellement *dépravés* dans la fiévre maligne
qu'il ne peat s'y former aucune vraie
inflammation ni aucune ſuppuration
parfaite; il ne s'y forme que des embarras, & des engorgemens gangreneux.

Or l'hiſtoire des gangrenes externes & internes apprend que cette dé-
pravation du tiſſu des parties ſe travaille & ſe prépare de loin ; les organes qui ont perdu de leur reſſort, par
exemple, à l'occaſion des grands-
froids, & qui ne reçoivent point de
nourriture à cauſe de l'étranglement
des vaiſſeaux, ſont les ſiéges ordinaires des gangrenes qui viennent de
cauſe interne ; c'eſt ainſi que tous les
points gangreneux ſi communs dans

______
(1) Voy. Theſe des Eaux d'Aquitaine.

sa fiévre maligne, sont vraisemblablement dûs à des impressions anciennes du tissu muqueux, du parenchime des parties ou de leurs derniers vaisseaux.

L'examen du sang tiré dans la fiévre maligne indique souvent, que ce
sang a perdu la substance muqueuse
ou nourriciére qui en lie les parties :
cette substance est la matiére des *couen-
nes* & des concrétions qu'on trouve
dans les palettes : il s'en trouve dans
cette fiévre beaucoup moins que dans
plusieurs autres : c'est-à-dire, qu'il
n'y a point de pletore de suc *mu-*
queux ou nourricier comme dans les
maladies inflammatoires.

Cette privation de suc muqueux
paroît être le plus funeste des symptomes dans la fiévre maligne ; c'est
pourquoi il n'y a pas ordinairement
de suppurations ni de coctions à
attendre dans cette fiévre ; cependant
des observations réitérées & appro-
fondies sans préjugé, indiquent que
ce n'est guéres qu'à la faveur des suppurations & des dépôts inflammatoires que l'on guérit de la fiévre maligne.

On pourroit avancer que le suc muqueux qui nage dans le sang a quelque rapport au blanc d'œuf, qui cla-
rifie une liqueur trouble dans laquelle on le fait bouillir : ce suc porté dans
tous les vaisseaux par le mouvement
de la fiévre, entraîne avec lui toutes
les parties d'urine, de bile & d'autres
liqueurs excrémentitielles ; il clari-
fie, pour ainsi dire, le sang, c'est ce
qui se passe dans les maladies putrides inflammatoires.

On ne peut pas se flatter qu'il en
soit de même de la fiévre maligne
dans laquelle le suc muqueux ne rou-
le pas avec le sang, soit qu'il reste
cantonné dans le tissu cellulaire qui
a perdu toute son activité, soit qu'il
ait dégéneré lui-même, ou qu'il manque presque entiérement dans un
corps attaqué de la fiévre maligne &
qui s'est mal nourri depuis longtems: il
faudroit donc suivant cette idée exciter, s'il étoit possible, une inflammation vraie & une pletore du suc
muqueux dans la fiévre maligne : c'est
là peut-être ce que produisent les remédes les plus appropriés dans cette
maladie.

Les veſſicatoires donnent une ſe-
couſſe générale au genre nerveux,
ils excitent une diſpoſition inflammatoire, ils fixent les courans des humeurs, & les traînées irréguliéres des
oſcillations ; ils donnent du reſſort à
tout le parenchime des parties dans
leſquelles ſéjourne le ſuc nourricier :
il faut en dire autant, à peu près, des
remédes internes les plus forts, des
émétiques, des cordiaux, des ſudorifiques, du quinquina, des eſprits vo-
latils, qui ſont pour ainſi parler, de
légers veſſicatoires internes.

On ſçait que les Japonnois & les
Chinois ne traitent pluſieurs maladies que par le cautére actuel, &
par *l'acupuncture*, c'eſt-à-dire, en
faiſant ſur toute l'habitude du corps
une grande quantité de petites playes
avec des inſtrumens aigus qu'ils plon-
gent dans les chairs ; ils forment, par-
là, pluſieurs *noyaux* inflammatoires ;
ils réveillent le tiſſu muqueux ou cellulaire dont les nerfs ſont engourdis ;
ils font rentrer, au moyen de cette
irritation donnée à la peau, une certaine quantité de ſuc muqueux dans
le ſang ; & la nature ſe ſert de ce ſuc

pour la coction, pour les excrétions,
& pour former des dépôts qui favo-
rifent les mouvemens critiques.

C'eſt ainſi, à quelques différences
près, que „ les Hottentots, après s'ê-
» tre graté le creux de l'eſtomac juſ-
» qu'à ce qu'il en ſorte du ſang, y ap-
» pliquent une compoſition dont ils
» ont avalé une partie, & ils ſe gué-
» riſſent, par là, de la bleſſure d'une
» fléche empoiſonnée (1) ".

„ L'uſage du Continent de l'Amé-
» rique étoit de plonger les gens at-
» taqués de la fiévre dans l'eau froide,
» & de les mettre enſuite devant un
» grand feu, après quoi quelques heu-
» res de ſommeil acheyoient de les
» rétablir (2) ".

Enfin il y avoit des Sauvages, qui
guériſſoient les malades en les faiſant
courir à perte d'haleine au ſortir du
bain, & en les fouettant très-vigou-
reuſement pendant cette courſe.

Les vantouſes ſcarifiées ſi vantées
par les Anciens, faiſoient à peu près
les mêmes effets, ainſi que les liga-

____

(1) Hiſtoire génér. des Voyages, Liv. XIV.
Tom. V. pag. 164.

(2) *Ibid*. Tom. VII. pag. 87.

tures aux extrémités & tous les topi-
ques plus ou moins irritans ; ne pour-
roit-on pas les attendre des bains
chauds ou froids ?

Quoi qu'il en soit, il semble que
ceux qui dans la fièvre maligne ne
sont occupés qu'à prévenir les progrès de l'inflammation par beaucoup
de saignées, par des boissons abondantes, des purgatifs aigrelets ou légérement *aiguisés*, n'attaquent pas la
maladie dans son principe ; ils sont
fort éloignés de favoriser l'espéce d'effort critique que la nature pourroit
exciter par elle-même.

Le pouls est très-*compliqué* dans la
fièvre maligne : il est *concentré*, *petit*,
déprimé, quelquefois même plus *lent*
que dans l'état naturel, au commencement de la maladie : le *développement* n'est jamais *complet* dans les progrès de la maladie ; le pouls reste toujours *non critique*, très-*convulsif* au
fonds, mais d'ailleurs fort *variable*,
plus ou moins *tremblant* suivant l'ex-
pression d'Hippocrate : s'il paroît bien
critique ce n'est que pour un tems qui
ne suffit pas pour assurer la crise.

En un mot il n'y a rien de fixe,

rien de déterminé dans la marche du
pouls de la fiévre maligne ; il eſt même quelquefois d'autant plus à craindre qu'il ſemble plus *naturel* ou plus
critique ; au reſte tout dépend du
dégré de malignité ; lorſqu'il arrive
que la fiévre maligne prend une bonne tournure, alors le pouls reprend
ſon état & ſa marche ordinaire ou
bien critique.

Il ſeroit inutile de rapporter ici
des obſervations à cet égard, d'autant mieux que l'application de tout
ce qui a été dit juſqu'ici au ſujet du
pouls *critique* différemment *compliqué*
avec le pouls *d'irritation*, ſe preſente
aſſez naturellement, & paroit ſuffire
juſqu'à ce qu'on ait plus exactement
examiné le pouls *d'irritation* ou *non*
critique (1).

(1) Voy. le dernier Chap.

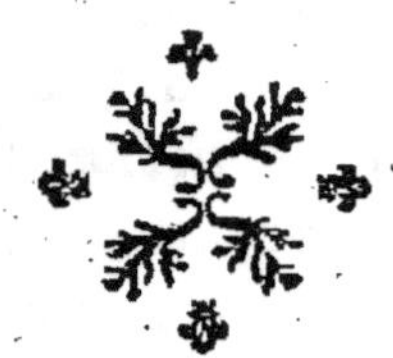

CHAPITRE XXXI.

Des différences qui se trouvent quelquefois dans le Pouls des deux côtés & dans celui des différentes parties du corps.

Tout phénoméne singulier mérite d'être observé avec soin quelque rare qu'il soit & quelque bizarre qu'il semble d'abord ; la nature se cache souvent sous l'uniformité d'un ordre accoutumé ; elle ne se décéle quelquefois que par des phénoménes extraordinaires.

Il est certain que la marche ordinaire de la circulation du sang , rend les battemens *semblables* ou *isochrones*, au moins dans les grosses artéres d'un même sujet ; il est vrai aussi qu'on trouve en pratique des cas dans lesquels les battemens des grosses artéres d'un même sujet font plus ou moins *dissemblables* ou *heterochrones*.

Les Modernes ont établi la théorie & l'application de la saignée sur

la régularité des battemens des artéres ; la plûpart d'entre eux ne font
aucune attention aux deux côtés du
corps ou à leurs différences ; la faignée leur paroît toujours égale, au
moins dans la pratique, foit qu'elle
fe faffe du côté droit ou du côté gauche ; les Anciens plus fcrupuleux fai-
foient fouvent choix d'un des deux
côtés pour la faignée ; il y auroit de
l'injuftice à rejetter entiérement les
idées des Anciens, fi ces idées pouvoient trouver quelque fondement
dans l'obfervation.

L'hiftoire du pouls qui eft l'objet
principal de cet ouvrage, exige qu'on
en décrive les moindres variations :
les conféquences qu'il y auroit à tirer
de ces variations ne doivent ici qu'ê-
tre preffenties, ou plutôt il faut les
attendre des vrais Maîtres de l'Art.

Ce fera à eux à décider s'il feroit indifférent de faire, par exemple, une faignée du bras au côté droit ou au côté
gauche, fuppofé que le pouls indi-
quât que le fang remonte d'un côté
& qu'il defcend de l'autre ; c'eft-à-
dire, que le pouls fut *capital* d'un côté & *ventral* de l'autre.

L'obfervation

L'obſervation paroît démontrer la poſſibilité de cette ſuppoſition, mais cette démonſtration ne peut encore entraîner après elle aucune concluſion pour la pratique.

Chaque partie à ſon *département* particulier dans le corps & dans le tiſſu *muqueux* dans lequel elle eſt comme nichée; le foie fait ſouvent reſſentir ſon action ſur tout le côté droit & point ſur le gauche; la rate au contraire change ſouvent tout le côté gauche depuis la tête, le viſage, le col, l'épaule, juſqu'au pied, ſans faire aucune impreſſion ſur le côté droit.

Il ſemble que le corps ſoit diviſé naturellement en deux parties qui ſe rencontrent ou ſe joignent dans le milieu ou dans l'axe; ces deux parties ou ces deux moitiés ſont ordinairement diſpoſées de la même manière, ou montées ſur le même ton; mais elles ont vraiſemblablement leur action & leurs indiſpoſitions particuliéres: une partie enflammée peut être regardée quelquefois & en certains tems de l'inflammation, comme une ſorte d'organe particulier qui fait,

O

pour ainſi dire, *corps à part*, & dans
laquelle les mouvemens des humeurs
ne ſe font point ſuivant la marche &
les forces générales de la circulation,
Ces vérités étoient dans le fonds connues des Anciens (1).

Hippocrate a avancé que „ lorſque
„ l'artére du coude bat, le malade
„ doit entrer en frenéſie, à moins qu'il
„ ne ſoit d'un tempérament fort
„ vif «. Le peuple répete ſouvent un
raiſonnement fort approchant de la
remarque d'Hippocrate ; *le pouls eſt*,
dit-on, *remonté juſqu'au coude, ainſi
le malade eſt fort mal ;* il ne ſera point
inutile de conſulter l'obſervation au
ſujet de cette aſſertion.

Il eſt bon, auſſi, de conſulter la
même obſervation ſur les battemens
des artéres carotides & des artéres
du bas-ventre, ainſi que ſur celui des
veines jugulaires ; il n'eſt pas démontré que toutes ces queſtions & d'autres ſemblables ſoient entiérement
inutiles ; elles ſerviront, peut-être,

(1) Voy. Recherches Anatomiques ſur la
poſition des Glandes. Voy. auſſi Theſe des
Eaux Minéral. d'Aquitaine. Theſe XXVII.
&c.

un jour à établir des vérités importantes.

Au reste, on ne sçauroit suppoſer
qu'il y ait perſonne d'aſſez peu inſ-
rruit pour ignorer que la différente
poſition des artéres dans les deux
poignets d'un même ſujet, peut occaſionner quelques changemens appa-
rens dans le pouls des deux côtés ;
mais il n'eſt pas poſſible d'expliquer
toutes les différences relatives auxquelles les pouls des deux côtés ſont
ſujets, par la poſition des artéres, ou
par quelque autre conformation particuliére.

OBSERVATION CLXIV.

Une Dame, qui ſe diſoit incommodée m'ayant prié de lui tâter le
pouls, je lui dis que ſon pouls droit
paroiſſoit un peu *embarraſſé ; il tenoit
beaucoup du pouls d'irritation, il étoit
avec cela fort diſpoſé à devenir inteſtinal,
les pulſations étoient irréguliéres, mais
il n'y avoit rien de bien déterminé ;* je
demandai le pouls gauche que je trouvai plus *développé & très-tendant au
nazal & au pectoral ;* d'où je conclus
que le ſang me paroiſſoit remonter

à la tête & être fort difposé à fe frayer
des iffues par la poitrine & par la gorge; la malade m'avoua que c'étoit là
fon état, & qu'elle étoit fujette à des
tranfports d'humeurs vers la tête, &c.

Je demandai de nouveau à tâter
le pouls droit, que je dis indiquer
quelque embarras vers le foie ou vers
le côté droit de la matrice; la Dame
m'apprit qu'elle avoit rendu, il y
avoit quelque tems, un dépôt qu'on
difoit venir du foie, & qu'elle reffen-
toit conftamment quelque douleur
vers la région de ce vifcére.

Le pouls droit étoit donc, pour
ainfi dire, *fixé* & *dérangé* par un point
d'irritation habituelle vers le foie
& le pouls gauche étoit plus *libre* &
difpofé à porter vers les parties fupérieures; le pouls *ventral* & le *capital* fe trouvoient dans le même fujet
l'un d'un côté, l'autre de l'autre.

OBSERVATION CLXV.

Paffion hiftérique avec des fymptomes très-bizarres dans une fille âgée
de vingt-deux ans, & qui n'eft point
réglée depuis longtems; le pouls eft
continuellement *fréquent*, *petit*, *ferré*

égal ; il se *développe* du côté droit à
la suite d'un long usage de remédes ;
il devient assez *plein*, *irrégulier*, *iné-*
gal, *légérement rebondiſſant dans quel-*
ques pulſations ; les régles qui avoient
ceſſé depuis ſix mois reparoiſſent en
petite quantité, & lorſqu'elles finiſſent le pouls droit redevient *convul-*
ſif ; le pouls gauche ne change jamais ; il a toujours été à l'ordinaire
petit, *ſerré*, *fréquent*, *égal* ; la vé-
rification de ce fait a été réitérée très-
ſouvent pendant les ſept jours qu'ont
duré les régles.

La différence des deux pouls étoit
ſi conſidérable, que les perſonnes qui
étoient auprès de la malade l'ont ap-
perçue. Les veſſicatoires furent appliqués quelques jours après : ils mor-
dirent très-bien du côté droit, & ne
firent rien du côté gauche.

OBSERVATION CLXVI.

Le pouls eſt *dur*, *vif*, *rebondiſſant*
à chaque pulſation, c'eſt-à-dire, *nazal*
au côté droit, le malade ſaigne du
nez & ſeulement de la narine droite ;
le pouls du côté gauche eſt *plein*,
mol, *redoublé* avec *ſoupleſſe*, c'eſt-à-

dire, *pectoral*, le malade crache des crachats presque *puriformes* : ce qui fait présumer que les crachats viennent du côté gauche de la poitrine, comme le sang vient de la narine droite, c'est que le malade ne peut se coucher que très-difficilement sur le côté droit ; il est fort tranquille lorsqu'il est couché sur le côté gauche sur lequel il dort.

Le pouls est *rebondissant*, très-dilaté & très-décisivement *nazal* du côté gauche, il est *petit* & *serré* du côté droit, il paroît même moins *fréquent* que le pouls gauche dans un malade qui saigne du nez seulement de la narine gauche : Solano a dit, que „ lorf- „ que le *rebondissement* de l'artére est „ plus considérable à un poignet qu'à „ l'autre, le sang coule ordinaire- „ ment en plus grande abondance de „ la narine du même côté où le *rebon-* „ *dissement* est plus sensible „. M. Nihell est à cet égard de l'avis de Solano.

OBSERVATION CLXVII.

Une femme âgée de quarante-cinq ans a une obstruction qui paroît située dans l'ovaire droit, elle en fouffre quelquefois plufieurs jours de fuite, & pendant ces tems de fouffrance le pouls de ce côté qui eft le droit eft un peu *irrégulier* & *intermittent* à peu près à chaque douziéme pulfation ; celui du côté gauche ne l'eft jamais ; il refte toujours affez *égal* : ces fortes de paroxifmes font ordinairement précédés de conftipation & fuivis d'un léger dévoyement.

Observation CLXVIII.

Il n'eft point rare de trouver une différence marquée entre les pouls des deux côtés dans plufieurs maladies.

Le pouls eft quelquefois plus *fort* dans un bras attaqué d'une douleur rhumatifmale, & gonflé, que dans l'autre bras ; on a même trouvé ce pouls du côté malade très-*nazal*, fans que le pouls de l'autre côté s'en ref- fentît ; il y avoit du faignement de nez ; on a de même trouvé le pouls du côté fain bien décidé au dévoye- ment, c'eft-à-dire, *inteftinal*, le pouls du côté malade n'étant que *tendu* & dans un état *convulfif*.

O iiij

Les deux pouls sont très-souvent différens dans les attaques d'apoplexie qui dégénérent en paralysie d'un des bras; & le pouls du bras dans lequel la paralysie se forme n'est pas toujours le plus *petit* & le plus *serré*

Les personnes paralytiques d'une moitié du corps ont aussi souvent les deux pouls différens, celui du côté malade est presque toujours plus *foible*, plus *serré*, plus *petit*.

Les pouls des deux côtés sont quelquefois différens dans les pleurésies & les fluxions de poitrine; celui du côté malade est plus *convulsif* ordinairement.

On a fait la même observation, & trouvé la même différence des deux pouls dans les maladies du foie & de la rate, dans la migraine, & mêmes dans des maladies par cause externe.

La goutte bien décidée à un pied rend quelquefois le pouls de ce côté beaucoup plus *serré* & plus *convulsif* que celui de l'autre. On a fait la même remarque au sujet de la colique néphrétique.

Il se trouve des femmes qui dans le tems des régles ont les deux pouls

différens, & qui éprouvent en ce tems-
là, beaucoup plus d'irritation & de
gonflement dans une des deux mamelles que dans l'autre ; c'est ainsi,
que des nourrices perdent quelquefois
leur lait d'une seule mamelle.

Il y a des personnes sujettes aux
hémorrhoïdes qui ont aussi les deux
pouls fort différens ; il y en a qui
n'ont des hémorrhoïdes que d'un seul
côté, comme il y a des saignemens
de nez d'une seule narine.

Observation CLXIX.

On apperçoit quelquefois les artéres carotides battre beaucoup plus
vivement que dans l'état naturel, sans
que cette augmentation de force se
fasse sentir dans le pouls des bras.

Il est arrivé de remarquer dans les
carotides des *rebondissemens* qui an-
nonçoient le saignement de nez ; le
saignement survenoit, avec ceci de
singulier que les *rebondissemens* se faisoient beaucoup plutôt dans les carotides que dans les artéres des bras.

On a trouvé quelques malades dans
lesquels le sang paroissoit couler continuellement dans les carotides qui

reſtoient comme immobiles ſans ſe dilater ni ſe reſſerrer ; la colomne de ſang ſembloit s'y mouvoir par l'action continuelle d'un piſton, & les artéres du bras avoient leur diaſtole & leur ſiſtole preſque à l'ordinaire.

Enfin les carotides des deux côtés n'ont pas toujours la même force ; il y arrive à cet égard des variations à peu près comme dans les artéres des bras.

OBSERVATION CLXX.

Il n'eſt point de Praticien qui n'ait trouvé des malades, ſurtout des femmes, dans leſquels on ſentoit des battemens violens des artéres ſituées dans la cavité du bas-ventre, entre le nombril & le cartilage xiphoïde : ces battemens ſont quelquefois beaucoup plus violens que la force des artéres du bras ne paroît l'indiquer ; on les a quelquefois trouvés avec des eſpéces de *redoublemens* ou de *rebondiſſemens*, qui ne ſe faiſoient pas ſentir aux artéres du bras.

Il arrive ſouvent que ces groſſes artéres du bas-ventre ſuivent exactement les mouvemens des carotides ;

mais on sent auſſi quelquefois ces battemens très - violens ſans que les artéres carotides battent extraordinairement ; celles - ci battent quelquefois très - vigoureuſement ſans que icelles du bas-ventre ſe faſſent ſentir plus qu'à l'ordinaire.

On a trouvé un ſujet qui avoit un ſaignement de nez abondant ; les artéres carotides battoient très-violemment ; les artéres du bas-ventre étant venues à ſe faire ſentir & ayant battu avec beaucoup de force pendant deux jours ; le cours des humeurs changea ; le ſaignement de nez s'arrêta, & il ſurvint un dévoyement annoncé par les révolutions ordinaires du pouls.

Observation CLXXI.

Le pouls eſt quelquefois preſque *inſenſible* au poignet de certains mourans ; il eſt très-*ſenſible* vers le coude, & plus *fort* dans ces momens là, qu'il ne l'étoit dans le même endroit, pendant la meilleure ſanté du malade.

On trouve des malades & ſurtout des mourans dans leſquels le mouvement de l'artére eſt évidemment *ſuc-*

ceffif, c'eft-à-dire, qu'on le fent d'a-
bord vers le coude & qu'il s'étend enfuite jufqu'au poignet par une forte
de mouvement progreffif ou périftal-
tique.

Il y a des malades dans lefquels la
toux fait un effet fingulier fur les artéres du bras ; on fent évidemment
que la toux eft comme le coup de pif-
ton qui pouffe la colomne du fang qui
femble difparoître, ou qui diminue
fenfiblement dès que la toux ceffe.

Un de ces malades avoit lorfqu'il
ne touffoit point l'artére *tendue*, & prefque *vuide*, & à chaque fois qu'il touffoit on fentoit une colomne de fang
qui étoit pouffée avec force jufques
au milieu de l'avant bras ; il fembloit
qu'elle n'allât pas plus loin du côté
de la main, & on auroit dit qu'elle
refluoit de l'avant-bras vers le coude
dans les mouvemens d'infpiration ;
on trouve fans beaucoup de peine
l'occafion d'obferver de femblables
variations dans les pouls des carotides.

OBSERVATION CLXXII.

Il y a des malades dans lefquels

Les veines jugulaires paroiffent avoir
quelques battemens ; mais en y faifant attention on reconnoît fouvent,
que ces battemens ne font que ceux
des carotides qui font mouvoir les
jugulaires.

On trouve auffi quelquefois des
fujets dans lefquels, indépendamment
de ces fecouffes qui viennent de l'action des carotides, les parois des veines jugulaires tremblent & fe méu-
vent d'un mouvement propre.

On a effayé d'arrêter avec le doigt
le cours du fang dans les jugulaires
de quelques malades qui avoient la
tête prife ; il y en avoit dans lefquels
le fang fe précipitoit tout de fuite
dans le cœur ; la veine reftoit &
paroiffoit vuide & affaiffée entre le
doigt & le cœur, ou du moins l'entrée
de la veine dans la cavité de la poitrine ; il y en a eu quelques-uns dans
lefquels le fang n'a pas difparu tout
d'un coup, il a même reparu, & on l'a
évidemment apperçû aller & venir
dans le tronc de la veine pendant les
différens mouvemens du cœur.

On a vû un fujet qui avoit été faigné de la jugulaire & dans lequel le

sang remontoit du côté du cœur vers l'ouverture ; il en sortoit tandis qu'on contenoit la veine au dessus de l'ouverture faite par la saignée.

Tout cela prouve que le sang peut être porté du tronc des veines jugulaires vers leurs ramifications, & y prendre des directions contraires aux mouvemens ou aux loix ordinaires de la circulation, & répand, ainsi que l'histoire des varices, un nouveau jour sur tout ce qui a été remarqué au Chapitre XXI.

OBSERVATION CLXXIII.

On a essayé dans les sales des Hôpitaux où il se trouve des soldats & d'autres hommes de bonne volonté, de comparer le pouls des extrémités inférieures avec celui des extrémités supérieures ; mais le pouls est fort difficile à tâter exactement sous le pli du genouil ; celui des orteils n'est pas sensible en beaucoup de sujets. On a pourtant observé que dans les gens dans lesquels le sang monte à la tête, les artéres des jambes sont beaucoup plus *resserrées* que dans l'état naturel, & que leurs battemens ne sont

pas toujours exactement *semblables*
à ceux des artéres fupérieures furtout
les carotides.

Quant aux veines, il y a beaucoup
de malades dans lefquels les veines
inférieures font très-gonflées dans le
tems que les fupérieures le font moins
que dans l'état naturel, & réciproquement ; il paroît même que dans
la plûpart des maladies aigues furtout
celles dans lefquelles le pouls eft *fupérieur*, les veines fupérieures font
conftamment plus apparentes à proportion que les inférieures. Dans beaucoup de maladies chroniques les veines inférieures font finguliérement
engorgées.

Les femmes fourniffent des exemples frappans de cette inégalité de
groffeur dans les veines. On voit des
filles à la veille d'avoir leurs régles,
d'autres qui font au point de les perdre, & des femmes groffes dans lefquelles le genre veineux extérieur fe
gonfle & s'élargit finguliérement,
quelquefois en très-peu de tems.

La peine qu'on prendra en examinant le pouls des extrémités inférieures dans ces hommes de courage qui

ſe prêtent à toute ſorte d'examens, ne
ſera peut-être pas entiérement infruc-
tueuſe ; on découvrira bien des choſes au ſujet du rapport de la chaleur
ou du froid de ces extrémités avec les
différens états de la maladie ; il y a
des Médecins qui croyent en certains
cas devoir tâter les pieds de leurs malades ; on en a vû qui jugeoient les
maladies des enfans preſque par le ſeul
tact des pieds.

L'objet de ce Chapitre étoit ſeulement de prouver que les deux pouls
ne ſont pas toujours égaux, & qu'ils
ſont même plus ſouvent inégaux
qu'on ne pourroit le croire en s'en
tenant rigoureuſement aux loix de
la circulation : les cauſes de ces variations, ce qu'elles indiquent, l'uſage qu'on en peut faire dans la pratique ; tout cela n'eſt pas de ce lieu ;
on ne ſe propoſe que de réveiller
l'attention des Médecins ſur des matiéres qui ſemblent avoir été trop négligées, ſurtout par les Modernes (1).

(1) Inſtitutiones medicæ ex novo medicinæ
conſpectu.

CHAPITRE XXXII.

Observations détachées qui confirment ce qui a été proposé sur les différentes espéces de Pouls supérieur, intérieur, capital, pectoral, &c.

Les maladies par causes externes.

L'HISTOIRE des playes, & des autres maladies par cause externe, peut fournir de grandes lumiéres sur l'usage des parties ; il est fâcheux qu'aucun des Médecins qui ont suivi les armées n'ait tourné ses vues de ce côté-là ; ce seroit une anatomie bien précieuse que celle qui seroit appuyée par des observations faites sur le corps vivant, blessé en différentes parties.

Il survient, quelquefois, des saignemens de nez à la suite des coups & des contusions à la tête : le pouls se trouve très-*rebondissant* & très-*décisivement nazal* dans plusieurs cas de cette espéce.

Le faignement de nez ne vient quelquefois, que vers le troifiéme ou quatriéme jour ; le pouls ayant été *convulfif & ferré* pendant les premiers jours : il a paru que de tous les pouls, le plus *convulfif* ou le plus *ferré* a été celui dès playes & des contufions à la dure-mere.

Playe & contufion confidérable au cartilage thiroïde ; le pouls eft évidemment *fupérieur & rebondiffant, avec un peu de moleffe* pendant le tems de la fuppuration ; c'eft-à-dire, qu'il eft fort approchant du pouls qui annonce les évacuations de la gorge.

On l'a trouvé, à peu près, de la même efpéce dans plufieurs parotides qui fuppuroient confidérablement à la fin des maladies aigues ; mais il y a ordinairement, dans ces cas, un dégré *d'irritation* qui rend le pouls plus ou moins *compliqué ;* ce à quoi il eft important de faire attention.

Les playes à la poitrine, furtout lorfqu'elles communiquent dans l'intérieur du poumon, font fouvent accompagnées, pendant le tems de la fuppuration, du pouls *pectoral* plus ou moins *compliqué* avec celui *d'irritation.*

Un cancer ayant rongé les côtes &
le poumon & causé un crachement
de sang & de pus, le pouls étoit fort
approchant du *pectoral*.

Il a été trouvé presque dans le
même état dans des cancers suppurés
aux mamelles, lorsque la douleur ne
causoit pas trop d'*irritation*, & que
l'ulcére suppuroit abondamment.

Une nourrice forte & très-bien
constituée, dans laquelle le lait *mon-
toit* avec violence, jusqu'à s'évacuer
abondamment par le mamelon, avoit
le pouls approchant du *pectoral* lorsque le lait remontoit : cette femme
sentoit alors un trémoussement extraordinaire qui des parties intérieu-
res du ventre alloit aboutir aux mamelles : voilà l'image d'une crise bien
naturelle, ou d'une sorte de *perturba-
tion critique* dans le *département* des
mamelles.

Playe au bas-ventre : les intestins
gréles sont ouverts : la suppuration
étant bien établie, le pouls est *irrégulier*, *inégal*, *inférieur*, en un mot,
fort approchant de *l'intestinal* : il a été
convulsif pendant les premiers jours.

Il étoit, à peu près, dans le même

état dans un abcès de la subſtance du foie, après que l'ouverture en eut été faite, & que la playe fut en pleine ſuppuration.

La même remarque a été faite dans un ſujet dont les entrailles avoient été meurtries par une roue de charrette qui avoit paſſé ſur le ventre, & dont tous les viſcéres tombérent en ſuppuration & en putrefaction.

Un malade attaqué de la colique s'étant livré à un Charlatan, qui lui marcha ſur le ventre & qui lui pétrit les entrailles pour le guérir de la colique, eut quelques jours après, un dépôt inflammatoire aux entrailles; il avoit le pouls *inférieur, redoublé, ſerré, intermittent*, & il rendoit du pus & du ſang avec des matiéres bilieuſes très-fétides.

Un ſoldat dont une bale avoit percé le ventre au côté droit de l'ombilic, avoit une fiſtule dans l'endroit de la playe; il ſortoit par cette fiſtule cinq ou ſix pouces d'inteſtin gréle: cet inteſtin étoit ordinairement affaiſſé, blanchâtre, & ſans mouvement; mais deux ou trois heures après que le ſoldat avoit mangé, cette poron d'inteſtin rougiſſoit, ſe gonfloit, entroit en mouvement, & faiſoit pluſieurs tours, comme une portion de ſerpent encore vivante (1); il ſortoit, enſuite par l'extrémité de cet inteſtin des portions d'alimens à moitié digérées; ſon pouls étoit pendant l'évacuation, *irrégulier*, aſſez *fort*.

Pluſieurs perſonnes auxquelles on fait l'opération de la taille, ont les premiers jours le pouls *convulſif* & *l'irritation*; il ſe *développe* enſuite, il eſt *inférieur*; & on a vû des ſujets qui avoient le pouls *irrégulier*, & avec l'*irrégularité* qui annonce les urines; c'eſt-à-dire, que les pulſations *alloient en diminuant d'une plus forte à de plus petites juſqu'à être preſque inſenſibles;* ce pouls a été obſervé dans quelques-uns de ceux dont les playes ſuppuroient beaucoup, & qui rendoient beaucoup d'urine.

Fleurs blanches.

Cette évacuation eſt en partie critique, en partie ſymptomatique, & plus ou moins ſuivant la différence

(1) *Erigebatur.* Voy. Recherches ſur les Glandes, au ſujet de ces *érections* des organes.

des tempéramens ; le pouls de ces sortes d'évacuations n'eſt donc pas toujours bien *critique* ; il n'a pas toujours le même caractére.

Une Dame ſe plaignoit de la poitrine deux mois après ſes couches ; je lui tâtai le pouls, & je lui dis que je croyois qu'elle auroit ſes régles le mois prochain, ce qui n'étoit pas arrivé depuis les couches : le pouls étoit *irrégulier*, aſſez *fort*, il y avoit des *rebondiſſemens marqués* ; il étoit enfin, à peu de choſe près, tel qu'il ſe trouve lorſqu'il annonce les régles ; il y avoit quelques pulſations qui indiquoient l'*irritation* ; ce que j'attribuois à l'état de la poitrine.

Le tems auquel on attendoit les régles étant arrivé, la Dame m'apprit qu'elle ne les avoit point ; je perſiſtai dans mon avis, ayant trouvé le pouls dans le même état pendant trois mois conſécutifs ; enfin la Dame m'avoua qu'elle n'avoit point de perte rouge, mais qu'elle avoit une perte blanche habituelle qui augmentoit dans le tems ou l'on attendoit la perte rouge.

Il ne faut pourtant pas penſer que

e pouls des pertes blanches ſoit tou-
ours auſſi bien marqué que dans cet-
e obſervation qui eſt iſolée, il eſt
certain qu'on l'a ſouvent trouvé *petit*,
irrégulier, *avec des rebondiſſemens légers*
& fréquens; mais il faut être bien cir-
conſpect ſur des prognoſtics de cette
nature, juſqu'à ce que la marque ca-
ractériſtique du pouls des pertes blanches ſoit exactement déterminée.

Tumeur cancereuſe à la matrice.

Le pouls dans une tumeur à la matrice jointe à de vives douleurs, comme périodiques, & à un écoulement
de matiéres purulentes a été pendant
plus de trois mois, 1°. très-*convulſif*
dans les accès de douleur; 2°. *dilaté*,
inégal, *irrégulier*, lorſque les matiéres purulentes couloient abondamment; jamais ce pouls n'a été *ſupé-*
rieur qu'un ſeul jour qu'il fut *rebondiſ-*
ſant, & il y eut le ſurlendemain un
léger ſaignement de nez; il ne paroiſſoit, pour ainſi dire, point *fiévreux*;
il a toujours été *inégal* juſqu'à la fin
de la maladie qui s'eſt terminée par
l'hydropiſie.

Pulmonies au dernier dégré.

Le pouls a toujours paru *convulsif*
dans ces sortes de maladies ; lorfqu'il fe *relâchoit* & que les crachats
étoient abondans, il étoit légérement
pectoral; & plus ou moins *redoublé* lorfqu'il y avoit du fang dans les crachats : mais lorfque le dévoyement
fe joignoit aux autres symptomes le
pouls devenoit *inégal*, *irrégulier*, &
quelquefois *intermittent*.

Hydropifie du ventre.

Le pouls eft toujours *inférieur* dans
ces maladies, à moins qu'il n'y ait un
faignement de nez; le pouls eft alors *re-*
bondiſſant, & évidemment *pectoral* lorfque la toux paroît, furtout s'il y a
des crachats un peu cuits : il devient
irrégulier, & quelquefois *intermittent*
lorfque le ventre coule ; au refte le
pouls conferve prefque toujours un
fonds de convulſion dans cette maladie
il fe *rapetiſſe* finguliérement, & fe
durcit ordinairement, quelques jours
avant l'agonie.

Un malade qui ne vouloit pas me
déclarer

déclarer sa maladie m'ayant demandé
de lui tâter le pouls, je le trouvai *petit, concentré, irrégulier, foible, intermittent*, sur quoi je prononçai qu'il
y avoit une disposition au dévoyement, & que ce dévoyement ne paroissoit pas critique, parce que le pouls
avoit un fonds de *convulsion* considérable qui sembloit indiquer quelque embarras local dans les entrailles : le malade me dit alors qu'il étoit
hydropique, qu'il avoit pris il y avoit
huit jours une drogue d'un Charlatan, après laquelle il avoit eu un dévoyement qui duroit encore, & qui
avoit été si abondant que le ventre
étoit totalement défempli ; je trouvai une tumeur douloureuse vers la
région du foie ; le ventre se remplit
de nouveau & le malade mourut quelque tems après.

*Maladies convulsives du bas-ventre ;
colique des Peintres.*

C'est en suivant de près les maladies convulsives qu'on parviendra à
déterminer les différens caractéres du
pouls qui leur est propre ; il n'est
pas rare de trouver de ces espéces de

convulfions d'entrailles dans lefquelles le pouls eft plus ou moins *ventral* ;
ce qu'on trouve auffi dans les différentes tumeurs du bas-ventre.

Cet état du pouls fe manifefte principalement dans les coliques des Peintres. Il a toujours paru plus ou moins
ferré , vif , inégal , & quelquefoi- *intermittent* dans les premiers tems de cette maladie ; le pouls fe *développe* enfuite légérement , il refte fouvent *inégal & intermittent ,* & alors les évacuations font très-abondantes , à la fuite
des médicamens qui jufques-là n'a-
voient prefque point eu d'effet notable.

On a vû dans ces maladies le pouls
devenir *fupérieur , rebondiffant ,* bien
pectoral , & il y avoit alors du faignement de nez ou des marques du tranfport des humeurs vers la tête , des
toux & des crachats plus ou moins
épais ; ces maladies femblent fuivre
la marche de toutes les autres & avoir
leurs différens tems ; chofe qu'il eft
bon de remarquer & qui concilie-
roit peut-être les idées des Praticiens
qui traitent ces maladies , les uns par
des purgatifs des plus violens , les

nutres par des calmans & même des saignées.

Du ver solitaire, & des vers dans les enfans.

La préfence des vers dans les inteftins rend le pouls *irrégulier, vif, ferratil, tremblotant, inégal.*

Il a paru avoir tous ces caractéres dans les fujets qui avoient le ver folitaire, avec ceci de fingulier que les modifications du pouls étoient beaucoup plus fenfibles dans les tems qui précédoient l'excrétion ou la fortie d'une portion de ce ver.

On a vû des fujets dans lefquels ces avant-coureurs de l'excrétion, étoient accompagnés de laffitude, d'un découragement fingulier, de fueurs, de dévoyement, de fuffocation, de tremblemens, en un mot de prefque tous les fymptomes propres aux maladies de la tête, de la poitrine, & des extrémités.

Cette obfervation fournit un appui bien remarquable à ceux qui penfent que toutes les maladies viennent des entrailles ; & que l'irritation de ces parties fe fait fentir dans les dif-

férentes régions, suivant son dégré,
ou selon l'endroit où elle se trouve.

Du Scorbut.

Eugalenus prétendoit que la *petitesse*, la *fréquence*, & surtout *l'inégalité* du pouls, étoient des signes certains du scorbut. M. Lind qui a pris à tâche de critiquer Eugalenus, ne l'a pas épargné à l'égard du pouls. Mais ce qu'il y a de certain, c'est que les caractéres du pouls décrits par Eugalenus, dénotent une affection des entrailles, & que d'ailleurs les viscéres sont souvent les premiers atteints de la corrupton scorbutique. Il reste à décider jusqu'à quel point la *petitesse*, la *fréquence*, & *l'inégalité* indiquées par Eugalenus, sont différentes des mêmes modifications qui accompagnent les dispositions non scorbutiques des viscéres, & s'il ne faut pas distinguer dans le scorbut, un premier tems, pendant lequel il s'exerceroit principalement sur les entrailles, &c. Au reste le pouls des scorbutiques décidés, prend les modifications particuliéres à chaque évacuation; mais il est toujours *compli-*

nue avec un état d'*irritation*, ce qui
se rend fort approchant de la defcription d'Eugalenus ; cette feule remarque fait préfumer que ce Médecin n'a
pas imaginé tout ce qu'il a dit.

Rhumatifmes aux extrémités : la Goutte.

Le pouls des rhumatifmes eft ordinairement fort différent vers le
milieu & la fin de la maladie, fuivant
que les parties affectées font au-deffus
ou au deffous du diaphragme ; dans
celles-ci, fçavoir, dans les douleurs
aux reins, aux cuiffes, aux génoux,
aux pieds, le pouls eft *inférieur*, c'eft-
à-dire, *inégal*, *obfcur*, peu *rebondif-*
fant ; au lieu que lorfque le rhumatif-
me eft à la tête, au col, aux épaules,
même au poignet, le pouls eft *fu-*
périeur, à-moins qu'il n'y ait quelque
complication particuliére, & que la
douleur rhumatifmale ne foit un fymptôme de l'affection de quelque vifcére.
On a fouvent trouvé le pouls *pecto-*
ral à la fuite des rhumatifmes, fur-tout
de ceux des parties fupérieures ; auffi
font-ils fouvent fuivis d'excrétions
comme purulentes par la voie des

crachats ; au lieu que les rhumatifmes des parties situées au dessous du
diaphragme finissent souvent par des
évacuations du ventre.

Le pouls est toujours *inégal*, *dur*,
profond, dans les attaques de goutte
bien décidée, surtout lorsque les
pieds s'enflent : le pouls est différent,
si la goutte est à la main ; il n'est pourtant jamais bien *supérieur* que dans
les cas, où, comme on dit, la goutte remonte : en général la nature du pouls
de la goutte indique que les viscéres
du bas-ventre sont plus ou moins affectés dans cette maladie : il y a des
attaques de goutte dans lesquelles le
pouls passe par plusieurs états qui annoncent les excrétions des différen
viscéres avec lesquelles l'attaque finit

Un goutteux naturellement fort &
vigoureux, n'avoit jamais d'attaque
de goutte au pied, qui ne finît par un
enchiffrenement & par une sorte d'extinction de voix suivie d'une abondante expectoration de matiéres muqueuses ; le pouls étoit *inégal*, *dur*,
profond, *assez lent & inférieur* pendan
les commencemens de l'attaque, il su

développoit ensuite, il devenoit *supérieur*, & il étoit exactement *pectoral* pendant l'évacuation des crachats.

Playes considérables & amputation des extrémités inférieures.

Les dépôts critiques ou autrement qui se forment sur les extrémités inférieures sont ordinairement accompagnés du pouls *inférieur*, c'est-à-dire, *inégal*, *concentré* ; & il est *intermittent* lorsqu'il y a un dévoyement critique.

Une vieille femme sujette à une sorte d'affection catharreuse, jointe à une disposition à l'asthme, avoit le pouls *dur*, *dilaté & rebondissant* ou *redoublé*, comme dans le pouls *pectoral* ; ce pouls étoit donc évidemment *supérieur :* il changea tout d'un coup, & il survint un dépôt considérable à la jambe droite, qui fut très-enflée pendant longtems & qui suppura abondamment ; la poitrine fut dégagée, le pouls resta pendant la durée de la suppuration de la jambe fort différent de ce qu'il étoit pendant que la poitrine étoit prise ; il fut *inégal*, *profond*, *assez dur*, *inférieur*.

Le pouls étoit pendant le tems

qu'on faifoit l'amputation de la cuiffe à un homme qui s'étoit fracturé la rotule, le tibia, & le femur, en tombant d'un lieu fort élevé, *ferré, petit, convulfif, étranglé, affez égal, fréquent & intermittent*; il ne s'étoit pas *relevé*, pendant deux jours qui fuivirent l'opération, & le malade mourut au quatriéme ayant toujours le pouls dans le même état.

Le pouls fe *reléva* dès le deuxiéme jour dans un autre homme auquel on avoit amputé la cuiffe; il fe *développa* trois jours après, c'eft-à-dire, vers le cinquiéme; mais il refta toujours *inférieur, inégal, affez dur*, ce qui dura pendant tout le cours de la fuppuration & de la cicatrifation qui fut de plus de cent vingt jours; le pouls devint *intermittent* à la fuite de quelques indigeftions qui finirent par le dévoyement qui ceffa bientôt, après quoi la playe reprit fon train de guérifon.

On a trouvé des différences entre les pouls des deux côtés dans des gens auxquels on avoit fait l'amputation de la cuiffe; ces différences n'ont pas paru réguliéres, c'eft-à-dire, les mêmes fur tous les fujets; ainfi elles exigent des obfervations ultérieures.

*L'action des Bains, du Kermès minéral,
des Lavemens, du Mercure & des Vé-
sicatoires, sur le Pouls.*

Le bain, soit froid soit chaud, cause
une sorte d'accès de fiévre ; le pouls
est souvent *vif & resserré* dans le bain,
il se *dilate* ensuite & se *développe* ordinairement, sans prendre les caractéres
propres à aucune excrétion.

On a quelquefois observé le pouls se
développer singuliérement dans les bains
chauds, & acquérir les inégalités des
pulsations qui annoncent la sueur, c'est-
à-dire, que parmi les pulsations *dilatées*
& ordinaires, il y *en avoit une ou deux
sensiblement plus élevées que les autres,
avec la molesse de l'artére :* ces bains
étoient suivis de sueurs très-abondantes.

Ce seroit là vraisemblablement un
des moyens propres à juger de l'action
des bains : on sçait qu'il y a des corps
vivans qui perdent de leur poids dans
le bain, d'autres qui ne perdent rien,
& d'autres qui semblent y acquérir du
poids ; il y a apparence que le pouls
doit être différent dans ces différentes
occasions, & il faut attendre, à cet

P v

égard, des lumiéres de la part des Ob-
fervateursattentifs.

L'action des bains n'eft pas auffi aifée à expliquer que le femble promettre une théorie trop légére & trop
fpécieufe.

On a vû le kermès minéral & les
eaux minérales balfamiques *élever*
fenfiblement le pouls & le rendre
très-*pectoral*; de copieufes évacuations
par les crachats fuccédoient à ces révolutions.

Il eft certain que la plûpart des remédes altérans changent le pouls à la
longue; ils le *développent* ou *l'affou-
pliffent* ou *l'adouciffent* fuivant leur
nature & furtout fuivant les difpofitions particuliéres du fujet qui les
prend; ce qu'il eft bien important de
remarquer pour déterminer dans les
maladies & dans leurs fuites, cè qui
appartient à l'art ou à la nature.

Il feroit à fouhaiter qu'on parvînt
à juger par l'état du pouls de la nature
du médicament convenable dans les
différentes maladies : il faudroit pour
cela une fuite d'obfervations bien cir-
conftanciées.

On annonce ici aux Obfervateurs

attentifs que l'hiſtoire des révolutions cauſées dans le pouls, par l'action des lavemens, ne mérite pas
moins leur attention que celle des
effets des autres remédes : il y a des
choſes fort importantes à remarquer
dans l'action des lavemens; on leur a
vû accélérer des redoublemens, en
arrêter d'autres, &c. il feroit peut
être poſſible, en examinant & en ſuivant de près cette matiére, d'épar-
gner aux malades la boiſſon de beaucoup de médicamens déſagréables,
& de mettre en même tems des bornes à l'eſpéce de paſſion que bien des
gens ont pour les lavemens; paſſion
qui eſt portée dans ces tems-ci à un
point ſingulier & qui eſt peu d'accord
avec la modération & la circonſpec-
tion des anciens Médecins au ſujet
des lavemens.

Il eſt fort ordinaire que le mercure
rende le pouls *ſupérieur* & *rebondiſſant*
avec plus ou moins d'*irritation*, lorſ-
qù'il procure une ſalivation bien abondante : peut être même la ſalivation
accompagnée de cette eſpéce de pouls
qui lui eſt propre, & qui eſt dans l'ordre de la nature, eſt-elle toujours,

finon néceffaire, du moins utile; au lieu que celle dans laquelle le pouls ne prend pas le caractére propre à cette excrétion, ou qui demeure *non critique*, *convulfif*, ou *inférieur*, eft peut-être contre nature, fymptomatique, inutile, nuifible, *colliquative*.

Les véficatoires augmentent ordinairement le mouvement du pouls; ils augmentent la fiévre; les pulfations font beaucoup plus *développées* après l'application de ce reméde irritant; furtout lorfque la playe qu'il fait eft en train de fuppuration.

On a vû les véficatoires *développer* beaucoup plus le pouls du côté du corps fur lequel ils avoient été appliqués, ou fur lequel ils avoient beaucoup plus mordu, quoiqu'on les eût appliqués des deux côtés.

Il a quelquefois paru de la différence dans l'état du pouls dû à l'effet des véficatoires fuivant qu'ils avoient été appliqués aux bras, à la nuque, aux cuiffes, ou au gras des jambes.

Ces différences ont fait naître des réflexions fur l'application des véficatoires, & fait entrevoir qu'il n'eft pas

toujours indifférent de les appliquer
aux molets, ou aux bras, ou au col :
peut être même y a-t-il des cas dans
lesquels il faudroit se contenter d'appliquer un seul véficatoire, & d'autres dans lesquels il en faudroit deux,
soit aux deux bras, soit aux deux
jambes.

Des régles fondées sur l'observation au sujet de l'application des véficatoires éclairciroient bien des questions sur la pratique & sur la théorie ;
rien ne paroît tant appuyer la théorie des différens *départemens* des organes (1), des liaisons diverses des parties internes & externes, & la séparation ou la division naturelle du corps
en diverses régions ou en divers côtés,
que les changemens produits par ce reméde, si on les examine de bien près ;
rien n'est plus difficile à expliquer
par les théories les plus répandues
que ces différens effets auxquels on
ne fait pas communément assez d'attention.

Des Fiévres d'accès.

Ces maladies rentrent naturelle-

(1) Voy. Recherches sur les Glandes.

ment dans la claſſe des maladies compliquées décrites au Chapitre XXVII: il ne ſeroit pas difficile de prouver que la plûpart des fiévres intermittentes paroiſſent compoſées de deux maladies, d'une aigue & d'une chronique, qu'il eſt bon de ne pas perdre de vue.

Ce qu'il y a de certain c'eſt que ces ſortes de fiévres ont leurs excrétions critiques, comme les fiévres continues ; cette vérité a été démontrée par un Auteur digne de foi (1).

Le pouls a quelque choſe de particulier dans ces fiévres, il reſte plus ou moins *compliqué*, & ordinairement il tient beaucoup du *ventral* juſqu'à ce que la maladie ſoit entiérement jugée ; on a vû pluſieurs fiévres tierces dans leſquelles le pouls, ſurtout celui du côté droit, étoit *hépatique* ou approchant de celui dont il eſt queſtion dans le Chapitre XVI ; auſſi y avoit-il des jauniſſes plus ou moins décidées & des évacuations de bile plus ou moins conſidérables.

(1) Albertinus, Actes de l'Académie de Boulogne, année 1731. Voyez auſſi les Obſerv. de M. Nihell, ſur le Pouls.

Le quinquina fufpend cette maladie mais ne la *juge* pas toujours complettement ; c'eft encore une vérité
qu'on doit à Albertinus, & qu'il eft
bon de faire connoître à ceux qui n'ont
d'autre vue dans les fiévres intermittentes que de *couper* les accès & d'arrêter la fiévre.

Il eft fort ordinaire de trouver à la
fin des accès de toute forte de fiévre
intermittente , des révolutions du
pouls qui indiquent quelque évacuation ; mais le pouls n'eft jamais fi *développé* , fi *fouple*, fi *plein*, fi *critique*
en un mot,que lorfque les accès tirent
à leur fin, c'eft-à-dire, lorfque la maladie a paffé par tous fes tems.

L'ufage du quinquina fagement ad-
miniftré ne s'oppofe pas toujours à
ces crifes ; au contraire il fert quelquefois d'une forte de cordial fort
convenable pour animer le pouls, &
pour préparer les évacuations.

Il en eft une que ce reméde prépare très-efficacement, c'eft l'expectoration : tout le monde fçait que
le quinquina porte à la poitrine ; &
il eft certain qu'étant donné à petite
doze il rend fouvent le pouls evidem-

ment *pectoral*, & prépare l'évacuation
des crachats.

Des Convalescences.

La convalecence est une forte de
maladie ; on peut la comparer au travail d'une grande cicatrice dans le
corps, lorfque tous les accidens de la
playe font calmés : le défaut de forces, la pâleur du visage, la fraîcheur
de la peau, & la fiévre, ou un état
fiévreux du pouls accompagnent cette
révolution.

Le pouls prend toujours les modifications propres aux différentes excrétions qui arrivent dans ce tems-là :
il a beaucoup de rapport avec le pouls
des fuppurations, & fouvent avec le
pouls *inteftinal* ou *ventral*.

On a vû des malades qui étant jugés d'une fluxion de poitrine fe trouvoient à merveille, jufqu'à ce que la
quantité du fang étant augmentée à
un certain point il furvenoit des crachemens de fang ; cette obfervation
a été réïtérée fur trois différens fujets, dont l'un cracha du fang à trois
différentes reprifes, & qui fut forcé
de prendre un train de vie fort diffé-

rent de celui qu'il fuivoit avant fa maladie.

Il n'eft pas rare de voir de jeunes perfonnes grandir très-promptement dans des convalefcences & acquérir beaucoup d'embonpoint ; ces maladies tiennent aux révolutions de l'âge que le peuple appelle *croiffances*.

On a vû une jeune femme qui engraiffa prodigieufement pendant le tems d'une fiévre continue ; elle avoit encore la fiévre & elle engraiffoit , & elle eft reftée dans cet embonpoint.

On a vû des maladies dont la crife étoit un amas évident & fenfible de fuc muqueux dans quelqu'une des extrémités qui avoit groffi dans toutes fes dimenfions fans nulle forte de bouffiffure ou d'enflure.

Le pouls avoit dans tous ces cas-là une marche particuliére & fort différente de celle qu'il a dans les maladies qui fe terminent par les évacuations ordinaires.

Du Pouls dans quelques agonies.

Le pouls n'eft pas de la même nature dans toutes les agonies : il y en a dans lefquelles il paffe très-promp-

tement d'un état à l'autre ; il eſt *capital*, *pectoral*, & *ventral*, preſque en
même tems ; les excrétions que ces
pouls précédent arrivent même quelquefois ; mais il y a tant de foibleſſe
& un dérangement ſi conſidérable que
la nature ne ſçauroit prendre le deſſus ;
il n'eſt pas rare de trouver dans toutes
ces eſpéces de pouls une ſorte de *moleſſe*, ou de *vuide* dans l'artére qui annonce un affaiſſement mortel : Hippocrate avoit obſervé que le pouls
*qui frappe légérement & languiſſamment
eſt un ſigne de mort prochaine.*

On a trop craint depuis Galien, le
pouls *intermittent*, ainſi que M. Nihell
l'a très-bien prouvé ; mais les *intermittences* ſont preſque toujours mortelles lorſqu'elles ſont jointes à une
foibleſſe, une *inégalité*, une *petiteſſe*,
& ſurtout à un *certain vuide* qu'on ne
ſçauroit exprimer & que la pratique
apprend à connoître.

Il y a un milieu à prendre entre
l'opinion des Anciens & celle de Solano au ſujet du pouls *intermittent* ; ce
n'eſt pas préciſément aux pulſations
qui manquent ou qui font l'*intermittence*, qu'il faut avoir égard pour juger un

pouls mortel ; mais il faut faire beaucoup d'attention à la *force*, l'*aisance*,
& à la *liberté* des pulsations qui se font
sentir.

Du Pouls dans l'état de grossesse.

Le pouls est ordinairement *fréquent*,
fort, & comme *fiévreux*, dans les grossesses : il est au commencement, c'est-
à-dire, dans les deux ou trois premiers
mois, *embarrassé*, *variable* ; ces premiers tems sont souvent accompagnés, comme personne ne l'ignore,
de crachemens fréquens, de vomissemens, & de plusieurs sortes de désor-
dres dans les entrailles : aussi le pouls
tient-il principalement de celui d'*irritation* & du *stomacal*.

Il se *développe* à proportion que la
grossesse avance, il devient plus ou
moins *rebondissant* ou *nazal* ; mais il
ne se soutient pas toujours dans cet
état, de manière à être suivi du saignement de nez.

Le pouls devient ensuite *irrégulier*,
dur, *brusque*, & vers les derniers mois
il tient ordinairement du *pouls de la
matrice*, c'est-à-dire, qu'il est *irrégu-*

lier, *plein*, *dur*, & de tems en tems avec des *rebondiffemens*.

Le pouls qui précéde de peu de tems l'accouchement devient comme dans toute autre évacuation forcée, plus ou moins *convulfif*, *ferré*, *fréquent*, *intermittent*.

Une chofe importante à remarquer c'eft qu'il arrive fouvent que le pouls des femmes groffes, devient vers le tems du mois qui répond à celui auquel elles avoient leurs régles, *irrégulier*, & plus ou moins *rebondiffant*, c'eft-à-dire, qu'il paroît annoncer les régles tous les mois ; mais il fe foutient peu dans cet état qui eft ordinairement paffager, fans quoi il pourroit toujours faire craindre une fauffe couche : cette crainte feroit encore doublement fondée au commencement du mois de la groffeffe, qui répond à celui auquel les régles étoient ordinairement plus abondantes ; car l'obfervation démontre que la plûpart des femmes *voyent* plus abondamment de deux en deux mois.

En général toutes les maladies, toutes les incommodités, méritent

dans les femmes une attention ſcrupuleuſe da la part du Médecin, dans
le tems des régles ; il eſt à craindre,
par exemple, que les crachemens de
ſang habituels n'augmentent ou ne
ſe montrent dans ces tems-là ; l'effort
qui détermine les régles influe ſur
tout le corps de maniére à faire
craindre quelque changement extraordinaire dans toutes les parties affoiblies.

Il faut en dire autant de la révolution qui ſe paſſe dans les derniers jours
de l'écoulement des régles : cette fin
d'excrétion a ſurtout paru plus à
craindre dans les femmes d'un certain
âge, & qui ſont à la veille de perdre
entiérement leurs régles, que dans
celles qui ſont encore jeunes : celles-
ci ſont ſouvent plus éprouvées chaque
mois, du premier effort de l'apparition,
que de celui qui ſuccéde à la ceſſation.

L'hiſtoire de ces variations du pouls
dans les femmes groſſes, préſentée
ici, en général, pourroit conduire
étant mieux circonſtanciée à faire juger du bon ou du mauvais état des
groſſeſſes, & à indiquer à tems les

précautions convenables pour prévenir bien des accidens.

Au reste toutes les observations
comprises dans ce Chapitre ne sont
données que comme incomplettes &
détachées ; elles appuyent ce qui a été
proposé dans les Chapitres précédens ;
mais elles ont besoin d'être réitérées,
suivies, évaluées, mises à leur place
pour la perfection de l'histoire du
pouls.

CHAPITRE XXXIII.

*Du tems & du jour de la maladie dans
lesquels on doit attendre les excrétions
annoncées par les changemens critiques du Pouls.*

IL est important de sçavoir connoître & annoncer l'espéce d'évacuation critique que la nature prépare dans une maladie ; il ne l'est guére
moins de pouvoir conjecturer dans
quel tems on doit attendre ces excrétions.

Il étoit naturel d'effayer fi les variations du pouls qui annoncent les
évacuations critiques, n'annoncent
pas de même le tems de ces évacuations. Solano avoit déja commencé
de traiter cette matiére, comme on le
verra à la fin de ce Chapitre.

Voyons donc fi chaque efpéce de
pouls *critique* n'a point des différences
particuliéres qui puiffent faire juger
affez folidement du tems plus ou
moins éloigné des crifes qu'il dénote,
& prenons d'abord pour exemple le
pouls *pectoral*.

Il y a certainement divers dégrés
ou diverfes nuances dans le pouls *pec-*
toral, puifqu'il fe trouve *fimple, com-*
pofé ou *compliqué*. Quelques remarques fur le pouls *pectoral fimple* ame-
neront naturellement ce qu'il faut
penfer de ce pouls *compofé* ou *compli-*
qué, par rapport à la queftion pro-
pofée.

Le pouls *pectoral fimple* peut être
conftant, *continuel, bien foutenu*, ou au
contraire ne fe montrer que par intervalles ; s'il eft *continuel, bien conftant*
dans fon dévoloppement, & qu'il fe fou-
tienne ainfi un jour entier, les cra-

chats arriveront vers le quatriéme jour
de la maladie à compter de celui dans
lequel le pouls pectoral a paru bien
déterminé & bien *continué*.

Voilà une vérité confirmée par l'obfervation : mais il faut bien prendre
garde aux conditions exigées dans le
dégré favorable du pouls *pectoral* qui
doit être furement fuivi de crachats
vers le quatriéme jour.

Le pouls *pectoral* doit être premiérement *continuel*, c'eft-à-dire, que
toutes fes pulfations ou tout au moins
la plus grande partie doivent être *redoublées*, ou avoir le caractére qui
rend le pouls *pectoral*; ce pouls doit
être encore *conftant dans fon développement & fe foutenir au moins un jour
entier*; car s'il vient à changer ou à
s'*affoiblir*, c'eft une preuve qu'il y a
quelque embarras qui s'oppofe à la
marche de l'évacuation : elle n'arrivera point, où ne fera point complette
au quatriéme jour; ce dont on trouvera la confirmation à la fuite de ce
Chapitre.

Si le pouls *pectoral* n'eft pas bien
conftant, bien *continuel*, & qu'il foit
pourtant *fimple*, ou qu'il y ait quelques

ques pulfations *pectorales* qui fe montrent par intervalles, & que dans ces
intervalles le pouls refte *développé* ;
on pourra juger par la plus ou moins
grande longueur de ces intervalles ,
du retardement qu'ils doivent apporter à l'expectoration.

Quelques pulfations *pectorales* prefque ifolées, c'eft-à-dire, féparées par
les intervalles confidérables, n'annoncent les crachats tout au plus que pour
le dernier période de la maladie : il
s'en faut beaucoup que d'après ces
pulfations ainfi ifolées, on puiffe compter fur une crife parfaite ; parce que
ce n'eft pas là une caufe affez déterminée pour produire certainement
fon effet, & qu'il arrive ordinairement que d'auffi foibles effais d'effort
critique, fe trouvent *croifés* par d'autres révolutions, toujours fréquentes
dans un mechanifme critique peu décidé.

Mais deux, trois ou quatre pulfations *pectorales* , & davantage, qui font
immédiatement jointes les unes aux
autres , & féparées enfuite par des intervalles à peu près égaux , annoncent en général l'expectoration affez

Q

surement, & on peut compter qu'elle arrivera vers le septiéme jour, à compter de celui auquel elles ont commencé à se montrer : au reste plus
les pulsations *pectorales* sont fréquentes, & plus les intervalles qui les sé-
parent sont petits, plus l'expectoration est prête à se décider.

Il résulte donc de ce que nous venons d'établir, deux vérités qui sont
comme deux points fixes auxquels on
peut rapporter tous les cas possibles
au sujet du pouls *pectoral simple*. Premiérement, *si le pouls pectoral simple
est continuel, bien developpé, bien sou-
tenu, & qu'il dure dans cet état plus d'un
jour, l'expectoration arrivera vers le quatriéme jour, à compter de celui auquel le
pouls a été décidé pectoral & bien continuel.*

En second lieu, *si le pouls pectoral simple n'est pas continuel & qu'il ait duré
plus d'un jour, il faut attendre les crachats vers le septiéme jour à compter de
celui auquel les premiéres pulsations pectorales se sont montrées ;* surtout s'il
n'y a pas eu de jour d'interruption,
c'est - à - dire, des redoublemens
pendant lesquels les pulsations *pectorales* n'ayent point paru ; car alors

les jours dans lesquels ces redoublemens se sont montrés, ne doivent
point entrer dans le nombre des jours
qu'il faut compter pour la révolution
critique des maladies ; comme on le
verra dans la suite de ce Chapitre.

Il est rare que le pouls *pectoral simple* se présente d'abord dans un état de
perfection, & par conséquent qu'on
puisse compter sur une crise au quatriéme jour ; & il arrive communément que dans les premiers tems qu'il
se manifeste, il est souvent séparé par
des intervalles plus ou moins considérables : c'est ce qui fait que pour
ordinaire, il ne faut attendre l'expectoration que vers le septiéme jour,
à compter de celui auquel le pouls
s'est montré *pectoral.*

Mais pourquoi le pouls *pectoral* doit-
il avoir duré plus d'un jour, ou tout
au moins un jour entier, afin que l'é-
vacuation des crachats puisse être annoncée surement pour le septiéme
jour à peu près, ou bien pour le quatriéme, lorsque le pouls *pectoral* est
continuel dès le premier jour ?

Le pouls étant bien *développé* ou
bien critique, il est, ainsi qu'on l'a

remarqué au Chapitre III. *indifférent*
ou *indéterminé* pour toute éspéce
d'évacuation particuliére ; s'il survient alors quelques pulsations *pecto-*
rales passagéres , elles indiquent sans
doute, qu'une partie de la crise va se
porter du côté de la poitrine ; mais il
peut arriver , & il arrive souvent
qu'une autre évacuation qui se décide
pendant que le pouls est encore plus
indéterminé que *déterminé* , c'est à-dire
qu'il y a plus de pulsations simplement *développées* qu'il n'y en a de
pectorales ; il arrive qu'une autre évacuation qui se décide l'emporte sur
celle de la poitrine du moins pour un
tems , & dans ce cas le pouls change
assez promptement , & devient , par
exemple , *intestinal.*

Si le pouls est resté *pectoral* pendant l'espace d'un jour entier , c'est-à-
dire , pendant l'espace de vingt-quatre heures , ou environ ; cela indique
que le redoublement de ce jour là a
fixé la crise du côté de la poitrine.

Ce n'est pourtant pas à dire que
le pouls qui a paru *pectoral* , assez décidé , & même *continuel* pendant deux
ou plusieurs jours , ne puisse être

changé par une autre forte de pouls
critique : mais cette derniére modification du pouls ne fait alors que re-
tarder les crachats fans les fuppri-
mer entiérement ; parce qu'un, deux,
ou à plus forte raifon plufieurs redoublemens critiques qui ont porté à la
poitrine, y ont fait une impreffion,
ou pour mieux dire, établi une détermination qui pour être favorablement terminée doit être fuivie de l'expectoration; d'ailleurs le cas dont-il eft
ici queftion rentre dans la claffe des
pouls *compliqués & compofés*, fur lefquels il nous refte quelques obfervations à faire.

Il y a plufieurs combinaifons remarquables dans le pouls *pectoral com-*
pofé ; prenons pour exemple le pouls
pectoral combiné ou *compofé*, avec
inteftinal : le pouls *pectoral* fe montre d'abord feul & dure pendant deux
ou plufieurs jours, de maniére que le
pouls *inteftinal* lui fuccéde enfuite ;
ou bien ce dernier précéde le premier.
Il arrive auffi que le pouls *pectoral* &
inteftinal fe trouvent enfemble, &
dans le même redoublement, *mêlés*
l'un avec l'autre, pendant tout le tems

du redoublement , ou diftingués en
ce que l'un fe montre au commencement & l'autre à la fin du redoublement.

Ces combinaifons fe rencontrent
fréquemment dans la pratique : il eft
certain que chacune de ces deux efpéces de pouls fera fuivie de fon effet,
c'eft-à-dire, qu'il y aura de l'expectoration & une excrétion inteftinale ;
mais dans quel ordre & dans quel
tems ? c'eft ce qu'il s'agit d'éclaircir.

Si les deux pouls *excréteurs* font mêlés l'un avec l'autre pendant tout le
cours des redoublemens, & qu'ils paroiffent à peu près également décidés , c'eft une marque que la crife fe
fera à peu près en même tems par
deux endroits ; il faut donc attendre
ces deux efpéces d'évacuation ou pour
le quatriéme jour ou pour le feptiéme , felon que les deux pouls ont paru dans les commencemens plus ou
moins évidens & foutenus plus ou
moins conftamment.

Mais comme il eft affez rare que
deux pouls *excréteurs* ayent autant de
force l'un que l'autre , il arrive que
l'un l'emporte fur l'autre au moin

pour un tems ; & l'excrétion qu'annonce le pouls plus *fort*, & plus *conſtant* que l'autre, arrive avant celle qui eſt annoncée par le moins *fort* & le moins *conſtant*, bien entendu que cet ordre ne ſoit point troublé par quelque révolution extraordinaire : c'eſt ainſi que » de deux douleurs ſurve- » nues en même tems, & non en mê- » me lieu, la plus forte fait évanouir » la plus foible (1) «.

Or ce dégré ſupérieur de *force* dans un pouls qui fait ceſſer pour un tems conſidérable l'effet de l'autre, ſe trouve le plus ſouvent dans celui qui s'eſt montré le premier, ſurtout s'il a été ſeul pendant un jour ou environ; cependant celui qui lui ſuccéde devient quelquefois plus *fort*, & empêche ou retarde au moins la criſe du premier; c'eſt un effet que produiſent ordinairement les purgatifs placés dans le tems où le pouls eſt tout à la fois *pectoral* & *inteſtinal*; ces remédes déterminent alors la criſe par les inteſtins; mais celle de la poitrine n'en eſt preſque jamais que différée ; il eſt même fort commun d'obſerver, que

(1) Hipp. aphor. 46. ſect. 2.

lorſque les forces ſe trouvent trop
affoiblies par le trop grand effet ou
l'*inopportunité* des purgatifs, la criſe
par les crachats a de la peine à s'é-
tablir en ſon tems ; elle ſe fait lentement, difficilement, ou qui pis eſt, la
poitrine tombe dans un état de ſuppuration.

C'eſt ici le lieu de rappeller un
aphoriſme d'Hippocrate déja cité :
» ſi avant que la maladie ſoit dé-
» clarée on a ſenti de la douleur en
» quelque partie, c'eſt là même que
» la maladie ſe fixera (1) «.

Mercurialis remarque auſſi, *que la
partie qui a été la premiére affectée dans
les maladies eſt la derniére à ſe dégager :*
c'eſt ainſi que, comme nous l'avons
déja dit, il n'eſt pas rare d'obſerver
que le pouls qui a paru d'abord
pectoral, & qui même s'eſt ſoutenu
tel pendant deux ou trois jours, mais
avec des intervalles conſidérables, devient tout d'un coup *inteſtinal* ; l'évacuation du ventre qui avoit commencé dès les premiers tems de la maladie,
devient abondante, & les crachats
n'arrivent qu'après cette évacuation.

(1) Aphor. 33. ſect. 4.

Il est bon de remarquer qu'en ces cas là les jours pendant lesquels l'évacuation du ventre s'est faite, semblent ne devoir point être comptés par rapport au tems pour lequel le pouls *pectoral* annonce l'évacuation des crachats : c'est une sorte d'intermittence dans la crise de la poitrine ; sa nature croisée par le méchanisme compliqué de la maladie a abandonné celle-ci, la laissant suspendue pour quelque tems ; mais néanmoins sans presque rien prendre sur le fonds d'impression & de détermination qui doit sa ramener lorsque l'autre sera épuisée.

On trouvera quelquefois le pouls *pectoral*, & l'*intestinal*, tellement disposés que l'un se présentera au commencement & l'autre à la fin de chaque redoublement ; & les évacuations qu'ils indiquent, suivent à peu près se même ordre jusqu'à la fin de la maladie : cette espéce de *combinaison* paroît même plus avantageuse que celle dans laquelle les deux pouls se succédent à plusieurs reprises & à des distances peu considérables dans le même redoublement.

On trouve aussi des combinaisons dans lesquelles le pouls *pectoral* est d'abord suivi de quelque expectoration, & bientôt après survient le pouls *intestinal* également suivi de son excrétion propre; c'est dans cette espéce de fréquentes alternatives qu'on voit la plus grande partie des mouvemens critiques se passer pendant la durée de la maladie.

Si cette variation subsiste continuellement, & surtout si elle a commencé à se manifester dès le second tems de cette maladie, elle doit être regardée comme suspecte; car l'effort critique ne s'établit favorablement qu'à proportion qu'il se tourne, pour ainsi dire, à un objet fixe; il n'est pas même rare d'observer que lorsque cet effort s'est ainsi fait bien complettement, la crise devient ensuite presque générale; ce qui fait la plus favorable de toutes les terminaisons.

On observe, en général, dans les maladies compliquées, que le méchanisme critique est dans les commencemens de ces maladies sujet à d'assez fréquentes interruptions, ou

pour ainſi dire, à des eſſais infruc-
tueux; c'eſt ainſi que par un effort
naturel, ou par l'effet d'une méthode
convenable de traitement, l'établiſſement de la maladie commence à s'é-
branler, & que le mouvement critique
parvient peu à peu à devenir dominant; auſſi voit-on ces maladies avoir
une terminaiſon favorable lorſque ces
mouvemens critiques ſont prudem-
ment ménagés, & qu'à plus forte raiſon ils ne ſont point troublés par des
méthodes contraires de traitement.

Quant au tems pour lequel le pouls
pectoral compliqué avec celui d'*irritation*
annonce les crachats, on ne peut pas
ſe flatter de le déterminer exactement
au moins par les obſervations faites
juſqu'ici; il eſt bien vrai, qu'en général, ces excrétions ont lieu dans
les derniers tems des maladies; mais
il y en a dans leſquelles les crachats
paroiſſent dès les premiers jours; elles
ſont moitié critiques, moitié ſymptomatiques, ce qu'il n'eſt point facile
de décider: tout dépend, dans ces
cas, de la diſpoſition ancienne qui
entretient la *complication*: deux ou
trois pulſations *pectorales*, jointes à

une quantité indéterminée de pulfations non *critiques* précédent les crachats, quelquefois d'un jour, quelquefois de plufieurs ; la marche des
excrétions eft auffi irréguliére dans les
maladies *compliquées* que tous les autres fymptomes ; fi dès les premiers
jours critiques, ou vers le deuxiéme
tems de la maladie, auxquels le pouls
paroît *pectoral*, il ne fait totalement
difparoître le pouls d'*irritation*, la maladie n'a qu'une marche incertaine &
fort fufpecte.

C'eft ici le cas de craindre des fuppurations, qui arrivent ordinairement
vers la fin du deuxiéme tems des maladies, lorfqu'une évacuation critique
qui devróit fe décider ne fe décide
point : c'eft donc principalement vers
la fin de ce deuxiéme tems qu'on
doit craindre une fuppuration, à
moins que la maladie ne foit entée
fur une ancienne mauvaife difpofition
très - aifée à tourner à la fuppuration.

Il faut remarquer qu'on s'eft borné
dans ce Chapitre, & dans tous le cours
de cet ouvrage, à partager les maladies en trois tems, celui d'*irritation*,

celui de *coction* & celui d'*évacuation* (1). Les excrétions critiques n'arrivent ordinairement, que vers les derniers tems, & l'espéce de pouls qui les annonce, les précéde de quatre, de sept, ou de douze jours à peu près.

Voilà pourquoi on s'est toujours contenté d'avancer en prognostiquant quelque évacuation, qu'elle arriveroit *à peu près vers tel ou tel jour*, sans déterminer précisément ce jour comme faisoient les Anciens.

C'est le parti qui a paru le plus propre à concilier, autant qu'il étoit possible, les Anciens & les Modernes, ou plutôt les Partisans des crises & des jours critiques, & ceux qui n'ont fait aucune attention ni aux crises ni aux jours auxquels elles arrivent (2).

Les Anciens fort attachés aux jours critiques ont donné par un préjugé fondé sur la Philosophie de Pythagore, une vertu particuliére & intrinséque à de certains jours plutôt qu'à d'autres : c'est un excès, c'est un systême qui étant adopté trop généralement,

(1) Consultez à cet égard le Chap. 25.
(2) Voy. Encyclopéd. IV. vol. au mot crise

ne peut conduire qu'à des erreurs même grossiéres.

Mais on ne peut nier qu'il n'y ait des périodes, des tems, des jours & des momens respectables, très - nécessaires à remarquer dans le cours des maladies : ce ne font pas les jours par eux-mêmes, & comme pairs ou impairs qui ont une vertu particuliére ; ce font les maladies qui ont des périodes ou des états un peu plus ou un peu moins longs dans les différens sujets ; il n'est pas douteux que les tems d'*irritation*, de *coction* & d'*excrétion*, ne foient à peu près aussi manifestes dans la plûpart des maladies aigues, & vraisemblablement des maladies chroniques, que dans la petite vérole : ces tems peuvent avoir, & ont fouvent à peu près la même durée dans les différens fujets ; mais il y en a beaucoup où ils font ou plus courts ou plus longs, fans qu'il faille les négliger pour cela.

Le point capital est de faifir dans une maladie les fignes qui annoncent le plus conftamment ces révolutions ou ces états, l'*irritation*, la *coction* &

l l'*excrétion* ; c'eſt ce que les change-
t mens du pouls paroiſſent annoncer,
, comme on peut le conclure des ob-
: ſervations rapportées dans cet ouvrage ; de maniére qu'on peut ſuivre,
favoriſer, & attendre les criſes ſuivant le fonds du ſyſtême des Anciens,
ſans pourtant s'attacher à les attendre
pour un jour fixe & déterminé ; il eſt
vrai qu'il y en a dont la déciſion &
la durée peuvent être déterminées à
quelques heures près, mais il y en a
auſſi qui font avancées, retardées, ou
allongées de quelques heures & de
quelques jours. Encore une fois un
Obſervateur ſage & inſtruit ſera toujours forcé de ſe relâcher ſur les tems
ou les jours fixés par les Anciens ;
mais il trouvera toujours dans une
maladie des périodes ou des tems très-
bien marqués, qui ont été trop négli-
gés par les ennemis des criſes & des
jours critiques.

Il faut remarquer en ſecond lieu,
qu'on n'a jamais rien déterminé dans
le cours de cet ouvrage au ſujet de la
quantité des excrétions anoncées par
leurs ſignes particuliers ; c'eſt-à-dire,
qu'on n'a pas trouvé de méthode fixe

pour décider si une évacuation critique doit être abondante ou peu considérable.

La *force* du pouls, l'âge & le
tempérament du malade, ainsi que
la maniére dont une maladie aura été
traitée, peuvent servir en général à
déterminer la quantité des excrétions
annoncées par les changemens critiques du pouls, mais il faut attendre
à cet égard des observations ultérieures & faites avec le soin nécessaire.

On ne doit point oublier qu'Hippocrate a prononcé sur cette matiére,
que *des excrétions peu abondantes ne
font pas bien critiques;* c'est ce qu'il est
surtout important de faire remarquer
à ceux qui ont toujours en vue, *de
diminuer la quantité de la matiére morbifique, de la rendre plus fluide, plus mo-
bile;* ces loix trop généralisées méritent beaucoup de restrictions qu'il ne
faut pas attendre de la part de ceux
qui les ont reçues comme des axiomes
dans les écoles; mais seulement de
ceux qui se font convaincus par l'expérience de l'*indifférence,* de l'*inutilité,*
du *danger* même des remédes aqueux,
évacuans, délayans, fondans, regar-

lés comme propres à *épuiser les foyers*, & *évacuer les matiéres par tous les cou-Voirs*. Nous l'avons déja fait remarquer au Chapitre XXIX, ces sortes de re-médes, ces méthodes mises en œuvre ne tiennent point ce qu'elles promet-tent, elles trompent. Enfin tout cé qui vient d'être détaillé au sujet du pouls *pectoral* & du tems pour lequel il annonce l'expectoration, peut être appliqué à toutes les autres espéces de pouls excréteurs.

On doit seulement observer, 1°. que le saignement de nez étant aussi souvent symptomatique que critique, arrive aussi quelquefois pendant le tems d'*irritation* d'une maladie, par conséquent sans suivre un ordre bien déterminé : un seul redoublement produit souvent à l'égard du saigne-ment de nez ce qu'il ne fait point à l'égard d'une excrétion critique, c'est-à-dire, qu'il le retarde ou qu'il l'ac-célére prodigieusement.

2°. Plus l'évacuation naturelle d'un organe se fait à de longues distances, plus il faut reculer le tems pour le-quel elle arrivera depuis qu'elle est dé-signée par le pouls : ceci regarde les régles des femmes, elles font fouvent annoncées par le pouls des mois entiers avant qu'elles arrivent. Il faut en dire autant des hémorrhoïdes.

3°. D'ailleurs la force du pouls & celle de la fiévre accélérent les évacuations; elles font auſſi plus promptes dans la jeuneſſe que dans un âge plus avancé, & dans les tempéramens ſanguins que dans d'autres.

4°. Enfin il ne faut jamais perdre de vue les effets que les remédes peuvent produire ſur la marche des évacuations : en général la ſaignée, les lavages, & les purgatifs retardent ſouvent les criſes : il en eſt de même des lavemens ſurtout par rapport aux évacuations du ventre : on a ſouvent obſervé que le pouls étant *inteſtinal* bien décidé, les lavemens donnés en ce tems-là, ont épuiſé peu à peu la matiére des évacuations; ce qu'il eſt bon de remarquer afin qu'on n'en tire pas une preuve contre ce que nous avons établi ſur les pouls critiques ordinairement ſuivis de l'évacuation qu'ils annoncent.

Ces obſervations & autres ſemblables ne peuvent être bien évaluées &

mises à leur place, que lorsqu'on aura perfectionné la matiére qui fait l'objet de ce Chapitre , & qui n'eft ici qu'ébauchée & préfentée à ceux qui fe livreront à ce genre de recherches.

Solano jugeoit qu'une hémorrhagie étoit plus ou moins prochaine, fuivant que les *rebondiffemens* étoient plus ou moins fréquens; il attendoit de même une diarrhée critique dans plus ou moins de tems , fuivant la diftance des *intermittences* entre elles ; il fuivoit la même régle au fujet du pouls *inciduus* ou de la fueur. Ces régles ne font pas entiérement conformes à l'obferva-tion.

Quant à la quantité des évacuations critiques , la force du *rebondiffement ,* celle furtout du fecond coup comparée avec le premier, annonçoit à Solano une abondante hémorrhagie : la longueur du tems qui s'écoule dans l'intermiffion , marquoit felon lui la quantité de matiére qui doit s'évacuer par la diarrhée : & la quantité de la fueur étoit en raifon compofée du nombre & de la force des pulfations élevées. Tout cela exige des examens ultérieurs.

Il faut nécessairement consulter l'ouvrage de cet Auteur sur toutes ces propositions, afin d'avoir une idée exacte de son système. M. Nihell qui semble n'être pas à cet égard de son avis, *laisse juger aux personnes prudentes & exemptes de préjugé, ce qu'on doit accorder sur ce sujet à Solano.* Nous attendrons, de même, le jugement des Observateurs sur cette matiére, & sur les différences du système de Solano que nous ne croyons pas devoir adopter, avec ce qui a été exposé dans ce Chapitre & qui paroît exactement conforme à l'observation.

CHAPITRE XXXIV.

Des changemens qui arrivent au Pouls après l'action des émétiques, des délayans, des purgatifs, de la saignée, & de l'opium.

LORSQUE le pouls qui a été *convulsif* & non *critique* pendant les premiers tems d'une maladie, devient *développé* ou *critique*, c'est toujours, ou presque toujours, un fort bon signe : on l'a déja dit au Chapitre XXIII, c'est un grand bien que le pouls se *déve-loppe*.

Rien ne démontre mieux l'heureux accord de l'art & de la nature, ainsi que l'utilité & la néceilité des remé-des, que les changemens favorables dont ils font suivis. Ces heureux chan-gemens se font aisément remarquer par eux-mêmes ; il feroit donc inutile d'en faire un détail qui ne pourroit aboutir qu'à prouver les bons effets des remédes dans les maladies : ces bons effets ne font pas révoqués en doute dans ce siécle ; ils font géné-ralement connus ou avoués de tout le monde.

Il y a de certains effets des re-médes qui font moins connus ou aux-quels on fait moins d'attention ; il se-ra principalement question dans ce Chap. de cette forte de changemens.

Les uns font mauvais, les autres font *indifférens* (1) : ils font mauvais

___

(1) Il faut bien prendre garde au sujet de cette dénomination, qu'il n'est ici question que au pouls : cette remarque est importante eu égard à tout ce qui est dit dans ce Chapitre au

lorſque la maladie empire évidemment après ces effets des remédes ; ils
ſont *indifférens*, lorſque la maladie va
le même trein & qu'elle ſuit ſa marche ordinaire.

Or que les remédes produiſent quelquefois des mauvais effets, la choſe
ne ſçauroit être miſe en doute ; mais
que les effets des remédes, & par conſéquent les remédes eux-mêmes puiſſent être *indifférens*, c'eſt ce qui n'eſt
pas moins certain pour être ſujet à
beaucoup de contradictions puiſées
ſurtout dans les idées ſyſtématiques.

On oſe l'avancer ici, la claſſe des
remédes *indifférens* eſt au moins auſſi
nombreuſe que celle des bons & des
mauvais : c'eſt dans cette claſſe qu'il
faut mettre la plupart des remédes
nationaux, ceux qui ſont en uſage

ſujet des différens remédes ; on n'y examine
préciſément que les effets qu'ils produiſent ou
qu'ils ne produiſent pas ſur le pouls : ce ſeroit
aller directement contre les intentions de l'Auteur que de trop généraliſer ſes propoſitions :
ainſi ceux qui prétendroient en général que
l'Auteur avance qu'il y a des remédes *indiffé-*
rens lui feroient dire plus qu'il ne dit ; il avance ſeulement qu'il y a des remédes *indifférens*
par rapport aux états critiques du pouls.

pour un tems, & dont la *mode passe* ; la plûpart des petites préparations, ou des formules particuliéres , les poudres , les sels que chaque siécle voit naître & périr.

Il est impossible si l'on n'admet cette *indifférence* de certains remédes, de mettre d'accord les Praticiens des différens pays & des différens siécles ; Il n'y a point de Médecine si elle l'est , & si elle ne doit être la même au fonds, dans tous les tems & dans tous les lieux ; & elle ne sçauroit être *universelle* si beaucoup de remédes qui sont en vogue pour un tems & dans un pays , ne sont *indifférens*.

Les Arabes augmentérent prodigieusement la liste des remédes *indifférens* qui étoient en usage parmi les anciens : les Chimistes plus féconds encore que les Arabes & surtout plus hardis & plus entreprenans, n'ont cessé d'abuser de la crédulité de leurs partisans & de multiplier cette sorte de remédes.

Nous sommes bornés ici à ce qui regarde particuliérement l'effet des remédes sur le pouls : il est évident

qu'il y en a beaucoup qui n'y fon
presque aucun changement , ils doi
vent donc être regardés comme *in
différens* par rapport à cet objet : le
remédes font au contraire utiles ou
nuifibles à la marche & aux change
mens du pouls fuivant les effets qu'il
produifent dans fes mouvemens *criti
ques* ou non *critiques*.

Or il fuit de tout ce qui a été ex
pofé jufqu'ici, qu'un reméde produi
un bon effet fur le pouls lorfqu'il l
développe, qu'il le rend *excréteur*, ou
que de non *critique* ou *compliqué* qu'i
étoit, l'effet du reméde le rend *fim
ple & critique* : cet effet eft mauvai
au contraire & nuifible à la marche
du pouls, s'il le rend *convulfif*, & non
critique de *critique & développé* qu'i
étoit, ou bien lorfque d'un pouls *fim
ple* ou *excréteur* l'action d'un reméde
en fait un pouls *compliqué* ou non *ex
créteur*.

Un reméde eft donc *indifférent* pa
rapport au pouls, lorfqu'il ne chang
rien à l'état actuel du pouls, & qu
celui-ci refte tel qu'il étoit avant l'ap
plication du reméde, non *critique
développé* ou *excréteur*.

On voit bien que nous mettons ici à part les effets que les remédes peuvent produire sur la *fréquence*, la *force*, la *dureté*, la *plénitude*, la *molesse* ou la *foiblesse* du pouls : l'examen de ces caractéres vagues & indéterminés du pouls, n'entre pas dans l'objet de cet ouvrage (1).

Nous passons aussi sous silence les effets qui peuvent être produits dans le pouls, par les remédes *spécifiques* : Il y en a, peut-être, qui arrétant tout d'un coup ou abregeant de beaucoup sa marche d'une maladie, font passer orusquement le pouls d'un état à un autre, & le rendent, par exemple, *naturel* & dans un état *sain*, de *convulsif* ou non *critique* qu'il étoit ; sans le faire passer dans tous les dégrés où il passe ordinairement dans une maladie traitée, comme on dit, par les remédes *généraux* : c'est ce que nous ne discutons pas ici.

Mais il faut bien se garder en jugeant de l'effet d'un reméde sur le pouls, de mettre sur le compte de ce reméde des changemens qui dépen-

(1) Voy. Chap. 2.

R

dent néceſſairement de la marche &
de la nature de la maladie ; le poul
doit être & eſt ordinairement non
critique & non *développé*, dans les pre
miers tems d'une maladie ; il ſe *déve*
loppe enſuite & ſouvent de lui même
ſans que ce *développement* dépend
des remédes qui l'ont précédé : c'eſ
ainſi que la *dilatation* du pouls, qu
ſurvient pendant la chaleur d'un accè
de fiévre, dépend autant & davantag
de la ceſſation du ſpaſme qui occa
ſionnoit le friſſon & le *reſſerrement* du
pouls, que des ſecours employé
contre le friſſon lorſqu'il ſubſiſtoit.

Lorſque Baillou parle „ d'un poul
„ qui étoit terrible au commence
„ ment d'une maladie, & qui revin
„ dans ſon état naturel par l'uſage de
„ purgatifs (1) „ ; lorſqu'on entent
tous les jours répéter à peu près d
ſemblables ſuccès des différens remé
des, on ne peut pas toujours décide
bien clairement, que ces heureux ſuc
cès ſoient dus aux remédes plutô
qu'à la marche naturelle de la ma
ladie. Il ne faut jamais perdre de vu

(1) Epid. liv. 2.

ces sortes de réflexions dans l'évaluation des remédes ; elles sont pourtant bien négligées aujourd'hui.

Au reste ce n'est pas précisément, eu égard aux changemens immédiats & prochains, qu'il faut juger des succès d'un reméde sur le pouls : un Auteur moderne a dit fort judicieusement que » quelles que soient, le premier » ou le second jour après l'usage des » remédes, la foiblesse, la fatigue, » & même la souffrance des malades, » ces symptômes passagers n'allarment » que ceux qui ne connoissent point » l'histoire des maladies (1) «.

Il faut appliquer cette réflexion aux changemens du pouls ; c'est-à-dire, qu'il faut en général s'attendre à le trouver *géné*, *déconcerté*, plus ou moins *changé*, pendant l'effet d'un reméde un peu efficace ; il n'en est point de cette espéce qui n'occasionne une révolution souvent assez comparable au travail d'une digestion laborieuse, ou à un léger accès de fiévre.

Ce n'est vraisemblablement qu'à la faveur d'une pareille révolution plus ou moins prompte, que l'action des

(1) Fizes, Traité des fiévres.

remèdes peut accélérer [illegible]
la marche & les progrès d'une [mala-]
ladie : il est aisé de comprendre [que]
le pouls doit se ressentir de [cette]
secousse extraordinaire ; il [devient]
dans l'opération d'un remède [plus]
ou moins serré, convulsif, inter[mittent,]
irrégulier ; mais il ne faut [pas juger]
son état précisément par [les modi-]
fications qu'on y trouve pen[dant cet-]
te révolution forcée ; qui [dure]
au plus vingt-quatre heures envi[-]
ron, & après laquelle le [pouls]
prend une marche fixe & [décidée.]

On peut avec ces préca[utions ap-]
pliquer à l'observation [des diffé-]
mens du pouls ce que les [auteurs ont]
remarqué, au sujet des différens re[-]
mèdes.

L'Émétique.

» J'ai été souvent surpris, dit [Sy-]
» denham, du soulagement que [les]
» émétiques procurent dans les mala[-]
» dies dont le cours est toujours plus
» favorable après l'émétique, qu['il]
» ne l'auroit été sans cela ; c'est [ce]
» qui fait que ces médicamens [con-]
» viennent souvent dans les commen[-]
» cemens des maladies «.

Cette remarque eſt devenue une eſpéce d'axiome en Médecine ; on peut aſſurer que rien n'illuſtre autant la Médecine moderne que les prompts & favorables effets qu'on retire ſouvent des vomitifs que les Anciens ne manioient pas auſſi bien que les Modernes.

La préſence du pouls *ſtomachal* favoriſe l'effet de l'émétique & peut ſervir d'indication certaine pour le placer ; ſi le pouls ſe *développe* ſenſiblement après l'effet de l'émétique, c'eſt une preuve qu'il a été placé fort à propos ; ſi le pouls ſe *concentre*, s'il devient plus *convulſif* & plus *ſerré*, c'eſt une preuve que le pouls n'étoit pas *excréteur* lors de l'application du reméde.

L'émétique réuſſit quelquefois très-bien lorſque le pouls ſe trouve *compliqué*, c'eſt-à-dire, qu'il eſt *excréteur* ou *critique* dans quelques pulſations, & non *critique* dans d'autres : le vomiſſement même forcé *dénoue* pour ainſi dire, quelquefois, certains états d'irritation & donne au pouls toute ſa *liberté*.

Il faut remarquer par rapport à ce

vomiſſement forcé, qu'il n'eſt pas toujours aiſé de le procurer même avec une doſe conſidérable d'émétique, ſurtout dans les maladies compliquées : les Praticiens ſçavent que cette oppoſition de l'eſtomac à l'action de l'émétique eſt d'un mauvais augure : d'ailleurs l'émétique qui a fait vomir la première fois dans une maladie, peut ſouvent ne pas produire cet effet dans le cours de cette même maladie; ce qui prouve ſenſiblement qu'il eſt néceſſaire pour l'effet heureux & complet d'un reméde que la nature ſe prête à ſon action.

L'effet de l'émétique ſur le pouls & ſur l'état de la maladie eſt quelquefois fort ſingulier & très-remarquable : il ſuſpend, pour ainſi dire, tous les ſymptomes de la maladie & ſa marche ; elle paroît terminée & elle n'eſt que calmée ou aſſoupie ; le pouls devient alors à peu près dans l'état naturel ; à peine eſt-il *fiévreux* & un peu *ſerré* ; bientôt après il reprend des forces & tous les ſymptomes de la maladie ſe préſentent de nouveau.

De maniére qu'il eſt vrai de dire que l'émétique a apporté un calme

trop prompt; qu'il a, pour ainſi parler,
fait une ſorte de bien trop remarquable en arrêtant la maladie dans ſes
progrès : s'il y a des maladies qui ſont
totalement emportées & qui ne reparoiſſent plus après ce calme, il y en a
beaucoup qui ſe reveillent enſuite avec
des ſymptomes très‑vifs : il ſemble
que cette ſuſpenſion des ſymptomes
occaſionnée par l'émétique, faſſe dans
la marche de la maladie un tems particulier qui ne doit pas entrer dans le
compte de ſes jours : c'eſt ce qui mérite beaucoup l'attention des Ob-
ſervateurs.

Les Délayans.

» Il eſt dangereux de trop rafraî-
» chir les malades (1). Il eſt à crain-
» dre qu'on n'éteigne la chaleur de
» la fiévre par des rafraîchiſſans (2).
» Il eſt à propos de prendre garde dans
» l'uſage même des altérans de ne pas
» les fourrer en foule & ſoudaine-
» ment dans les corps des malades (3).

(1) Hipp. Aphor. 51. ſect. 2.
(2) J. Langius, lett. 40. liv. 1.
(3) Hecquet, Comment. de l'Aphor. 51.
ſect. 2.

» L'ufage des remédes rafraîchiffans,
» ou au moins des remédes tempé-
» rans & humectans, doit être propor-
» tionné à la force, à la dureté, à la
» contraction du pouls, à la vivacité
» de la fiévre (1) «.

C'eſt peut-être en vain qu'on ajou-
teroit ici les réflexions d'un grand
nombre d'Auteurs fur l'abus des délayans; le préjugé généralement reçu
aujourd'hui veut que les fébricitans
boivent beaucoup : on ne ceſſe de leur
repréfenter qu'ils *doivent boire,* & *ſe
laver ;* ce font les premiers axiomes
de la Médecine vulgaire.

Il faut laiſſer ce préjugé s'ufer in-
fenſiblement de lui - même, comme
cela eſt arrivé a tant d'autres, au
fujet de pluſieurs remédes non moins
indifférens que *la grande quantité de
boiſſon.*

Ce n'eſt pas un léger reproche à
faire à la théorie la plus généralement
répandue, que de pouvoir lui attri-

(1) Queſnay, Traité des fiévres T. 2. Voy.
fur-tout *Inſtitutiones ex novo Medicinæ conſpectu*, où il y a des réflexions importantes fur
cette matiére & fur la val. des reméd. Voy. encore le mot *Chaleur*, Dict. Encyclop. vol. 4.

buer toutes les inconfidérations ou les inconféquences dans lefquelles on tombe au fujet de la néceffité de la boiffon dans les maladies : la théorie de l'inflammation née à Montpellier des difputes de Vieuffens & de Chirac ; cette théorie trop étendue, trop accréditée, trop maniée dans les cabinets & dans les écoles, a pris de trop profondes racines furtout dans les têtes ordinaires : l'hiftoire de la *réfolution* des inflammations, ainfi que celle de ce qu'on nomme *relâchement des parties*, ne font pas encore affez connues (1).

Ce qu'il y a de très-fingulier, c'eft qu'en fuivant pas à pas les Théoriciens qui font les plus portés à recommander une *ample boiffon*, on peut leur prouver que rien ne paroît auffi oppofé à l'ufage d'*une ample boiffon* que les principaux fondemens de leur propre fyftême.

Ils ont accoutumé de regarder la fiévre continue comme une *difpofition entretenue par la matiére qui paffe fans ceffe des premières voies dans le fang* ; s'ils fe propofoient d'affurer ce paffage, de le

(1) V. Thef. des Eaux d'Aq. Thef. XXVII, &c.

R v

rendre plus continuel, comment s'y prendroient-ils autrement qu'en faisant *beaucoup boire?*

Ils ne manquent pas de recommander l'usage de la saignée, afin que les délayans puissent *aborder plus aisément dans le sang, y trouver plus de place, y former des courans considérables :* c'est-à-dire, suivant leurs principes, qu'ils ôtent du sang peut-être très-pur, pour mettre à sa place des liqueurs aqueuses chargées des impuretésqu'elles ont trouvées dans l'estomac.

S'ils disoient que la *matiére morbifique* que les aqueux emportent dans le sang est *dissoute* dans une trop grande quantité d'eau pour pouvoir être nuisible, on leur répondroit que la partie aqueuse des boissons passe très-vite par les urines qui sont claires & abondantes à proportion de la boisson, & que ce qu'ils appellent la *matiére morbifique* reste dans le sang.

Quoi qu'il en soit, il arrive souvent que le pouls des malades qui ont *beaucoup bu*, est très-*géné* dans ses mouvemens surtout lorsque la boisson remplit & tiraille l'estomac & les intestins : mais à tout prendre, les observations faites jusqu'ici nous font regarder l'ufage de la boiffon un peu plus ou un peu moins ample, comme un reméde à peu près *indifférent* à l'égard de la marche critique du pouls ; nous mettons cette matiére au rang de celles qui exigent des examens ultérieurs.

Au refte il faut bien diftinguer dans les effets des délayans & des aqueux, ceux qu'ils produifent en *lavant*, comme on dit, *le fang*, & en agiffant comme altérans, d'avec ceux qu'ils produifent comme évacuans : une grande quantité d'eau bue précipitamment purge quelquefois & produit par-là des changemens remarquables ; elle fait auffi quelquefois fuer très-abondamment, & dans ces cas elle change notablement le pouls.

Les Purgatifs.

Ce n'eft pas d'aujourd'hui qu'il y a des difputes en Médecine au fujet de l'application des purgatifs dans les maladies aigues : on fçait à combien de Commentaires a donné lieu l'aphorifme d'Hippocrate ; » il faut purger » les humeurs cuites & non les hu- » meurs crues, pas même au com- » mencement, à moins qu'elles ne fe

„ gonflent, mais elles se gonflent rare-
„ ment (1) «. Il faut saisir le moment
de la *turgescence* des humeurs.

La maniére dont Hippocrate s'explique dans un autre endroit, prouve sensiblement que les Médecins de
son tems n'étoient pas d'accord sur
ce qui regarde les purgatifs : on en
doit conclure que les partisans d'Hippocrate ont eu tort de regarder toutes les opinions de ce grand homme
comme des décisions dont il n'étoit
pas possible d'appeller. Il est à présumer au contraire que la plupart des
loix qu'Hippocrate proposoit étoient
contredites par d'autres Médecins
dont les opinions ou les ouvrages
ne sont pas parvenus jusqu'à nous

„ Tous ceux qui ayant une fiévre
„ continue ont été purgés *aux jours*
„ *pairs*, ceux-là nont jamais été trop
„ purgés ; mais ceux qui ont été pur-
„ gés aux jours impairs *avec des médi-*
„ *camens efficaces*, ont été trop pur-
„ gés, & il y en a beaucoup qui sont
„ morts à la suite de ces remédes ;
„ c'est pourquoi les *Anciens Médecins*
„ ont commis beaucoup de fautes à

(1) Aphor. 22. sect. 1.

» cet égard, parce qu'ils ne connoif-
» foient point ce qu'on vient de
» rapporter. Les humeurs font plus
» en mouvement aux jours impairs,
» qu'aux jours pairs, & fi on aug-
» mente ce mouvement par des pur-
» gatifs, les malades périffent (1) «.

Il fuit de cette remarque, 1°. que
les Médecins antérieurs à Hippocrate
& qu'il appelle *Anciens*, appliquoient
les purgatifs dans tous les jours d'une
maladie indifféremment ; 2°. que la
méthode d'Hippocrate étoit de les
placer *aux jours pairs* ; 3°. que les
purgatifs dont il s'agit dans le paffage
d'Hippocrate, font *des purgatifs efficaces*. On verra dans la fuite l'ufage
qu'il eft poffible de faire de ces réflexions.

La crainte des mauvais effets des
purgatifs a de tout tems fait tant d'impreffion fur l'efprit de plufieurs Médecins, qu'ils n'ont ceffé d'en condamner l'ufage : Afclépiade les défen-
doit comme étant *fort ennemis de l'eftomac* : Hofman n'auroit pas manqué
de trouver parmi les Anciens & les
Modernes, des autorités à citer lorf-

(1) Liv. 4. des maladies.

qu'il difoit, que „ les abus qui fe
„ font gliffés dans la Médecine au fu-
„ jet des purgatifs, font très-confidé-
„ rables dans ce fiécle ; que bien des
„ gens croyent que ce n'eft que par
„ les purgatifs réitérés qu'on peut ve-
„ nir à bout des maladies, tandis qu'il
„ arrive que par l'ufage fréquent qu'on
„ en fait, les forces des malades font
„ épuifées, les maladies font allon-
„ gées, d'où il réfulte mille inconvé-
„ niens (1) ‟.

Les exemples des fuperpurgations
ont toujours frappé les Médecins les
moins paffionnés pour une opinion
particuliére & les moins fufpects ;
c'eft ainfi que Baillou avance „ qu'il
„ a fouvent obfervé & vérifié plus de
„ cent fois, que des purgatifs ordi-
„ naires adminiftrés *dans de certains*
„ *tems* des maladies caufoient des fu-
„ perpurgations (2) ‟.

Il y a pourtant toujours eu des Médecins très-partifans des purgatifs,
appliqués même dans tous les tems
des maladies : Chirac doit être mis
parmi nous des premiers dans cette

(1) Fred. Hofman M. M. Chap. 7. liv. I.
(2) Baillou, confult. 84.

»classe ; la maniére dont il s'expli-
»que à cet égard, mérite attention : -
» la résolution & la séparation des
» humeurs n'arrivent qu'après le sep-
» tiéme, le quatorziéme & le vingt-
» uniéme ; *mais on peut toujours pur-*
» *ger en attendant* . . . les purgatifs n'a-
» gissent jamais pour vuider absolu-
» ment qu'après sept, quatorze ou
» vingt-un jours, quoiqu'il soit *dan-*
» *gereux de ne pas purger* les malades
» avant ce tems (1) «.

Il faut juger de tous les autres Auteurs sur ce qu'on vient de rapporter
de ceux qui ont été cités : tous les
Médecins peuvent être partagés en
trois classes par rapport à ce qui regarde l'usage des purgatifs.

Les uns comme Asclépiade, se passent de purgatifs autant qu'ils le
peuvent & n'en appliquent presque
jamais ; les autres au contraire tels que
Chirac les employent le plus souvent
qu'il leur est possible, & comme dit
un Praticien moderne (2), *au moins de*
deux jours l'un ; ils n'ont aucun égard
ni au tems ni au jour de la maladie :

(1) Traité des fiévres malignes.
(2) Fizes, Traité des fiévres.

d'autres enfin qui ont, en suivant Hippocrate, pris un milieu entre ces deux opinions, appliquent les purgatifs dans certains tems ou dans certains jours des maladies par préférence à d'autres états & à d'autres jours, dans lesquels ils pensent que les purgatifs seroient nuisibles.

Un ouvrage qui termineroit ces disputes, seroit un ouvrage bien précieux en Médecine; il est au - dessus des forces d'un particulier; nous nous bornerons ici à quelques réflexions qui auront un rapport immédiat à l'Histoire du Pouls; elles regarderont uniquement l'opinion d'Hippocrate & celle de Chirac.

De tous les signes qui dénotent le *gonflement*, l'abondance, ou la *turgescence* des matiéres dont Hippocrate parle dans l'aphorisme ci-dessus cité, le pouls paroît être le moins suspect & le plus clair : si le pouls est *intestinal*, c'est un signe évident que la nature fait des efforts pour évacuer les matiéres contenues dans les premiéres voyes : c'est alors qu'on peut purger en toute assurance & que les purgatifs réussissent, ainsi que l'obfervation journaliére le démontre.

Mais plus le pouls eft *inteftinal* & plus eft-il à craindre qu'il n'arrive des fuperpurgations, fur-tout fi on employe des purgatifs un peu forts; c'eft encore un fait appuyé fur l'obfervation.

Il fuivroit de ces deux remarques qu'il ne faudroit jamais purger que lorfque le pouls eft *inteftinal* : cependant la pratique fait voir que les purgatifs même les plus forts, conviennent dans des cas où le pouls refte, pour ainfi dire, *oppreffé* & dans un état non *critique* par la préfence des matiéres dans les premiéres voyes : c'eft le cas des maladies dont il eft queftion dans le Chapitre XXVIII, & qui quoiqu'*humorales* paroiffent tout d'un coup être *nerveufes*; c'eft encore le cas de certaines indifpofitions chroniques comme les bouffiffures à la fuite des fiévres d'accès, &c.

La preuve que le purgatif a alors bien réuffi, c'eft qu'après fon effet, le pouls refte *inteftinal* plus ou moins fenfiblement, & fans *irritation*; ce qui démontre qu'il ne lui manquoit pour prendre cette modification à laquelle il avoit de la pente, qu'à y être déterminé par l'action d'un purgatif : c'est un des cas où la Médecine active brille le plus.

Il faut alors bien distinguer l'espéce & le dégré d'*irritation* ainsi que la cause de l'état non *critique* du pouls; si cet état provient d'un dégré considérable de *spasme* & de *sensibilité*, on a tout à craindre & peu à espérer de l'application d'un purgatif;on doit s'attendre à une sorte de superpurgation plus nuisible encore que celle dont il est ci-dessus question ; on doit craindre l'inflammation des entrailles & ses suites : si le pouls n'est qu'*oppressé*, qu'il ait du *corps*, de la *lenteur*, une *dilatation* médiocre, c'est un signe qu'il ne se *développe* point dans ce cas-là, à cause d'une *inertie*, d'une *insensibilité* des entrailles que les purgatifs reveillent avec succès.

Les purgatifs agissent alors à peu près, comme l'émétique, moins par l'évacuaton qu'ils occasionnent, que par les fortes secousses qu'ils excitent dans les entrailles : or il est bon de dire à l'égard des émétiques que la

loi d'Hippocrate qui défend de purger lorsqu'il n'y a pas des signes de
turgescence ou d'abondance de matiéres, n'est pas faite pour eux. Ce
reméde souvent moins décisif ou de
moindre conséquence, que les purgatifs, surtout lorsque le pouls est
supérieur, peut être placé presque dans
tous les états & dans tous les tems de
la maladie.

Dumoulin disoit après soixante ans
de pratique » qu'il s'étoit rarement
» repenti d'avoir donné l'émétique,
» & qu'il s'étoit souvent repenti de ne
» l'avoir pas donné «.

Si la présence du pouls *intestinal
simple* & celle du pouls non *critique*
sans irritation permettent l'application
des purgatifs, il faut bien se garder
d'y avoir recours lorsque le pouls est
dans d'autres états ; s'il est simplement *développé*, & dans un état de
foiblesse sans annoncer aucune excrétion particuliére, il est à craindre
que l'action d'un purgatif ne le rende
compliqué, qu'il n'eteigne ses forces &
qu'il n'empêche les efforts salutaires
qu'il paroît faire pour se *relever :* si le
pouls est *décidé* pour quelque éva-

cuation *critique* autre que celle des
entrailles, qu'il foit, par exemple,
guttural, ou *pectoral*, il eft certain
qu'il y a tout à craindre de l'effet d'un
purgatif; à moins qu'il ne refte dans
le pouls une *irritation* ou une *complication* occafionnée par la préfence des
matiéres dans les premiéres voyes :
or cette *irritation* peut quelquefois
donner au pouls une difpofition au
rebondiffement fymptomatique qui céde avec fuccès à l'action du purgatif,
ce qui n'arrive pas fi le *rebondiffement*
eft critique; mais l'émétique réuffit
toujours mieux en ce cas-là que les
purgatifs.

On ne peut s'empêcher d'être fur-
pris de la conformité des idées des
Médecins qu'Hippocrate appelle *Anciens*, avec celles des Modernes : les
premiers purgeoient comme les derniers dans tous les jours des maladies ;
on peut donc dire qu'à cet égard la
Médecine a fait peu de progrès :
mais pourquoi Hippocrate avoit-il
abandonné les idées de fes prédécef-
feurs fur les purgatifs, & pourquoi
les Modernes ont-ils abandonné le
fentiment d'Hippocrate qui étoit de

purger *seulement aux jours pairs ?*

Nous avons remarqué ci-deſſus que les purgatifs dont Hippocrate parloit, en reprochant à ſes prédéceſſeurs de les appliquer dans tous les jours des maladies, étoient des *purgatifs effica-* *ces :* or l'eſpéce de purgatifs employés par les Modernes dans les maladies aigues n'auroit certainement pas mé- rité cette dénomination, à juger de la force des purgatifs ſuivant ce que de- voit en penſer Hippocrate, lui qui ne connoiſſoit pas nos purgatifs *minora-* *tifs*, qui ſont de l'uſage le plus com- mun : ces *minoratifs* auroient vraiſem- blablement été regardés par Hippocra- te comme étant aſſez *indifférens*, & ils le ſont ſouvent en effet ; d'où il ſuit que les Modernes, qui appliquent les *minoratifs* dans tous les jours d'une ma- ladie, ne ſont pas pour cela directe- ment oppoſés à Hippocrate, qui pré- tendoit que les purgatifs *efficaces* ne devoient être employés que *dans les* *jours pairs.*

La maniére dont Chirac s'explique dans l'endroit ci-deſſus cité, n'éclair- cit pas aſſez cette queſtion pour qu'il faille la regarder comme une queſtion

décidée ; *la résolution des humeurs ,
dit-il , n'arrive qu'après le septiéme , mais
on peut toujours purger en attendant : on
peut puger ,* c'est - à - dire , qu'on peut
appliquer des minoratifs où des remédes *indifférens ;* mais ce n'est pas-là
ce qui s'appelle *purger* surtout dans
l'esprit d'Hippocrate. Il est vrai que
Chirac ajoute qu'il est *dangereux de ne
pas purger avant le sept & le vingt-un ;*
voilà la grande question ; elle n'est certainement pas décidée contre Hippocrate & en faveur de Chirac , quand
même on donneroit à la décision de
ce dernier , toute l'autenticité possible ; en effet il resteroit à décider si
en *purgeant avant le sept & le vingt-un ,*
il ne faut pas choisir les jours pairs
suivant l'avis d'Hippocrate ; c'est-à-
dire en un mot , s'il n'est pas néces-
faire de choisir de certains tems par
préférence à d'autres dans l'application des purgatifs ; au lieu de se faire
une loi de purger *au moins de deux
jours l'un.*

Ecoutons encore Chirac sur une
matiére qui ne peut paroître de peu
de considération aux vrais Amateurs
de l'Art : *le septiéme jour ,* dit Chirac ,

est un jour respectable & qui demande une suspension des grands remédes : un des plus grands *remédes* est sans doute la purgation, il ne faut pas y avoir recours au septiéme jour, suivant Chirac ; ce Médecin semble donc forcé de se rapprocher d'Hippocrate, qui disoit qu'il *ne faut pas purger aux jours impairs* ; on peut aussi soupçonner que les superpurgations observées par Baillou à la suite des purgatifs appliqués dans de *certains tems* des maladies étoient arrivées dans les jours notés par Hippocrate & respectés par Chirac, plus que par ceux qui se sont donnés pour être ses disciples.

Que faut-il donc penser après ces réflexions de ceux qui ne cessent de vanter l'usage des potions purgatives continuées depuis le premier jour d'une maladie jusqu'au dernier ? Est-il surprenant que cette pratique ait fait tomber Asclépiade & ses partisans dans un excès tout opposé, & mérité aux purgatifs les reproches qui leur sont faits par Hofman & par tant d'autres Médecins ?

Il est évident qu'en se réglant uniquement sur les signes tirés du pouls, il

seroit néceſſaire, comme on l'a vû ci-
deſſus, de choiſir dans les maladies
aigues, les tems auxquels on peut
appliquer des purgatifs: les indications priſes de la marche du pouls rap-
procheroient donc beaucoup de l'o-
pinion d'Hippocrate, & devroient
éloigner à proportion de celle des
Médecins qui donnent des purgatifs
dans tous les jours & dans tous les
états des maladies.

Il faudroit au moins convenir qu'en
ſuivant cette derniére méthode on ha-
zarderoit bien des purgatifs. S'ils n'é-
toient pas nuiſibles à la marche du
pouls, ils lui ſeroient au moins aſſez
indifférens étant pris dans la claſſe des
minoratifs & des apozémes devenus
ſi communs & donnés avec ſi peu de
ſcrupule & de choix dans ces tems-ci:
on les donne en effet continuellement;
ſoit dans les maladies purement *ner-*
veuſes & rébelles à toute criſe, ſoit dans
les maladies *humorales* dans leſquelles la nature marque ordinairement,
ſi on ne la dérange point, le moment
favorable à la purgation: *tenir le ven-*
tre libre, faire couler la bile, avoir des
évacuations; c'eſt tout ce que quelques
Praticiens

Praticiens se proposent; heureusement ils employent des médicamens peu efficaces.

La Saignée.

L'histoire de Pierre Brissot, Médecin de la Faculté de Paris, au commencement du seizième siécle, nous donnera occasion de placer ici quelques réflexions au sujet de la saignée.

La pratique reçue à Paris au tems de Brissot, au sujet de la saignée, étoit de la faire, dans la pleuresie, du côté opposé à celui de la douleur, suivant la doctrine des Arabes : Brissot fit voir que cette doctrine étoit opposée à Hippocrate & à Galien; il essaya le contraire avec succès.

Brissot rebuté vraisemblablement, par les contradictions qu'il dut essuyer à Paris en combattant des opinions adoptées par ses maîtres, devint plein de l'envie de voyager même jusqu'au nouveau monde; il s'arrêta en Portugal où il ne manqua point de proposer sa doctrine.

Denis, Médecin du Roi de Portugal, & qu'on doit mettre au rang des hommes qui ne se sont fait connoître

S

que par des critiques malheureuses :
ce Denis qui vouloit s'ériger en maî-
tre souverain de l'Art, soutint contre Briffot la doctrine des Arabes ; il
en appella à l'Académie de Salaman-
que qui se décida en faveur de Briffot.

Les partisans de ce dernier, qui mourut pendant la dispute, se multipliant
prodigieusement, Denis dressa contre
eux toutes sortes de batteries ; ils furent publiquement taxés d'ignorance
& de témérité ; on les peignoit comme des novateurs & des perturbateurs
du repos public ; la dispute fut portée au tribunal de l'Empereur qui ne
prit point de parti dans cette affaire ;
cependant il parut dans toute l'Europe, des livres en faveur de Briffot,
dont les sectateurs demeurèrent vain-
queurs pour quelque tems.

» Qui n'admireroit, dit Bayle, d'un
» côté l'entêtement qui se remarque
» dans l'homme pour la commune
» traditive, quelque mal fondée qu'el-
» le soit ; & de l'autre, la facilité qu'a
» le public pour se déclarer pour ou
» contre certains remédes ; il est or-
» dinairement entraîné par la cabale

» qui sçait le mieux crier (1) «.

L'histoire de la Médecine ancienne & moderne fournit beaucoup d'exemples à peu près semblables à celui de Brissot & précisément à l'égard de la saignée : elle pourroit souvent donner lieu à des réflexions pareilles à celle de Bayle.

Les siécles passés ont vu des Médecins non moins courageux que Brissot, fronder les opinions les plus généralement reçues au sujet de la saignée ; les uns toujours en colére contre la saignée, ne cessoient de la condamner, ils paroissoient même vouloir la bannir absolument de la Médecine ; d'autres en faisoient le reméde à tous les maux ; ils comptoient leurs triomphes par le nombre de saignées qu'ils avoient ordonnées.

Le public ne manquoit pas de prendre parti dans toutes ces querelles de Médecine ; tantôt il étoit décidé contre la saignée ; tantôt il prodiguoit toute sorte d'éloges aux sectateurs les plus outrés de ce reméde : il applaudissoit à ceux qui sçavoient en imposer de meilleure grace : quelques jo-

(1) Diction. Art. Brissot.

S ij

lies épigrammes tenoient lieu de tout
& fervoient même à confoler ceux q
étoient la victime des entreprifes le
plus hazardées : on voyoit les Ville
partagées entre le Médecin *ami de l*
faignée & le Médecin *ennemi de l*
faignée.

Il étoit à préfumer que la décou
verte de la circulation du fang fini
roit toutes ces querelles : cela n'arr
ya point : on ne fit que changer pou
ainfi dire, les termes de la difpute
autrefois il s'agiffoit de fçavoir c
qu'Hippocrate & Galien avoient pen
fé, & les expériences venoient au fe
cours de la décifion qu'on trouvoi
dans les ouvrages de ces Auteurs.

Depuis la découverte de la circu
lation, la théorie fut mife à la plac
des opinions d'Hippocrate & de Ga
lien; on ne parloit que de démonf
trations & il n'étoit queftion que de
loix d'hydraulique, qui ne peuven
prefque pas être appliquées au corps
humain.

En un mot la faignée a toujours
donné lieu à des difputes & à des dif
cuffions furprenantes ; il eft même
bon de remarquer que tout ce qu'on
a dit fur la dérivation & la révulfion

dans ce dernier siécle, peut précisément être regardé comme des suites de la dispute de Brissot & de ses argumens contre les Arabes.

Mais il faut avouer à l'honneur de la Médecine & de ceux qui l'on cultivée avec soin, qu'il y a toujours eu des Médecins judicieux, qui sans donner dans aucune sorte de secte ont rejetté les idées outrées des amateurs de la saignée & de ses ennemis : il y a toujours eu, & il y aura toujours des Praticiens de cette espéce.

On peut de même avancer qu'il y aura dans la suite des génies hardis & singuliers, qui prenant bien leur tems & profitant des circonstances pour s'opposer aux opinions les plus reçues, s'illustreront les uns en remettant en vogue l'usage des saignées, les autres en combattant cet usage de toutes leurs forces. Tous les siécles ont vû de ces sortes de réformateurs utiles à quelques égards & fort nuisibles à d'autres. Le seul moyen d'éviter des excès ridicules, sera toujours de bien évaluer les preuves sur lesquelles sont fondées la nécessité & l'utilité de la saignée.

Les malades livrés à eux - mêmes
dans les maladies aigues ont quelquefois des hémorrhagies : c'eſt un
fait connu & démontré dans les épidémies d'Hippocrate : c'eſt là vraiſemblablement ce qui a donné lieu
de tenter d'abord de faire des ſaignées;
c'eſt le point duquel des Modernes
même ſont partis pour en établir les
loix (1).

Mais il faut bien prendre garde en
partant de ces principes de rien négliger de ce qui peut éclaircir la théorie de la ſaignée : prenons pour exemple une obſervation d'Hippocrate dé-
jà citée au Chapitre VIII. » la fille de
» Lariſſea, qui avoit une fiévre arden-
» te fut parfaitement jugée au ſixiéme
» jour par une abondante hémorrha-
» gie du nez , & reſta ſans fiévre :
» Methon fut jugé à la ſanté le cin-
» quiéme jour, par un flux de ſang de
» la narine gauche ".

Conclure de là que Lariſſea & Methon avoient trop de ſang , qu'ils
avoient beſoin d'être ſaignés , que la
ſaignée auroit tenu lieu de ces hémor-

(1) Voy. Freind. Com. ſur les Epidem. &
tous ceux qui l'ont copié.

rhagies, c'eſt tirer des concluſions trop générales, & qui ne ſont pas même la ſuite néceſſaire de l'obſervation.

Voici ce qu'il en faut conclure : *la fille de Lariſſea fut parfaitement jugée au ſixiéme jour par une abondante hémorrhagie du nez ;* par conſéquent la fille de Lariſſea étoit *au ſixiéme jour, dans un état* à avoir beſoin *d'une abondante hémorrhagie du nez :* de même *Methon fut jugé à la ſanté le cinquiéme jour par un flux de ſang de la narine gauche ;* par conſéquent Methon étoit au *cinquiéme jour, dans un état* à avoir beſoin *d'un flux de ſang de la narine gauche.*

L'état des malades qui ſont à la veille ou au moment d'avoir une hémorrhagie mérite d'abord une attention particuliére : conſidérer cet état comme une ſimple pléthore, ou comme une preuve d'une trop grande quantité de ſang dans les vaiſſeaux, ce ſeroit vouloir aller de front contre des obſervations journaliéres.

En effet il eſt difficile d'imaginer, par exemple, qu'un malade qui a été ſaigné pluſieurs ſois, & auquel il ſur-

vient une hémorrhagie, ait plus de
fang au moment qui précéde cette
hémorrhagie qu'il n'en avoit avant les
faignées, tems auquel il n'y avoit point
d'hémorrhagie.

Ce qui fe paffe dans les femmes eft
encore plus fenfible : il y en a qui ont
des hémorrhagies naturelles & abondantes dans des cas où l'on ne peut certainement pas accufer la pléthore : on
voit des femmes qui ont des faignemens de nez ou des crachemens de
fang, prefque tous les mois, à la fin
de leurs régles ; il eft certain que l'é-
vacuation des régles a fenfiblement
diminué la quantité du fang ; le faignement de nez ou le crachement de fang
ont donc une autre caufe que l'abondance de fang : l'hiftoire des hémorrhoïdes fournit auffi des preuves à la
même vérité.

Il eft à préfumer que les régles des
femmes dépendent principalement
d'un mouvement ou d'une action particuliére de la matrice (1), & les hémorrhoïdes d'une difpofition particuliére des vaiffeaux du bas-ventre.
Or, en appliquamt ce qui fe paffe par

______

(1) Voy. les Rech[illegible] les Glandes.

rapport à ces viscéres à ce qui doit se
passer dans les hémorrhagies des différentes parties , il faudra convenir
que l'état qui précde une hémorrhagie est une disposition particuliére
tant des vaisseaux en général , qu'en
particulier de ceux de la partie par
laquelle l'hémorrhagie se prépare : cet
état se dispose peu à peu : il a fallu
dans la fille de Lariffea & dans Methon cinq ou six jours de maladie pour
opérer cette préparation.

On ne peut pas plus assurer que la
diminution du sang par des saignées
auroit tenu lieu de la révolution
qui a dû se passer pour procurer l'hémorrhagie , qu'on ne peut dire que
les saignées empéchent les régles ou
en tiennent lieu.

Le tems d'une maladie dans lequel
se fait une hémorrhagie doit aussi être
examiné bien scrupuleusement ; dans
la fille de Lariffea & dans Methon ,
l'hémorrhagie arriva du *cinquiéme au
sixiéme jour :* il resteroit à sçavoir si
des saignées placées en d'autres tems ,
auroient fait tomber la fiévre comme
le firent ces hémorrhagies.

Il faut encore faire attention dans

S v

l'hiftoire d'une hémorrhagie à la partie par laquelle elle fe fait fuivant les loix ordinaires de la nature : les régles ne peuvent jamais être regardées comme étant bien parfaites & bien naturelles, que lorfqu'elles fe font par la matrice ; elles vuident ou elles foulagent principalement les vaiffeaux de cette partie, & remédient par là à tous les dérangemens des autres parties auxquelles l'état de la matrice donne lieu : de même l'écoulement des hémorrhoïdes n'eft falutaire qu'autant qu'en procurant la liberté requife aux vaiffeaux du bas-ventre, tous les organes qui ont du rapport avec ces vaiffeaux fe reffentent de cette liberté.

La fille de Lariffea & Methon avoient principalement les vaiffeaux de l'intérieur des narines engorgés *du cinq au fix* de leur fiévre, & par l'effet de la révolution qui fe fit ces jours-là ; c'eft pourquoi l'évacuation de ces vaiffeaux a terminé leur maladie : ce qu'il n'eft pas affuré qu'eut produit une évacuation de fang par d'autres vaiffeaux, en fuivant *ftridement* la marche tenue par la nature.

Ceux qui voudroient la suivre avec le scrupule & la sagesse convenables dans l'application des saignées, ne devroient donc jamais manquer de considérer avec attention l'état d'une maladie propre à disposer l'engorgement des vaisseaux qui exigeroit une saignée, le tems de cette maladie auquel cette évacuation devroit avoir lieu, & la partie dans laquelle il faudroit la faire.

C'est en suivant le fonds de ces principes que Galien s'opposa à une saignée qu'on vouloit faire, & qu'il pronostiqua hardiment une hémorrhagie du nez, qui parut en effet & qui termina la maladie. L'histoire des modifications critiques du pouls qui manquoit à Galien, lui auroit sans doute beaucoup servi à faire son pronostic.

Il est à propos de remarquer au sujet de ces hémorrhagies naturelles qu'il semble qu'on les craigne un peu trop : qu'elles soient critiques ou symptomatiques, il est certain que les saignées par lesquelles on prétend y remédier ou les arrêter, ne les arrêtent pas toujours ; d'ailleurs si elles font critiques c'eft un mal que de les arréter, & fi elles font fymptomatiques, on rifque d'occafionner un état de foibleffe duquel le malade ne fe reléve point; on concourt par-là à la diminution ou au rallentiffement de l'effort critique occafionné par l'évacuation du fang; ce qui fait que la maladie n'eft jugée qu'imparfaitement: cette réflexion eft une fuite néceffaire de la remarque qui a été faite à la fuite de l'Obfervation CXVII.

Le faignement de nez dans le courant d'une fiévre continue, eft fouvent pris pour une indication d'une ou de plufieurs faignées du pied; cependant ces faignées ne l'arrêtent pas toujours; & s'il arrive qu'on les multiplie, on *affaiffe* le pouls, ou diminue la *force* de fes pulfations; mais fouvent on ne change rien à l'efpéce de fes battemens; c'eft-à-dire, que le *rebondiffement* propre au pouls *nazal* fe rencontre fouvent après plufieurs faignées du pied, & quoiqu'alors le faignement de nez ait diminué ou qu'il ait ceffé, l'artére n'en a pas moins de *tendance* à faire remonter le fang vers les parties fupérieures; or cette *rendance* étoit précisément ce à quoi il falloit remédier ; c'eſt ce que les ſaignées n'opérent point.

Hippocrate dit dans ſes épidémies que » ceux qui ayant des fiévres ai- » gues ont eu un flux abondant & co- » pieux de ſang par le nez, ſont tous » échapés, & qu'il n'en eſt mort au- » cun dans cette conſtitution «. Cette ſeule réflexion devroit raſſurer ceux qui craignent les hémorrhagies juſqu'à un certain point.

On peut conclure de toutes ces remarques ſur les hémorrhagies que ceux qui les prendroient pour une preuve de la néceſſité des ſaignées, ne feroient en droit d'avoir recours à ce reméde qu'en prenant bien des précautions dont l'examen n'eſt pas de ce lieu.

La principale qu'il y auroit à prendre ſeroit de déterminer ſi une hémorrhagie doit être critique ou ſymptomatique ; c'eſt à quoi l'hiſtoire du pouls pourroit être fort utile : la préſence du pouls *nazal* bien décidé dans une fiévre accompagnée de ſymptomes qui ſembleroient indiquer la ſaignée, ſerviroit au moins à mettre en problème, s'il ne feroit pas plus prudent dans ce cas-là, d'attendre une hémorrhagie annoncée par ses signes propres, à l'exemple de Galien, que de tâcher d'y suppléer par une saignée qui ne pourroit pas être faite dans les mêmes circonstances, & par la même partie par laquelle l'hémorrhagie se préparoit : on pourroit faire le même raisonnement sur les autres hémorrhagies.

Les embarras & les engorgemens des vaisseaux artériels ou veineux, trouvés à l'ouverture des cadavres, servent encore de fondement à l'opinion de la nécessité des saignées même réitérées : il faut convenir, qu'il n'y a rien qui paroisse plus concluant ou plus séduisant que les preuves tirées de ces observations sur les cadavres : on y trouve les vaisseaux très pleins de sang, il est donc naturel d'imaginer que cette plénitude de vaisseaux auroit dû être emportée par des saignées : telle fut la théorie de Chirac, théorie simple, à la portée de tout le monde, & à laquelle on ne sçauroit refuser d'être fort spécieuse.

Il est vrai que, comme on l'a déja

oppofé aux fe&ateurs de Chirac, ces engorgemens de vaiffeaux font plutôt l'effet que la caufe du mal, & qu'ils font toujours la fuite de quelque étranglement ou de quelque embarras particulier qui eft la vraie caufe à combattre.

Mais quand cela feroit, il n'eft pas moins certain que l'engorgement des vaiffeaux formant une maladie locale qui doit avoir fes effets particuliers, il faut toujours tâcher de la détruire; fans compter qu'il eft naturel d'imaginer que le relâchement occafionné par l'évacuation du fang peut influer heureufement fur la caufe de l'engorgement : c'eft ainfi que dans le flux hémorrhoïdal, dans les régles, & dans les autres hémorrhagies naturelles, l'évacuation des vaiffeaux engorgés ne laiffe point que d'être très-favorable, quoique cet engorgement foit la fuite d'un embarras particulier dans quelque vifcére, & qu'il ne foit pas à proprement parler la véritable caufe à combattre.

Pourquoi ne pas regarder la plûpart des engorgemens veineux qui fe trouvent dans les cadavres comme des efpéces d'hémorragies *internes* ou *manquées* , & comme des fuites des efforts qu'a faits la nature pour préparer une évacuation de fang à laquelle l'art auroit dû pourvoir?

Il faut l'avouer de bonne foi , fi on fe livre uniquement au raifonnement, les partifans de Chirac ne feront jamais fans réponfe : mais il s'en faut bien que l'obfervation foit en ceci d'accord avec leurs raifonnemens; ils ont beau promettre des fuccès merveilleux de la part des faignées , l'événement ne répond point à ce qu'ils avancent.

Ce n'eft pas à dire que ceux qui fuivent une autre route & qui n'ont prefque pas recours à la faignée foient toujours plus heureux , furtout dans les maladies compliquées & malignes: ce feroit fe flatter beaucoup trop que de préfumer que la privation feule des faignées doive guérir ces maladies cruelles : telles font celles dont il eft queftion dans le chapitre XXX.

On peut même dire en général que les partifans des faignées comptent trop fur leur effet & fur leur néceffité , & que réciproquement ceux qui n'ont

que rarement recours aux faignées
en craignent beaucoup trop les fuites : il n'eſt pas vrai qu'il périſſe autant de malades par l'uſage des faignées, qu'on pourroit le conclure des
principes des ennemis des faignées ;
il eſt encore moins vrai que ceux qui
ne font preſque point de faignées
voyent périr autant de malades que
le femblent croire les partifans des
faignées.

Ces erreurs qui peuvent être dé-
montrées par des faits fans réplique,
& par ce qui fe pratique journellement même en France, dans les Hôpitaux de Paris & dans ceux de Montpellier, viennent de la difficulté qu'il
y a à bien diſtinguer les faignées *utiles
& néceſſaires*, d'avec les faignées *nuiſibles & indifférentes*.

Cette diſtinction, nous ne nous
flattons pas de la donner ; nous nous
bornons ici à avancer qu'eu égard aux
modifications du pouls, les faignées
faites pendant *l'irritation* ou pendant
les premiers tems des fiévres font rarement nuifibles, à condition que les
forces du pouls les permettent, & que

la quantité de faignées ne foit pas
portée à un certain point.

Il n'en eft pas de même des faignées
faites dans le fecond tems, furtout
lorfque la crife fe décide : il eft certain qu'alors les faignées font très-
dangereufes ainfi que dans le dernier
tems, à moins que l'état critique du
pouls ne foit *compliqué* avec une *irritation* confidérable.

De maniére qu'on peut avancer
que le pouls d'*irritation* peut ordinairement fupporter les faignées, pourvû
que le malade ne foit point à l'entrée
d'une crife, & qu'il ne foit pas arrivé
aux derniers redoublemens qui, vû la
perte des forces, ne peuvent avoir
que des fuites funeftes.

L'état *critique* du pouls n'exige
point de faignées, & il n'en fouffre
même prefque point : elles allongent
alors, ou elles déconcertent fenfiblement les maladies : or cet état
critique peut être pris fi on n'y regarde pas de bien près pour une augmentation de fiévre qui exige des
faignées ; elles font alors fuivies de
très mauvais effets.

Il faudroit pour juger encore mieux de l'état qui exige les saignées dans les maladies, pouvoir exactement distinguer dans le pouls *d'irritation*, le caractére qui indique que les forces de la machine & la marche naturelle de la maladie emporteront sûrement cette irritation : c'est ce que nous n'examinerons point ici, puisque nous avons déja dit au Chapitre XXIII que nous n'entrions point dans un examen circonstancié du pouls *d'irritation* ou non *critique.*

Nous dirons seulement qu'il seroit à souhaiter aujourd'hui qu'il fût possible de faire naître quelques doutes & quelques craintes dans ceux qui placent la saignée sans prendre les mesures & les précautions convenables : quelque utile que puisse être ce secours dans un état marqué *d'irritation*, quoiqu'il puisse être souvent assez *indifférent*, quoiqu'il remédie à quelques symptomes, ou qu'il ne dérange pas toujours la marche des maladies, il y a des cas où il allonge singuliérement les maladies pour ne rien dire de plus.

On trouvera dans les observations

de ce Chapitre, l'histoire de quelques maladies dans lesquelles on auroit dû être plus modéré à l'égard des saignées ; & on peut rappeller ici les observations détaillées dans la premiére partie du Chapitre XXIX.

L'Opium.

On sçait que le sommeil rend le pouls plus *libre*, plus *souple*, plus *égal*, & souvent plus *fort* ou du moins plus *dilaté* qu'il ne l'est pendant la veille ; il y a même des personnes dans lesquelles le sommeil rend le pouls *supérieur*, ou très-disposé à le devenir : on en trouve enfin dans lesquelles le pouls semble disposé à la sueur pendant le sommeil.

L'opium *éleve le pouls*, il le *dilate*, il le rend plus *souple*, moins *convulsif*, quelquefois plus *fréquent* ; il lui donne une modification à peu près semblable à celle qu'il a dans un sommeil profond, & qui approche beaucoup du pouls *développé*, du *supérieur*, & de celui *de la sueur*.

Ces effets de l'opium bien examinés pourroient servir à terminer bien des disputes au sujet de l'usage & de l'application de l'opium : il suffira de placer ici quelques réflexions sans entrer dans aucune discussion critique.

L'opium *développe* le pouls , il lui donne une modification propre aux excrétions critiques de la peau ou à la sueur, il le rend *supérieur* & tel qu'il se trouve dans le sommeil naturel ; le pouls prendra certainement ces modifications beaucoup plus aisément lorsqu'il y sera disposé par sa modification actuelle, par la nature, & par l'état de la maladie.

D'où il suit 1°. que comme dans les commencemens des maladies , le pouls n'est rien moins que *dilaté* , & qu'il doit nécessairement rester dans cet état de *constriction* pendant l'espace de quelques redoublemens , ce feroit tenter une chose difficile & trop précoce que de s'efforcer à le *développer* brusquement ; ainsi l'opium ne convient pas , en général , dans les commencemens des maladies soit simples soit compliquées , à moins qu'elles ne soient purement spasmodiques,

C'est ainsi qu'on l'a quelquefois

donné avec quelque succès, dans les
fiévres intermittentes au commencement du frisson, surtout lorsque ces
fiévres étoient plus *nerveuses* qu'*humo-*
rales : cette observation est donnée
pour nouvelle dans un ouvrage qui
vient de paroître, & elle ne l'est point
(1).

2°. Mais comme dans le progrès
ou dans le deuxiéme tems de la maladie, le pouls livré à lui - même se
développe ou tend à se *développer*, à
moins que quelque constriction spas-
modique, qu'il faut distinguer des
symptomes essentiels de la maladie,
ne s'y oppose, on peut alors tenter
d'emporter par le secours de l'opium
ces constrictions qui gênent la marche naturelle de la maladie ; car alors,
la seule présence du sommeil éloignant
l'effet de la trop grande *sensibilité* des
nerfs, la maladie se *juge* & la crise se
travaille, précisément par la seule suspension de cette *sensibilité*.

3°. Les maladies compliquées & malignes dans lesquelles tous les organes
sont plus ou moins affoiblis & engor-

(1) Mém. des Corespond. de l'Académie des
Sciences, T. 2.

gés, & peu difposés à une révolution critique heureufe & prompte, ces maladies font peu en état de fupporter l'effet de l'opium ; celui qu'il produiroit fur le cerveau en procurant le fommeil ne pourroit qu'être nuifible puifque les fonctions de ce vifcére ne font que trop engourdies dans la plupart des maladies malignes ; celui qu'il produiroit fur le pouls ne feroit pas plus favorable, puifque celui-ci fe trouve dans une *conftriction* prefque *indélébile* ou *indiffoluble* ; or cette *conftriction* deviendroit d'autant plus opiniâtre qu'on diminueroit davantage l'état de *fenfibilité* de laquelle feule dépendent les reffources qu'il peut y avoir dans les maladies exactement malignes, comme on l'a fait voir au Chapitre XXX.

4°. Comme toutes les efpéces de pouls critiques fe trouvent fouvent *compliquées* avec le pouls d'*irritation*, même dans les derniers tems des maladies, il y a des cas dans lefquels la *fenfibilité* des nerfs & par conféquent l'*irritation* du pouls étant fufpendues par l'effet de l'opium, la crife

s'opére bien plus heu[...]
pour cette raison qu[...]
être très-bien affocié [...]
médes propres aux crifes [...]
par le pouls, il n'en faut p[...]
excepter les purgatifs.

Au refte la plus ou mo[...]
fenfibilité des malad[...]
l'opium plus ou moins [...]
me cette fenfibilité eft fouv[...]
ture à ne rien déranger dans [...]
dinaire de la maladie, il ar[...]
l'opium qui remédie à cett[...]
lité qui n'eft tout au plus q[...]
commodité légére, ne doi[...]
regardé comme exactem[...]
en pareil cas : ainfi ce rem[...]
pas moins fujet que tous les [...]
à être regardé comme indiff[...]
bien des cas, quoiqu'il ait procur[...]
fommeil, parce que ce fomm[...]
prefque rien changé au fond[...]
maladie : c'eft ce qu'il eft impo[...]
de bien confidérer en évaluant l'uf[...]
qu'on peut faire de l'opium.

Comme il eft queftion dans la [...]
part des obfervations contenue[...]
cet ouvrage, des effets produits pa[...]
les remédes dans la marche des m[...]
ladies

ladies, nous nous contenterons de rapporter quelques exemples de leurs effets peu favorables à la suite de la saignée & des purgatifs.

OBSERVATION CLXXIV.

Une femme âgée de près de quarante ans accoucha d'un enfant mort, à la fin du huitiéme mois ; elle fit deux jours avant sa couche un effort violent pour éviter une chute : elle sentit une vive douleur du côté droit de la matrice pour laquelle on lui fit une saignée du bras ; elle étoit au quatriéme jour de sa couche & tout paroissoit bien se passer ; il se fit cependant ce jour-là une éruption miliaire sur les jambes, mais sans autre fâcheux accident : la malade étoit dans cet état lorsqu'elle entendit son mari, en rentrant le soir chez lui, faire un cri si effroyable qu'elle crut qu'on l'assassinoit : elle eut dès ce moment, un frisson & un tremblement considérable qui suspendit toutes les évacuations & fit tout d'un coup affaisser les mamelles ; le pouls devint *serré, convulsif, dur*, & la tête se prit en même tems ; quatre heures

T

après le pouls parut se *développer* un peu, étant pourtant encore *inégal*, *vuide*, peu *conſtant*, mais *avec une roideur notable des parois de l'artére.* Je propoſai de ſoutenir les forces par une potion légérement cordiale & des boiſſons un peu ſudorifiques, bien perſuadé qu'il n'y avoit pas de plus preſſante indication que celle d'aider ce *développement.*

Un Médecin de grande réputation effrayé au contraire de l'inflammation & de l'engorgement dont il préten-doit que tous les viſcéres étoient mé-nacés, fut d'avis de faire une ſaignée du pied; ce qui fut exécuté ſur le champ. Le ſang vint avec aſſez de force; bientôt après la ſaignée le pouls devint plus *foible*, plus *petit*, plus *vuide*, *l'artére demeurant toujours roide & tendue*, l'embarras de la tête ne fut point diminué; & la malade mourut ſix heures après la ſaignée; c'étoit le cinquiéme jour de ſa cou-che, & le ſeptiéme de la chute.

Il faut bien ſe garder de conclure de cet exemple qu'il eſt toujours dan-gereux de ſaigner les femmes en cou-che; mais comme dans le cas dont il s'agit ici le pouls se trouvoit tel qu'il se trouve dans plusieurs agonisans, on ne peut pas être surpris du fâcheux effet de la saignée ou du moins de son inutilité.

On pourroit encore citer plusieurs exemples de saignées faites dans des cas de petite vérole avec un pareil état du pouls, & suivies d'événemens aussi funestes.

Il est fort ordinaire de voir le pouls prendre des *forces* nouvelles sur la fin des maladies, & il ne faut pas regarder ce dernier *effort* comme exigeant des saignées ; elles ne font alors qu'accélérer la mort.

Cette *augmentation* apparente des forces du pouls, & son affaissement total après les saignées font surtout trèsfréquens dans les fièvres dans lesquelles la tête est prise & qui passent souvent pour des fièvres malignes : on fait une saignée qui paroit apporter quelque soulagement parce qu'elle affoiblit ; on se décide bientôt à en faire d'autres, & le malade tombe tout d'un coup dans un affaissement mortel.

Il est même bon de remarquer que

tous ces accidens arrivent quelquefois dès les premiers jours des fiévres
cérebrales malignes ; quoique ces
fiévres ne foient décidées que depuis peu de tems, elles font pourtant
arrivées à leur fin dès ces premiers
jours ; parce que, comme on l'a dit
au Chapitre XXX. elles ont parcouru
leurs premiers tems infenfiblement.

OBSERVATION CLXXV.

Le pouls eft *petit, convulfif*, mais
foible pendant les cinq premiers jours
d'une fiévre continue dans un vieillard ; le pouls fe *reléve* & fe *développe*
vers la fin du cinquiéme jour, il devient un peu *pectoral :* jufqu'alors on
n'avoit point ofé faire de faignée à
caufe de la *foibleffe* du pouls ; on crut
que c'étoit là le moment favorable,
& on en fit une du bras qui diminua
fenfiblement la *force* & le *développement* du pouls ; dès le lendemain qui
étoit le fixiéme, il fe fit un engorgement à la poitrine & le malade mourut le feptiéme ; cette faignée fut placée précifément au moment auquel
un pouls non *critique* autant & plus
par la foibleffe que par *l'irritation* ;

commençoit à devenir *critique.*

OBSERVATION CLXXVI.

Neuf saignées faites du premier jour jusqu'au septiéme dans une fiévre continue accompagnée de délire dans un jeune homme bien constitué : le pouls étoit assez *développé* vers le neuviéme, & il paroissoit tendre à être *pectoral & nazal*, il y eut en effet un peu de saignement de nez & quelque légére toux ce jour-là ; on fit le lendemain une saignée du pied, après laquelle le pouls se *concentra* beaucoup ; huit heures après le malade fut pris d'un tremblement général, qui dura jusqu'au lendemain onziéme; le malade mourut à la fin de ce jour-là. On avoit toujours mis en usage des apozémes aiguisés avec le tartre stibié.

Cette saignée du pied a été placée comme la précédente, au moment que la crise alloit se décider. La saignée fut déterminée à cause de l'augmentation de la fiévre, & du saignement de nez, & en vue d'empêcher un dépôt à la tête, auquel on

ne croyoit pas que les premiéres faignées & des évacuations prefque continuelles par des purgatifs euſſent pu
pourvoir.

OBSERVATION CLXXVII.

Six faignées faites en quatre jours
dans une fiévre aſſez vive avec point
de côté & crachement de fang, le
pouls étoit *petit*, *ferré*, peu *fréquent* ;
il paroit fe *développer* au cinquiéme
jour ; la fiévre augmente ; on fait
une feptiéme faignée qu'on croit d'autant mieux placée que le fang fe trouve encore fort couenneux ; le pouls
redevient plus *petit*, plus *ferré* & plus
convulfif qu'il ne l'avoit été au commencement de la maladie ; la poitrine
s'embarraſſa & le malade mourut le
lendemain feptiéme jour : les potions
huileufes avec le kermès ne produi-
firent aucun effet remarquable.

Sidenham prétendoit que le fang
couenneux fourniſſoit des indications
certaines pour la continuation des
faignées : il difoit même que dans les
pleurefies il étoit plus fûr d'emporter
la matiére des crachats par une fuite

de faignées que de laiffer ces matiéres
fe meurir par la coction & fe difpofer
à l'expectoration.

Mais Sidenham n'a pas penfé que
dans la plupart des maladies aigues de
la poitrine la matiére des crachats abonde & tend toujours par le dégré de fiévre à fe fixer dans la partie la plus affectée: or il n'arrive que trop fouvent que
des faignées faites en pareil cas, fans de
juftes indications, diminuent mal à propos les forces qui auroient été néceffaires pour difpofer cette matiére à
l'expectoration.

Elle refte alors adhérente dans les
vaiffeaux & dans le tiffu cellulaire du
poumon où elle forme des engorgemens bientôt fuivis d'un état de gan-
gréne, ou qui donnent occafion à des
fuppurations lentes ; au lieu que l'expectoration bien établie auroit emporté toutes ces matiéres muqueufes,
que la feule chaleur de la fiévre & les
mouvemens redoublés des vaiffeaux
peuvent rendre fluides & propres à
paffer dans les vaiffeaux excrétoires.

Observation CLXXVIII.

Un vieillard dans lequel le pouls

a été très *foible* pendant les premiers tems d'une maladie qui n'avoit pas un caractére bien déterminé, prend au feptiéme jour un purgatif affez fort, mais qui eut peu d'effet : le pouls s'étoit *relevé* ce jour-là, il fe *développoit*, quoique *toujours foible* : il devint, après l'effet du purgatif, *vif & concentré*, le ventre fut gonflé & tendu quoique fans douleur, le malade mourut le neuviéme.

Chirac, d'après les Anciens, difoit, comme nous l'avons remarqué au commencement de ce Chapitre, qu'il ne falloit pas faire de grands remédes au feptiéme jour : le *développement* commençoit à fe faire dans le pouls de ce vieillard. Ce *développement* indique que la nature travaille à la crife, mais il n'annonce pas l'efpéce d'évacuation qui fe prépare ; il eft donc toujours plus fage d'entretenir le *développement* que de prétendre décider la crife par quelque couloir particulier ; cette précaution eft encore plus néceffaire dans les cas où les forces manquent, comme dans celui dont il eft queftion ; il y en a où la nature reprend fes droits, & le pouls fon *développement* après l'effet d'un reméde ; mais ce reméde eft alors au moins précoce ou *indifférent*.

On trouve des cas dans lefquels un purgatif bien efficace, appliqué lorfque le pouls eft *développé*, décide la crife par les évacuations du ventre ; il faut pour cela que la maladie foit bien humorale, & que le malade ait beaucoup de forces.

OBSERVATION CLXXIX.

Mal de gorge dans un jeune homme vigoureux ; le pouls fe *développe*, il devient *pectoral.* après plufieurs faignées, l'émétique & des apozémes ; les crachats étoient épais & abondans ; on donna le treiziéme de la maladie un purgatif qui produifit de copieufes évacuations peu bilieufes ; le malade fe fentant fort affoibli, on lui fit manger furtivement un œuf avec du pain ; il eut le foir un friffon violent, le pouls devint très - *convulfif,* la poitrine s'engorgea, la tête fe prit, & le malade mourut à la fin du quatorziéme.

Il fe joignit ici une indigeftion à l'effet d'un purgatif placé dans le tems où l'expectoration se décidoit avec peine ; ce qui dérangea absolument le mouvement critique.

OBSERVATION CLXXX.

Disposition inflammatoire au ventre dans un jeune homme foible, & qui avoit longtems souffert la faim ; le pouls est *petit*, un peu *irrégulier & dur*, pendant dix jours ; on fit trois saignées du bras, & on employa des délayans, des huileux, & des fomentations ; vers le onziéme le pouls paroit se *développer* ; le malade tousse ; la langue s'humecte ; la peau s'assouplit ; la carnation du visage devient plus naturelle ; le ventre est moins tendu & beaucoup moins douloureux ; un purgatif composé de casse & de manne donné le douziéme, *concentre* le pouls, tend de nouveau le ventre & fait cesser la toux ; le pouls se *reléve* vers le treiziéme & le quatorziéme, & paroit *intestinal*. Il survient un dévoyement pendant lequel le pouls redevient très-*petit* : le malade s'affoiblit beaucoup par ce dévoyement & meurt le dix-huitiéme jour.

C'eſt ici une ſorte de ſuperpurga-
tion occaſionnée moins par la force
du purgatif, que parce qu'il fut mal
placé. Ceux qui pour purger prennent toujours leurs indications, de la
ceſſation de l'irritation, & de l'humi-
dité de la langue, ne conſidérent
point que ces ſymptomes ſont la preuve que la nature prend le deſſus, &
que ce qu'on appelle la matiére morbifique eſt moins à craindre, qu'il
ne l'eſt d'augmenter l'irritation par
des purgatifs; ſurtout lorſqu'il paroit
par la toux, comme dans ce cas-ci,
que le *développement* du pouls ayant
duré un certain tems, on peut ſe
flatter que le pouls deviendra *pectoral*,
& que la criſe ſe fera par les crachats.
Il faut éviter que la maladie n'augmen-
te & ne revienne; ſi la fiévre devient
plus conſidérable les vaiſſeaux tombent
dans un engorgement mortel : ces propoſitions & d'autres de cette eſpéce
peuvent occaſionner bien des bevues
étant trop généraliſées.

OBSERVATION CLXXXI.

On a obſervé dans pluſieurs fiévres
malignes ou cérébrales qui alloient

jufqu'au trente ou trente - cinquiéme jour, que le pouls qui étoit *petit, convulfif* pendant les premires jours, devenoit *nazal* vers le fixiéme & le neuviéme fans ceffer d'être *convulfif* ; il furvenoit des faignemens de nez plus ou moins abondans ; les faignées du bras & du pied, des apozémes aiguifés par de l'émétique & d'autres purgatifs ne paroiffoient produire dans le pouls aucun changement bien remarquable jufques vers le vingtiéme ou le vingt-cinquiéme ; alors le pouls paroiffoit fe *développer* & devenoit *fupérieur nazal*, ou *pectoral*. Il y avoit des faignemens de nez ou de la toux avec quelques crachats qui venoient difficilement : des purgatifs qu'on plaçoit du vingt - cinquiéme au trentiéme changeoient d'abord le pouls & le rendoient *convulfif* & non *critique*, & les malades périffoient du trente au trente - cinquiéme par des engorgemens qui fe formoient à la tête ou à la poitrine.

De toutes les parties la plus prife dans ces fiévres malignes, c'eft ordinairement l'arriére narine ; l'engorgement dans les vaiffeaux des anfrac-

tuofités du nez, paroit fouvent être une
des caufes principales des maladies aigues les plus graves, comme l'engorgement des vaiffeaux hémorrhoïdaux
l'eft des maladies chroniques : les crachats qui viennent de la gorge, & du
nez, les hémorrhagies de ces parties
font ordinairement critiques fur la fin
de ces maladies aigues; les purgatifs les
empêchent d'autant plus promptement que les malades font très-foibles
lorfqu'ils font parvenus à ce terme,
furtout fi on a fait plufieurs faignées
au commencement de la maladie.

Observation CLXXXII.

Fiévre continue avec des redoublemens dans un fujet qui paroit bien
conftitué ; le pouls a été *vif*, *dur*, *fréquent*, peu *régulier* pendant les neuf
premiers jours ; quatre faignées du
bras, deux du pied, l'émétique &
des purgatifs n'y ont prefque rien
changé pendant ces neuf jours : au
dixiéme le pouls fe *développe* ; du
onziéme au douxiéme il tend à être
pectoral ; il furvient une toux légére,
fuivie de quelque excrétion féreufe
par les glandes de la gorge & du nez ;

le treiziéme on donna un purgatif
qui produifit d'affez copieufes évacuations : ce jour-là même le pouls
redevint *ferré* & *convulfif*, & il demeura pendant trois jours affez conftamment dans cet état : il fe réléva
enfuite & la toux reparut ainfi que
la difpofition aux crachats : on fit
alors une faignée du bras, & le lendemain dix - huitiéme on donna un
autre purgatif, ce qui remit de nouveau le pouls dans fon état *convulfif*
& le rendit plus *foible* qu'il n'avoit
été ; auffi les forces furent-elles confidérablement abatues ; la peau devint
aride, le pouls encore plus concentré.

Cependant on continue à faire couler le ventre ; le pouls paroit devenir
plus *vif* fans fe *développer*, on y ap-
perçut quelques *réduplications*, ce qui
me fit juger qu'il pourroit devenir
pectoral : & en effet vers le vingt-uniéme il y eut des crachats tenaces, peu
abondans, & un peu purulens ; la fiévre fe foutient fans que le pouls fe
développe davantage ; la toux devient
plus fréquente, & vers le trentiéme
il commence à y avoir des fueurs nocturnes, le malade étant alors prefque

dans le marafme, & les crachats demeurant toujours de la même qualité fans venir ni avec plus de facilité
ni avec plus d'abondance.

CHAPITRE XXXV.

*Des précautions qu'il faut prendre pour
l'application des régles propofées dans
cet ouvrage : des exceptions à ces régles : du Pouls des vieillards & de
celui des enfans : de la maniére de tâter le Pouls : remarques fur les caufes
générales des changemens critiques du
Pouls.*

CE n'eft qu'après s'être formé une
idée exacte des différentes modifications du pouls dans les maladies,
qu'on peut parvenir à bien connoître fon *état naturel* : il eft d'ailleurs
néceffaire de fçavoir à quoi s'en tenir
fur l'état naturel du pouls pour diftinguer fes différentes modifications dans
les maladies : c'eft ainfi que les fonctions ordinaires d'une partie font
exactement évaluées par les dérangemens auxquels cette partie eft fu-

jette, & réciproquement, qu'on juge des maladies d'une partie par comparaison avec ses fonctions naturelles ou ordinaires

On a remarqué dans le Chapitre premier que le *pouls parfait des adultes* est *médiocrement souple, plein, facile, libre, que ses pulsations font bien distinctes, bien égales, fortes fans être brufques; fenfibles fans trop de plénitude & fans trop de moleſſe;* cette définition mérite quelques confidérations.

L'expérience journaliére fait voir que le pouls de beaucoup d'adultes qui femblent jouir d'une très-bonne fanté n'a pas toutes les qualités enoncées dans cette définition : mais il ne faut pas s'en laiſſer impofer par ces exemples; on peut aſſurer que les adultes qui n'ont point le pouls dans l'état marqué dans la définition ci-deſſus ne font pas auſſi bien conftitués qu'ils le paroiſſent, ni auſſi fains qu'ils font vigoureux : ils ont le pouls *dérangé,* ce *dérangement* fuppofe néceſſairement un *défaccord* dans les fonctions (1).

La *foupleſſe,* l'*égalité,* la *liberté,* &

(1) Voy. Chap. 26. au fujet de la fanté parfaite.

la *force modérée* du pouls font néceſſairement l'effet de l'harmonie
la plus parfaite qui puiſſe réſulter
des efforts réciproques & bien proportionnés de toutes les parties :
ces qualités ſont eſſentielles à la perfection ou au complement de la *bonté*
abſolue d'un pouls.

Quels que ſoient ces efforts réciproques des organes, quelle que ſoit
la maniére dont ils influent ſur les
mouvemens du cœur & des artéres,
il paroît bien certain que puiſque les
efforts extraordinaires de chaque organe excrétoire occaſionnent dans le
pouls, chacun leur modification particuliére (ce qui eſt établi par les obſervations contenues dans cet ouvrage) il doit arriver que les efforts naturels & combinés de tous ces organes produiront un changement pour
ainſi dire *mixte*; ce changement tien-
dra de toutes les modifications ou de
tous les caractéres particuliers aux différens efforts des organes, ſans qu'il y
en ait aucun qui domine ſur les autres.

Privé de toute *irritation* ou de toute
impreſſion particuliére & dominante

le pouls *parfait des adultes* eſt ſeulement ſuſceptible de toutes ces im-
preſſions particuliéres ; cette *ſuſcep-
tibilité* ſuppoſe une liberté & une *indétermination* qui ne peuvent ſe trouver
que dans l'état de *ſoupleſſe* & d'*égalité
parfaite*. L'*égalité* qui ſe trouve quelquefois dans le pouls d'*irritation* ſuppoſe
un embarras fixe & conſtant, un état
gêné fort oppoſé à l'état de *liberté*, caractére eſſentiel au pouls *parfait*.

Des obſervations fort aiſées à faire
démontrent ſenſiblement ce qui vient
d'être dit de l'*indifférence* du pouls *parfait*, & de l'aiſance avec laquelle il
ſe *plie* à toutes les modifications particuliéres à chaque excrétion.

On ſent en ſuivant de prés les modifications du pouls d'un adulte bien
conſtitué que ce pouls prend aux approches de chaque excrétion, ſurtout
de celle du ventre qui eſt la plus ſenſible, les modifications propres à cette évacuation ; il paroit même que ſi
ce changement n'arrive point le pouls
péche en cela, il eſt trop *dur*, comme
nous le dirons ci-après.

Semblable à certains égards au
pouls ſimplement *développé* qui an-

nonce en général des évacuations sans
en indiquer aucune en particulier ,
le pouls *parfait des adultes* est disposé
à prendre toute sorte de modifications
propres aux excrétions , sans en avoir
aucune.

C'est en ce sens-là seulement qu'on
peut dire avec Hérophile que les mouvemens du pouls ont quelque rapport aux loix de la musique ; mais si
on vouloit appliquer au pouls les
régles de la musique , comme un Moderne l'a entrepris , on ne manqueroit
pas d'entrer dans des détails pénibles
qui n'en seroient pas pour cela plus
utiles ni mieux fondés.

Il est très-vrai que la marche naturelle du pouls peut être comparée ,
en général & en passant , aux accords
qui résultent du mélange bien proportionné de plusieurs instrumens de
musique : mais ce ne peut jamais être
qu'une comparaison qui n'a d'autre
usage que de faire concevoir ce qu'il
faut exprimer.

On pourroit de même comparer la
marche naturelle du pouls à celle d'un
vaisseau dont tous les mouvemens
particuliers sont combinés de manié-

re à donner au vaisseau un mouvement *libre, égal, suivi ;* au lieu que
si quelqu'un de ces mouvemens vient
à dominer sur les autres ou à manquer, l'équilibration qui résulte de
l'ensemble de tous les mouvemens
est dérangée : Epicure prétendoit que
*si la santé du corps se fait sentir parti-
culiérement en quelques membres, elle
n'est pas générale.*

Enfin il étoit nécessaire, pour avoir
un point fixe auquel on puisse rapporter toutes les espéces particuliéres du pouls, de considérer comme
existant dans la nature le pouls qui
a été appellé *pouls parfait des adultes.*

C'est ainsi que tout Médecin doit
nécessairement se faire une image de la
santé parfaite, ou de l'assemblage
complet de toutes les fonctions dans
leur état de perfection : cet état de perfection n'existe point dans la nature ;
c'est pourtant à cet état qu'un Médecin rapporte toutes ses idées sur la santé de différens sujets, en jugeant qu'une
santé est plus ou moins parfaite suivant
qu'elle approche plus ou moins du
point de perfection qui n'existe que
dans l'imagination.

Il ne faut jamais perdre de vue, en examinant les pouls des différens sujets, les causes ordinaires qui font sur lui des impressions marquées : ces impressions doivent entrer dans le calcul qu'on fait en portant un jugement sur cette matiére.

Le travail de la digestion change sensiblement la marche du pouls dans la plupart des sujets, il ne faut donc pas le juger définitivement pendant cette révolution.

Or ces changemens produits dans le pouls par le travail de la digestion ont un rapport très-marqué avec ceux que produit un léger accès de fiévre ; c'est-à-dire, que le pouls se *serre* d'abord & qu'il devient *fréquent, & assez égal : il se développe ensuite peu à peu, en demeurant un peu dur & en conservant quelque chose du pouls stomachal ;* enfin la digestion étant finie & le chile étant entré dans la masse des humeurs, le pouls devient plus *plein,* plus *fort,* plus *fréquent,* ce qui est suivi de l'état d'*aisance,* de *liberté,* & de *douceur.* Mais la marche du pouls de la digestion qui vient d'être décrite, n'a lieu dans toutes ces circonstances

que sur des sujets les mieux constitués : il ne faut donc pas la chercher
dans ceux qui ont des maladies ou
des incommodités habituelles.

En effet ces incommodités font toujours quelque impression sur le pouls,
& lui donnent un caractére marqué d'*irritation* ; ce caractére que le
mouvement de la digestion ne peut
pas détruire occasionne des *complications* particuliéres ; c'est pourquoi les
pouls de différens sujets paroissent différens pendant le tems de la digestion ;
il est donc important d'avoir égard à
l'espéce particuliére d'incommodité,
à laquelle peut être sujette une personne du pouls de laquelle on veut juger pendant la digestion.

Il y a même plus, c'est que le
rithme particulier que prend le pouls
pendant la digestion, surtout vers sa
fin où le pouls tend naturellement à
se *développer*, ce *rithme* indique souvent à merveilles un embarras d'une
partie ou d'un côté du corps, auquel
on n'auroit pas pensé en tâtant le
pouls avant la digestion.

C'est ainsi qu'il arrive quelquefois
que l'action d'un bain chaud qui doit

naturellement *développer* le pouls & le rendre plus *plein* après un certain tems, lui donne une modification particuliére dépendante de l'irritation de quelque organe, qui ne se montroit pas dans le pouls avant qu'il eût été *développé* ou du moins *élevé* par l'action du bain.

C'est ainsi quelquefois qu'en tâtant le pouls à des malades qui sont dans l'assoupissement, & même dans un état de crise, on sent pourtant le pouls *égal* & non *critique* ; au lieu que si on éveille le malade & qu'on occasionne par-là quelque *agitation* dans le pouls, on y découvre alors la modification critique dominante.

Les expériences journaliéres fournissent des exemples encore plus singuliers ; mais nous nous attachons ici seulement à l'exposition des phénoménes généraux, sans entrer dans des détails qui lorsqu'on sera convenu des principes fondamentaux contenus dans cet ouvrage, se déduiront de là assez facilement.

Il y a des sujets sur lesquels les impressions du pouls qui sont la suite ordinaire de la digestion ne paroissent pas fenfiblement : ces variétés ont toujours quelque raifon particuliére qu'on découvre affez aifément.

On peut dire en général que ces efpéces de pouls dont la digeftion ni les autres fonctions ne dérangent pas la marche, font des pouls trop *durs*, trop *forts*, qu'ils n'ont pas la *foupleffe*, la *mobilité*, la *variabilité* convenables.

Le pouls doit fans doute avoir de la *confiftance*, de la *force* & de la *teneur* dans ia marche ; mais il faut auffi qu'il puiffe obéir aux différentes impreffions des organes, fans être opiniâtrement fixé à un *rithme* particulier, qui ne peut procéder que de quelque point conftant d'irritation

C'eft à une pareille caufe qu'il faut attribuer l'*immutabilité* du pouls de certaines perfonnes dans lefquelles la marche même de la fiévre & les évacuations critiques des maladies ne font tout au plus que changer la *fréquence* du pouls : cette *immutabilité* fuppofe une incommodité ou une maladie réelle toujours remarquable par fes propres fymptomes.

Ainfi les maladies lentes, anciennes, qui ont fait des progrès infenfiblement

blement, ont ôté au pouls la *liberté* qui lui est nécessaire pour être susceptible des impressions faites ordinairement par les mouvemens critiques : on voit, par exemple, des personnes cracher, & moucher le sang, avoir le dévoyement, ou des sueurs sans que le pouls indique bien précisément ces évacuations : il y a de même des femmes qui ont leurs régles sans que leur pouls se ressente de cette révolution : mais ces exemples sont assez rares ; tout cela dépend de l'espéce d'*insensibilité* survenue aux parties longtems affaissées ou irritées, ou d'un état particulier & contre nature (1). Au reste Solano, dit M. Nihell, ne prétendoit pas » que toutes » les crises fussent constamment pré-» cédées par les signes du pouls ; car » il en avoit observé quelques-unes » qui n'ont pas été ainsi annoncées «.

Ces remarques amenent naturellement les réflexions qu'il y a à faire au sujet des différentes espéces de pouls dans les différens tempéramens ; il y a déja longtems qu'on a remar-

(1) Voy. le Chap. 23. au sujet du pouls, non *critique*.

V

qué que les pouls font différens dans les différens tempéramens ; ces *rith-mes* particuliers du pouls font des fuites nécessaires de la dispofition particuliére des différens fujets, & prouvent évidemment que tous les tempéramens font dus au plus ou moins de ressort, d'action ou de *fensibilité* qu'ont certains organes.

On pourroit réduire toutes les espéces de pouls des différens tempéramens en classes particuliéres tirées de l'histoire du pouls donnée dans cet ouvrage : les tempéramens fanguins ont évidemment le pouls tendant à la *dilatation*, au *redoublement*, à la *force*, & à l'*égalité* qui caractérifent le pouls *fupérieur* : les mélancholiques ont prefque toujours le pouls *inférieur*, plus ou moins *ferré*, *inégal*, *irrégulier*, *compliqué* : les bilieux & les pituiteux ont beaucoup de rapport aux mélancholiques par rapport au pouls. On pourroit donc diviser tous les pouls naturels & habituels en *fupérieurs* ou *inférieurs*, *fimples*, *compofés*, ou *compliqués*, &c.

C'eft - à - dire, que tous les fujets font difpofés de maniére que les efforts des parties situées au dessus du diaphragme font plus d'effet sur leur pouls que les parties inférieures, ou réciproquement ; ou bien que tous les sujets font naturellement soumis à l'*action*, ou au *département* d'un organe particulier.

Les femmes fourniffent dans les différens périodes de leur vie un exemple frappant de cette *influence* d'un organe particulier sur le pouls ; il eft très-ordinaire d'en trouver de telles qui font parvenues à peu près à l'âge de perdre leurs régles, dans lefquelles le pouls conferve habituellement, pendant plufieurs mois, & même des années entiéres, le caractére propre du pouls *de la matrice* décrit dans le Chapitre XII. Il eft évident que dans ces cas, la matrice eft dans une forte d'action continuelle ; au lieu que cette action ne fe montroit que par paroxifmes dans l'état de fanté parfaite & dans l'âge moyen.

Les femmes dont il eft queftion ont prefque tous les avant-coureurs de l'évacuation critique, fans qu'elle ait pourtant lieu ; c'eft ainfi qu'on trouve quelquefois dans des incom-

V ij

modités purement nerveufes les modifications critiques du pouls, n'être
point fuivies de leur effet : on pourroit peut-être appeller ces fortes de
crifes, crifes *manquées*, crifes *nerveu-*
fes, crifes fans *matiére* ; il eft même
bon d'obferver que lorfque les révolutions critiques du pouls fe trouvent dans ces maladies nerveufes,
il faut attendre un relâchement ou
un changement notable de la maladie, pour le tems auquel on devroit
naturellement attendre des évacuations.

Les filles qui n'ont pas encore eu
leurs régles & qui font parvenues au
tems de les avoir, ont encore fouvent & pendant un tems affez confidérable le pouls qui annonce la révolution menftruelle ; c'eft - à - dire,
que l'action ou le travail propre à la
matrice fe prépare de loin & peu à
peu.

L'ufage apprendra à diftinguer par
le pouls le moment où les régles
doivent paroître dans les jeunes filles, & celui où il faut s'attendre
qu'elles ne reparoîtront plus dans les
vieilles femmes.

C'eſt ici qu'il faut rappeller l'hiſtoire de ces pouls qui ſont habituellement plus ou moins *dérangés*, & éloignés des diſpoſitions ordinaires : il s'en trouve qui ſont preſque toujours *intermittens*, *irréguliers*, *inégaux*; il y a des perſonnes qui ont toujours le pouls, pour ainſi parler, *égaré*, même dans le tems où elles ſe portent le mieux.

Une choſe bien remarquable dans ces mauvais pouls *habituels*, qu'on peut appeller pouls *faux*, ou *anomales*, c'eſt que quoiqu'ils ſoient conſtamment tels dans l'état de ſanté, ils changent quelquefois & deviennent *meilleurs* ou du moins plus *égaux*, mieux *réglés* dans l'état de maladie : un pouls qui eſt naturellement & depuis longtems *intermittent*, ne l'eſt pas toujours tandis que la fiévre ſubſiſte; il ne le redevient que lorſque la fiévre diſparoit.

Ces *dérangemens* naturels du pouls, ces *intermittences habituelles*, ſont l'effet de quelque dérangement organique; ils indiquent ou ils ſuppoſent une indiſpoſition ou une maladie chronique, dont les effets ſont ſuſpendus lorfqu'il s'y joint quelque maladie aigue.

On peut avoir le pouls *faux* comme on a la voix fauffe: le cœur & les différentes ramifications artérielles peuvent être fujets à des tremblemens, des fecoufles, des fpafmes habituels tels que ceux qui fe trouvent dans les entrailles, & dans les différens organes mufculaires : on peut avoir les pouls des deux côtés, différens, comme les perfonnes louches ont les yeux différemment tournés.

Quoiqu'il y ait des perfonnes louches, l'état des yeux dans les maladies n'en eft pas moins une régle pour les Médecins : quoiqu'il y ait des voix fauffes & diffonantes, toutes les voix ordinaires n'en font pas moins réduites en claffes particuliéres : quoiqu'il y ait des gens qui tremblent naturellement & dans leur meilleur fanté, les Médecins ne font pas moins d'attention aux mouvemens convulfifs dans les maladies.

Quoi qu'il en foit les pouls habituellement *irréguliers* ne font pas critiques ; Solano l'a déja remarqué ; cette remarque n'eft pas plus oppofée à la doctrine des pouls que le font au fyftême de ceux qui font confifter la fiévre dans la *fréquence* du pouls, les exemples tirés des perfonnes qui ont naturellement le pouls très - *fréquent* fans cependant avoir la fiévre.

Il faut enfin obferver, eu égard à tous les différens tempéramens, que quoique leurs pouls paroiffent peu *femblables* dans l'état de fanté, ils le deviennent fenfiblement dans l'état de maladie; c'eft-à-dire, que la marche de la fiévre rend la plûpart des pouls à peu près *femblables*, du moins par rapport aux modifications critiques ou fymptomatiques dont ils font fufceptibles.

La fiévre plie, pour ainfi dire, toutes les efpéces de pouls naturelles à toutes les *variations* critiques ou fymptomatiques; de maniére que le pouls qui annonce, par exemple, les crachats critiques dans un fujet pituiteux eft femblable, ou de la même efpéce que celui qui les annonce dans un tempérament fanguin : ils ne différent, tout au plus, que par le dégré de *force*, ce qui n'en change point l'efpéce.

V iiij

Il est donc moins difficile de réduire les pouls des maladies en classes
particuliéres, & de les ranger dans
celles qui ont été exposées dans cet
ouvrage, que de faire la même ré-
duction par rapport aux pouls dans
l'état de santé.

On sera peut-être surpris que
dans tout le cours de cet ouvrage
nous n'ayons rien dit des palpitations de cœur : mais premiérement
il suit de ce qui vient d'être exposé
dans le Chapitre présent que les palpitations ne sont qu'un symptome
d'une maladie chronique, qui dérange plus ou moins la marche ordinaire du pouls : elles rentrent par conséquent dans l'histoire de ces maladies ; & il faut en dire autant de certaines espéces d'asthmes convulsifs.

En second lieu, tout ce qu'on peut
dire sur les palpitations se trouve
exactement détaillé dans l'excellent
Traité du Cœur mis au jour par M.
Sénac, premier Médecin du Roi.

On dira encore qu'il est surprenant
qu'il ne soit pas question dans nos Recherches des effets des passions sur le
pouls, surtout après ce qu'on rap-

porte d'Erafiftrate, qui connut au pouls la paffion qu'Antiochus avoit pour Stratonice, femme de Seleucus fon pere; & de Galien, qui connut de même en tâtant le pouls, la maladie de Jufta, femme de Boece Conful, qui étoit amoureufe de Pylades.

À quoi nous repondons que les chan-gemens particuliers produits dans le pouls par les effets des paffions re-gardent précifément les différentes efpéces de pouls *convulfif* : or il eft dit dans le Chapitre XXIII. que ce pouls *convulfif* n'eft ni analyfé, ni fui-vi dans cet ouvrage.

Le pouls des enfans & celui des vieillards méritent des confidérations particuliéres : le premier eft, comme perfonne ne l'ignore, extrêmement *vif*, & fi peu *développé*, fi peu *formé*, que fes changemens *critiques* échap-pent au tact, ou n'exiftent peut-être point dans les maladies, dont la mar-che n'eft pas auffi bien marquée dans les enfans que dans les adultes. Les Chinois ne tâtent prefque pas le pouls des enfans.

L'*intermittence* eft de toutes les mo-difications la plus apparente ou la

plus ordinaire dans les enfans : elle
est fort fréquente & de bien moindre
conséquence que dans les adultes :
elle est souvent non *critique* à cause
de l'état *convulsif* qui domine ; elle
est quelquefois *critique* lorsqu'il y a
dans le pouls un certain dégré de *développement* & d'*inégalité* : en général
le pouls des enfans échappe souvent
aux régles contenues dans cet ouvrage.

Le pouls des femmes que les Anciens ont remarqué être plus *fréquent*
que celui des hommes, tient en cela
du pouls des enfans ; il est pour la
même raison très - *susceptible* de différens changemens & plus *variable* que
celui des hommes.

Le pouls des vieillards est quelquefois non *critique* quoiqu'il paroisse *critique* : la vieillesse a *ralenti* & *durci* le
pouls ; elle lui a enlevé la *souplesse*
nécessaire à ses révolutions *critiques* ;
ainsi il faut beaucoup de circonspec-
tion dans l'application des régles pro-
posées au pouls des vieillards.

Ces régles ne trouvent jamais si peu
d'exceptions que dans le pouls des
adultes naturellement bien consti-

tués : mais il ne faut pas défefpérer d'affujettir un jour à des régles connues , le pouls des enfans & celui des vieillards : on peut fe flatter qu'on viendra à découvrir les raifons de leur *fingularité* , au moyen des principes établis , tant dans le Chapitre préfent que dans tout le cours de ces Recherches ; ces principes acquerront par-là des forces nouvelles.

Il y a donc des précautions générales à prendre pour bien juger de l'état du pouls , & pour faifir exactement tout ce qui regarde fes modifications *critiques* & non *critiques* expofées jufqu'ici.

L'âge du fujet : les modifications critiques du pouls paroiffent en général moins dans les enfans & dans les adultes : le pouls des filles qui font dans l'âge de puberté , & celui des femmes qui font à la veille de perdre leurs régles tient toujours quelque chofe du caractére propre au pouls de la *matrice* : il faut faire les mêmes réflexions fur celui des perfonnes fujettes aux hémorrhoïdes ; je crois avoir obfervé que lorfque les enfans ont le pouls bien *formé* , bien

décidé, & femblable à celui des adultes, ce n'eſt pas un bon ſigne pour
leur conſtitution.

Les tempéramens : les tempéramens ſanguins ont en général le pouls
plus *fort*, plus diſpoſé à devenir *ſupérieur*, que les autres tempéramens ;
cette diſpoſition du pouls à devenir
ſupérieur eſt encore remarquable dans
la jeuneſſe ; au lieu que le pouls des
vieillards ou celui des adultes eſt
plus diſpoſé à être *inférieur*.

La digeſtion des alimens : elle
change la marche naturelle du pouls,
il ne faut pas le juger définitivement
pendant la digeſtion.

Les tems des maladies : le pouls eſt
plus ou moins *convulſif* & non *critique* dans les commencemens des maladies, & ſurtout à l'entrée des accès
ou des redoublemens ; ce n'eſt point
là le moment de juger le pouls ; il
faut attendre le fort & l'intervalle
des redoublemens.

Les paſſions vives : elles rendent
en général le pouls *petit*, *convulſif*, non *critique*, quelquefois très-
fort, très-*preſſé*, & même *inégal*.

Les différens mouvemens, la toux,

le bâillement, l'exercice à cheval ou en voiture, tout cela occasionne dans le pouls une sorte de *constriction* qui l'empêche de se montrer dans son état naturel & avec la *liberté* dont il a besoin pour pouvoir être bien jugé : ces causes produisent sur le pouls des effets différens qui regardent les pouls *convulsifs.*

L'action des remédes : elle suspend, & elle masque pour quelques heures, & même pour des jours entiers, la marche du pouls ; les saignées, les purgatifs réitérés, & les lavemens dérobent quelquefois à la nature, la matiére des évacuations annoncées par le pouls : (on ne dit pas que ces évacuations artificielles suppléent aux naturelles).

Les maladies chroniques, & compliquées : elles *croisent* les efforts critiques du pouls, & le rendent très-*compliqué*, & difficile à caractériser.

Les maladies nerveuses, les maladies convulsives des femmes : elles rendent le pouls *variable*, *incertain*, *égaré*, *faux* ; c'est-à-dire, que quoiqu'il semble d'abord *critique*, ou *excréteur*, il ne l'est pourtant pas toujours.

Les pouls *habituellement dérangés* :
ils ne font pas bien *critiques* : j'ai vu
des boffus qui avoient le pouls habituellement *pectoral*.

La difpofition organique du bras :
elle eft telle quelquefois qu'elle rend
l'artére très-profonde, prefque infenfible ; il y a des perfonnes qui
ont le calibre des vaiffeaux très-petit ;
on en trouve dont l'artére du poignet paroit bifurquée, d'autres dont
l'artére paroit former une forte de
bourlet comme un petit anévrifme.

Les convalefcences : elles rendent
quelquefois le pouls peu *régulier*,
peu *conftant*, fujet à des *variations* qui
femblent annoncer des évacuations
critiques qui n'arrivent pas toujours,
parce qu'il n'y a point de matiére,
& que la maladie a épuifé les forces.

Toutes ces chofes bien calculées
& bien évaluées mettent à portée de
juger le pouls : or l'habitude donne
à cet égard le moyen de vaincre des
obftacles qui paroiffent d'abord in-
furmontables ; ainfi les fignes tirés
des différens mouvemens du pouls
ne font trompeurs & infidéles, comme bien des Auteurs l'ont avancé,

que pour ceux qui ne prennent pas
les précautions néceſſaires pour bien
faiſir ces ſignes.

1°. Il faut, en général, pour bien
juger de l'état du pouls, le tâter à
pluſieurs repriſes ; il eſt rare que la
préſence du Médecin n'occaſionne
d'abord quelque changement dans
le pouls, qu'elle ne le rende plus *élevé*,
ou plus *ſerré :* les Praticiens ne perdent jamais du vue le pouls qu'ils appellent le *pouls du Médecin.*

2°. Il convient de tâter toujours
le pouls du bras droit & celui du
bras gauche, parce que les différences
qui peuvent s'y trouver ne ſervent
pas peu à en bien déterminer le caractére : il y a des occaſions où le taɛt
du pouls des carotides, ainſi que celui des battemens des artéres du bas-
ventre, ou de l'artére du pli du bras,
eſt néceſſaire & fort utile.

3°. Le bras de la perſonne à laquelle on tâte le pouls, doit être
ainſi que les doigts, plutôt étendu
que plié : c'eſt le moyen de donner
à l'artére toute ſa liberté : le bras
doit encore être appuyé ſur toute
ſa longueur & ſur le bord qui ré-

pond au petit doigt ; on peut remarquer ici, qu'il y a des gens qui en
tâtant leur propre pouls, le rendent
intermittent, & le changent de différentes maniéres en fufpendant leur
refpiration par l'effort de l'attention.

4°. Le Médecin qui tâte le pouls
en fentira beaucoup mieux toutes
les modifications en le tâtant avec
deux ou trois doigts, l'indicateur &
les fuivans adoffés l'un à l'autre &
difpofés de maniére qu'ils foient pa-
ralléles par leurs extrémités : ceux
qui tâtent le pouls avec un feul doigt
ne peuvent pas auffi bien juger des
mouvemens de l'artére furtout des
vibrations de fes parois.

5°. Il eft néceffaire de commencer
par plonger un peu les doigts & de
preffer l'artére pour la bien fentir :
il eft vrai qu'il faut livrer enfuite l'artére à elle-même, & la fuivre ainfi
dans toutes les pofitions dans lefquelles on peut la faifir ; en com-
primant l'artére & en relâchant ou
lui laiffant fa liberté ; il eft furtout
bien important de ne pas la com-
primer plus avec un doigt qu'avec

l'autre ; il est même utile quelquefois
de la suivre dans sa longueur, en
montant du poignet vers le haut de
l'avant-bras & en revenant ensuite
vers le poignet (1)

6°. On se presse souvent trop en
tâtant le pouls, il faut au moins sentir cinquante pulsations ou environ :
les Chinois sont beaucoup trop lents
dans cette opération ; mais il y a des
Médecins en Europe qui vont un
peu trop vite : les commençans, &
ceux qui veulent former leur tact &
vérifier les observations contenues
dans cet ouvrage, ne sçauroient aller
trop lentement. On a parlé avec ad-
miration de l'adresse de Chariclès,
Médecin de Tibére, qui jugea de l'é-
tat du pouls de l'Empereur en lui
prenant la main comme pour la baiser
en se levant de table ; il est certain
qu'il y a des cas où un connoisseur se
décide sans se tromper, après trois ou
quatre pulsations.

(1) C'est sur cette maniére de suivre l'artére
de haut en bas, qu'est principalement fondée
la méthode des Chinois, qui ont partagé le
bras en plusieurs touches ; ce qui mérite l'attention des Observateurs.

7°. La position du malade & celle du Médecin ne sont point indifférentes, par rapport au *tact* du pouls; s'ils sont l'un & l'autre dans une position gênée, certainement le pouls ou le jugement qu'on en porte peuvent s'en ressentir: la meilleure position pour un malade auquel on tâte le pouls, est d'être assis ou couché sur le dos la tête un peu élevée, & non sur le côté, surtout sur celui dont on tâte le pouls.

On sçait que Sanctorius s'est vanté d'avoir fait un *pulsiloge*, qui exprimoit les différens mouvemens du pouls; mais on n'a d'ailleurs aucune connoissance de ce *pulsiloge* prétendu.

Il seroit vraisemblablement possible de faire un instrument qui imitât les différentes modifications, & les différens battemens du pouls: le bouton, ou la sourdine placée dans les montres à répétition pour battre sur le doigt, imite parfaitement certains *redoublemens* de l'artére dans les battemens qui indiquent les demi-heures & les quarts.

Le *pulsiloge* dont il est question dans le Chapitre II. & qui n'est qu'u-

ne sorte de pendule, a été imaginé à
Montpellier, & n'est pas aussi com-
mode qu'une montre.

Or ce *pulsiloge* peut être propre à
mesurer la *fréquence* du pouls, ou la
quantité des pulsations; & il est à
présumer, quoiqu'en pussent dire
quelques Médecins, qu'il y auroit
bien des remarques à faire en examinant le pouls par cette méthode.
Floyer avoit fait un ouvrage fort em-
brouillé, qui avoit quelque rapport
à ce qui regarde la *fréquence* du pouls
dans les différens tempéramens.

M. Sénac, premier Médecin du
Roi, a fait un grand nombre d'expériences pour déterminer entre autres choses, la *plus grande*, & la
moindre fréquence que le pouls peut
avoir, soit dans l'état de santé, soit
dans celui de maladie : on conçoit
qu'il seroit possible d'arranger en
classes particuliéres toutes les *fréquen-
ces* qui existent entre ces deux points
fixes : il faut espérer que M. le premier Médecin donnera un jour ses
découvertes sur cette importante matiére.

» Je sçais, dit M. Nihell, com-

» bien on va faire de raisonnemens
» dès qu'on aura vu ce traité, pour
» donner une infinité d'explications
» différentes des causes des différen-
» tes espéces de pouls.... On ne peut
» attribuer ces phénoménes qu'aux
» nerfs; ils sont les premiéres puis-
» sances mouvantes du corps, & les
» différens pouls proviennent d'une
» influence immédiate des nerfs sur
» le systême vasculaire «.

Chaque partie organique du corps
vivant a des nerfs qui ont une *sensibilité*, une espéce ou un dégré particulier de *sentiment* : cette *sensibilité*
fait la vie des nerfs, elle est la suite
nécessaire de leur constitution , de
leur position & de leur modification
dans le corps ou dans ses parties
lorsqu'elles ne sont pas entiérement
privées des conditions sans lesquelles
la vie ne peut ni se montrer ni exis-
ter : la *sensibilité* est de différentes
espéces & en général plus ou moins
apparente dans les différentes fonctions : elle se confond plus ou moins
avec la *mobilité* ou la *contractilité* : les
fonctions dans lesquelles le mouvement ou la *mobilité* se montre évidem-

ment ont moins de *sensibilité*, ou de *sentiment*; au contraire il n'y a que peu de *mouvement* ou de *mobilité* dans les fonctions qui ne s'exercent que par le *sentiment*, ou la *sensibilité*.

Hippocrate disoit que toutes les parties *d'un animal étoient animées*: on dit qu'Epicure prétendoit que la mort étoit la cessation de la *sensibilité*; la vie étoit donc, selon lui, la présence de cette même *sensibilité*: tous les anciens Philosophes & Médecins ont pensé à peu près de même: ils donnoient à chaque organe des *facultés actives*, des *gouts* particuliers: le *strictum* des Méthodiques, le mouvement tonique, le mouvement fibrillaire, le *stimulus*, l'irritation, l'agacement des nerfs, le spasme, la contractilité des Modernes, tout cela explique à peu près la même idée; c'est-à-dire l'*activité* des nerfs, l'étendue de cette *activité*, une vertu, une propriété, une disposition particuliére que Glisson appelloit *irritabilité*, & qui revient à chaque instant dans tous les ouvrages des Praticiens surtout des *Solidistes*. Wepfer, Baglivi, Hecquet, &c.

Les mouvemens du pouls dépendent fans doute de la *fenfibilité* des
nerfs du cœur & des artéres ; le pouls
doit être mis dans la claffe des fonctions dans lefquelles le mouvement
eft évident , & le fentiment moins
évident : chaque organe étant *fenfi-*
ble à fa maniére, & ne pouvant exercer fes fonctions, furtout d'une maniére un peu forcée fans faire quelque impreffion fur le genre artériel
& veineux , ainfi que fur tout le genre
nerveux ; il eft évident que chaque
organe doit faire fur le pouls une impreffion particuliére : cette impreffion fera prefque infenfible , comme
dans l'état naturel , lorfque l'organe
ne fera pas plus agité qu'à l'ordinaire ; elle fera au contraire très - évidente , comme dans l'état d'un effort
critique , lorfque l'organe fera gêné
dans fes fonctions & qu'il fera un effort extraordinaire.

C'eft tout ce que nous dirons ici
fur cette matiére , fans entrer dans
beaucoup de queftions plus curieu-
fes qu'utiles , qu'on peut propofer au
fujet des caufes des différentes modifications critiques & non critiques

du pouls : toutes ces questions sont
du ressort de la théorie, & cet ouvrage est, comme nous l'avons dit
au commencement, uniquement fondé sur la pratique : c'est une histoire,
ou un enchaînement de faits obser-
vés, dont les causes ne doivent être
cherchées que lorsque ces faits seront
généralement connus ; il sera surtout
nécessaire de renoncer à des théories
qui rendroient ces faits douteux, &
qui s'opposeroient par - là aux progrès de l'observation.

FIN.

TABLE.

DES CHAPITRES.

CHAP.

X

Fin de la Table.

FAUTES A CORRIGER

Page 7. *ligne* 3. où étend, *lisez* on étend.
10 *l.* 1. déterminés, *lis.* déterminées.
34. *l.* 3. des différentes, *lis.* de différentes.
36. *l.* 3. sont toujours, *lis.* sont presque toujours.
79. *l.* 20. évacutions, *lis.* évacuations.
92. *l.* 13. après doutes, *ajoutez* M. Nihell
a fait d'excellentes remarques sur le
pouls *intermittent.*
97 *l.* 24. empâchent, *lis.* empêchent.
115. *l.* 24. gouflé, *lis.* gonflé.
118. *l.* 2. il y eu, *lis.* il y eut.
121. *l.* 21. hémorrhoïdal ne se, *lis.* hémorrhoïdal se.
135. *l.* 20. mon critique, *lis.* non critique.
145. *l.* 8. joints, *lis.* jointes.
154. *l.* 14. saignée, *lis.* saigné.
ibid. l. 22. XXXIII. *lis.* XXXIV.
169. *l.* 23 quatorziéme, *lis.* quatriéme.
204. *l.* 15 pécédent, *lis.* précédent.
209 *l. derniére* 33, *lis.* 34.
230. *l.* 4. jannisse, *lis.* jaunisse.
233. *l.* 23. eusuite, *lis.* ensuite.
264. *l. derniére* 33, *lis.* 34.
273. *l.* 12. ordinnairement, *lis.* ordinairement.
355. *l.* 6. *après* fréquent, *ajoutez* assez égal.
382. *l.* 7. des, *lis.* de.
439. *l.* 4. n'a pas pensé, *lis.* n'a pas pris garde.
467. *l.* 19. les enfans & dans, *lis.* les enfans & les vieillards que dans.

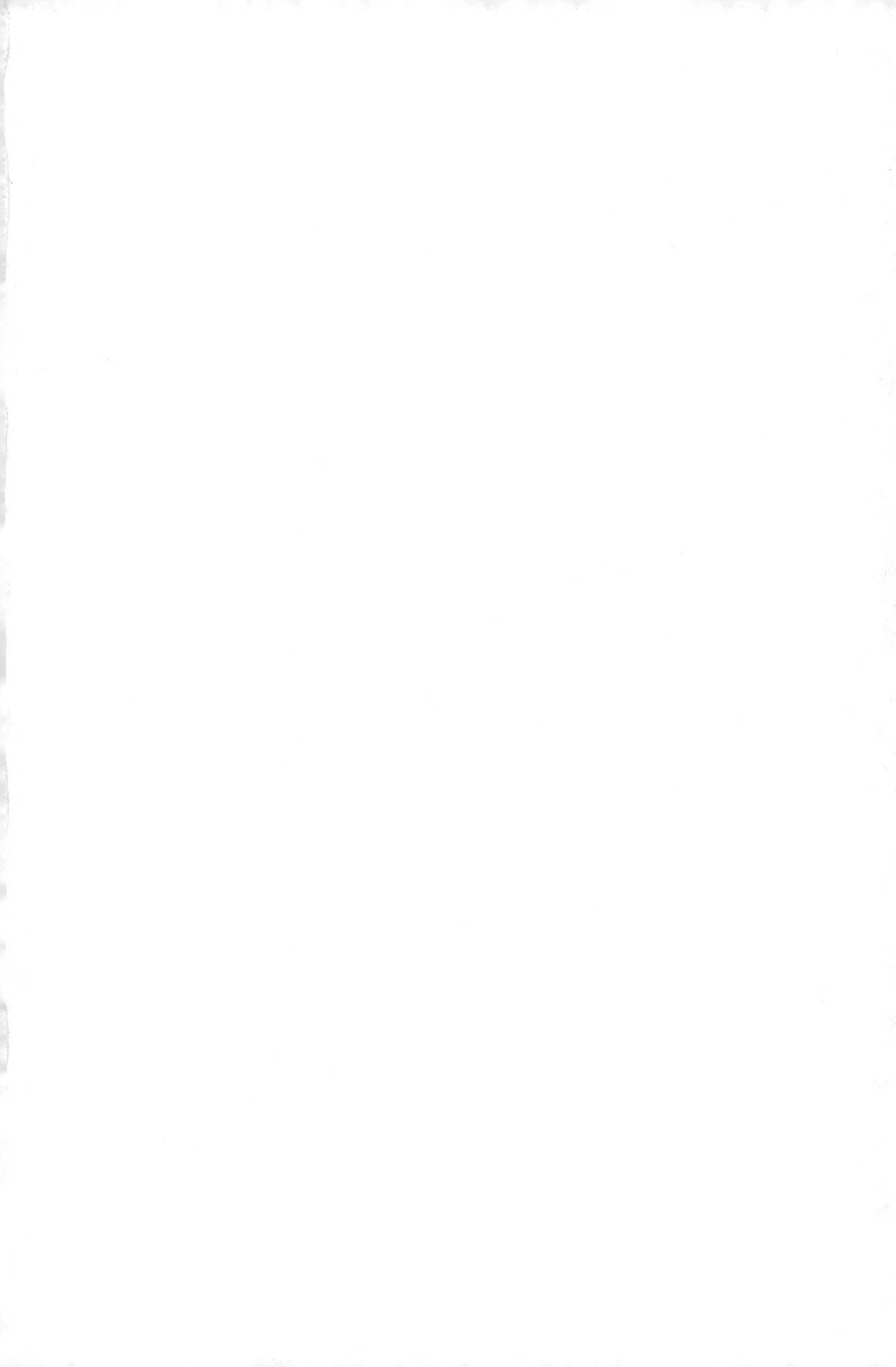